I0818409

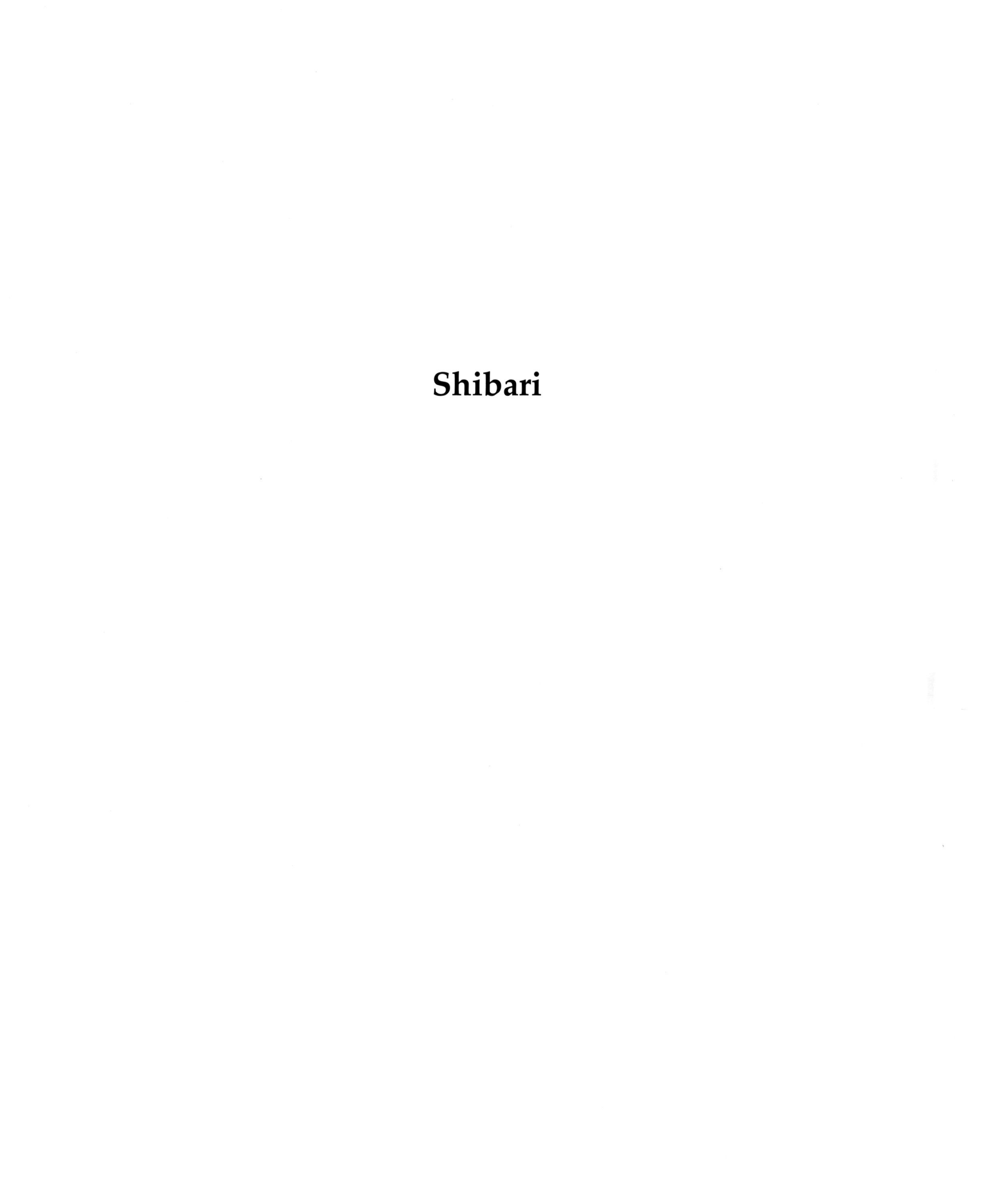

Shibari

Quatrième édition

1.2000.CP.05 / 14–2.2000.MP.05 / 17–3.2000.MP.03 / 21–4.2000.BPC.02 / 23

Imprimé en Chine par Book Partners China, Ltd.
Dépôt légal : 2e trimestre 2014
Édition papier / *Paper Edition* – ISBN 978-2-915635-91-1
Édition numérique / *Digital Edition* – ISBN 978-2-36326-591-3

Philippe Boxis

SHIBARI

Rope workshop
step-by-step illustrations

L'atelier de cordes
pas à pas et en images

Version bilingue anglais/français
Bilingual version English/French

Traduction de l'anglais
Violetta Liddell

TABOU ÉDITIONS
91490, Milly-la-Forêt

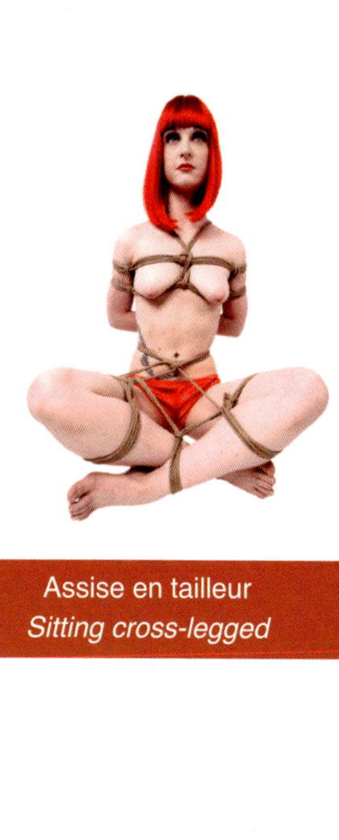
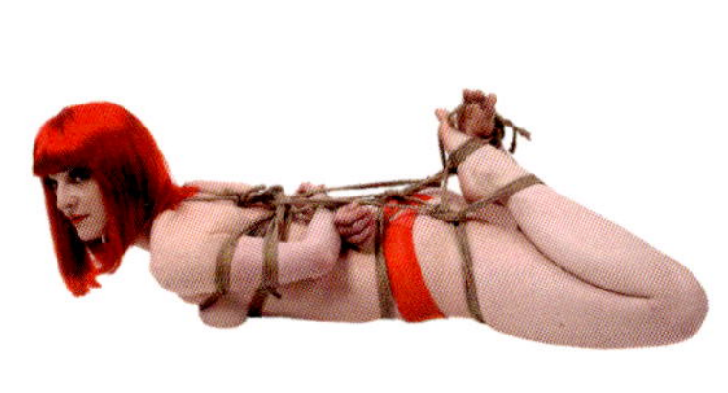
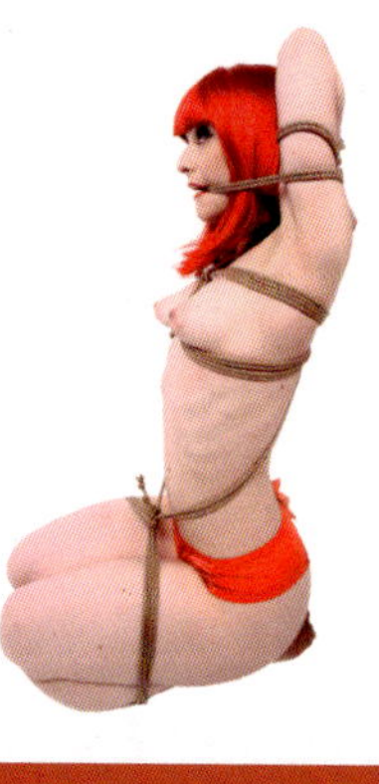
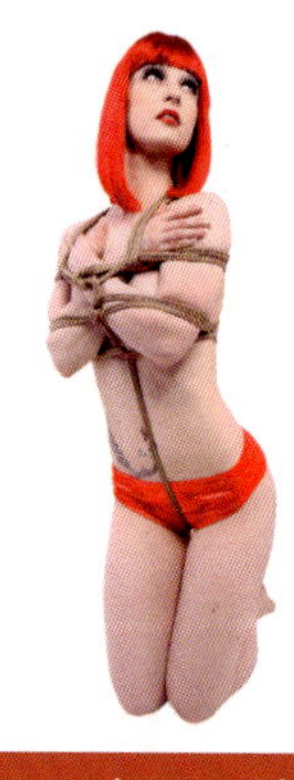

Assise en tailleur
Sitting cross-legged

Hogtie
Hogtie

Bras derrière la tête
Arms behind head

Mains en croix sur poitrine
Hands crossed on chest

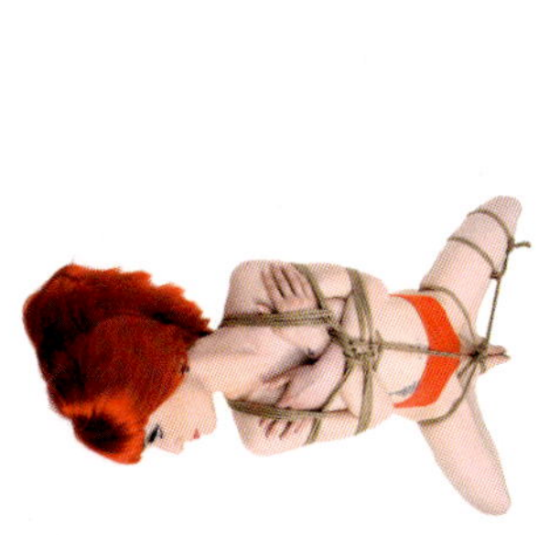
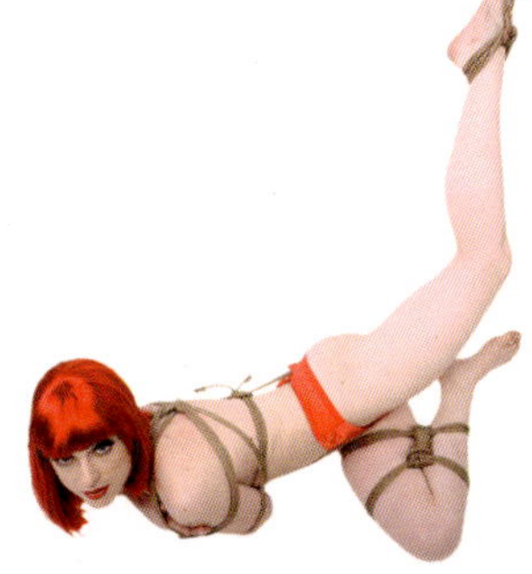
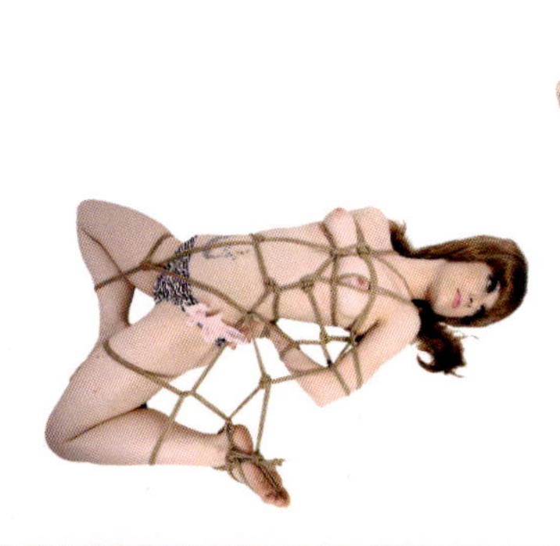
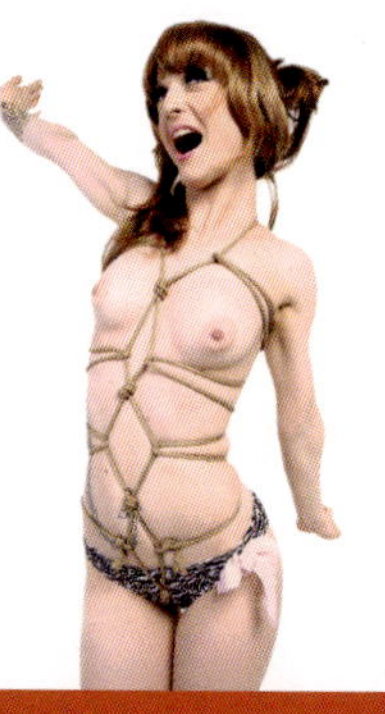
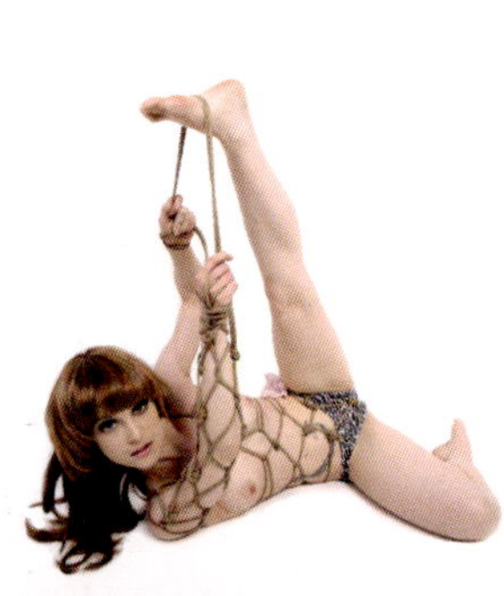

Finition sur les jambes
Finishing works on the legs

Finition sur les jambes
Finishing works on the legs

Improvisation au sol
Floor improvisation

Karada
Karada

Karada sur le bras
Karada on the arm

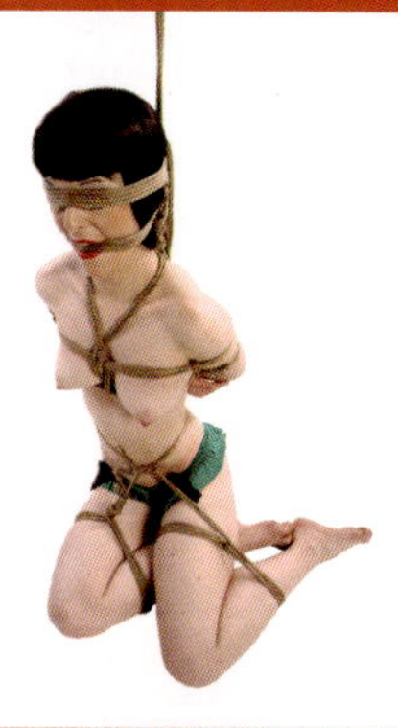
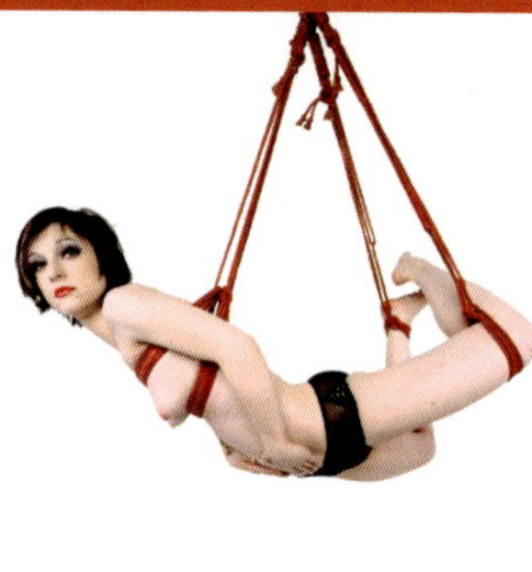
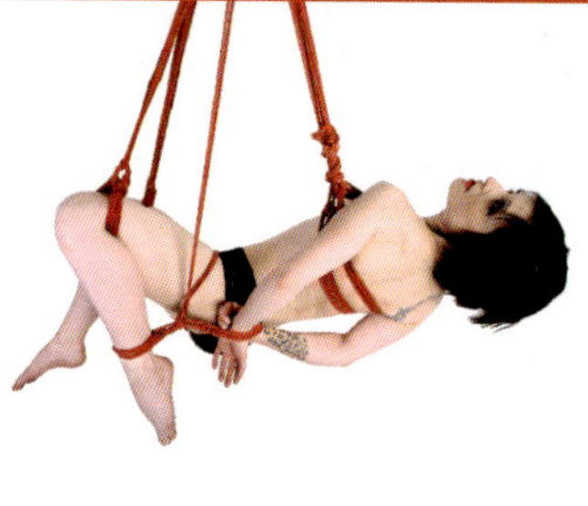
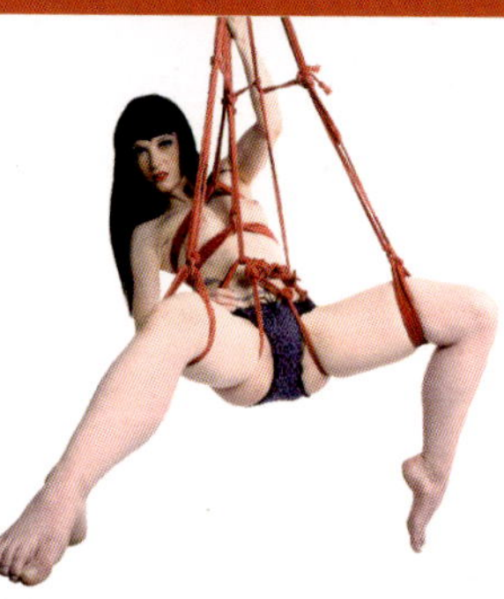
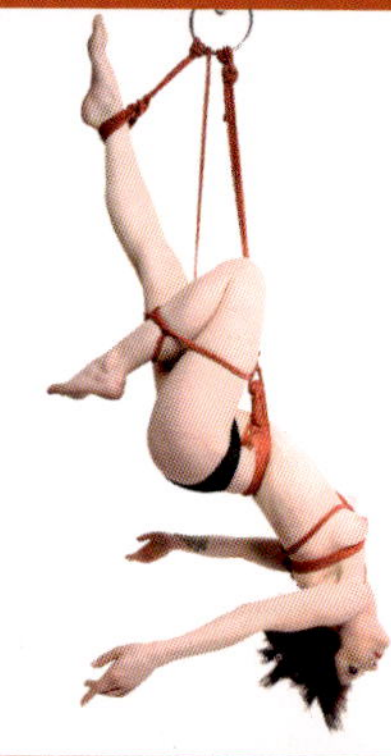

Assise yeux et bouche pris
Sitting with eyes and mouth bound

Suspension dos
Back suspension

Suspension côté
Side suspension

Suspension assise
Sitting suspension

Suspension inversée
Inverted suspension

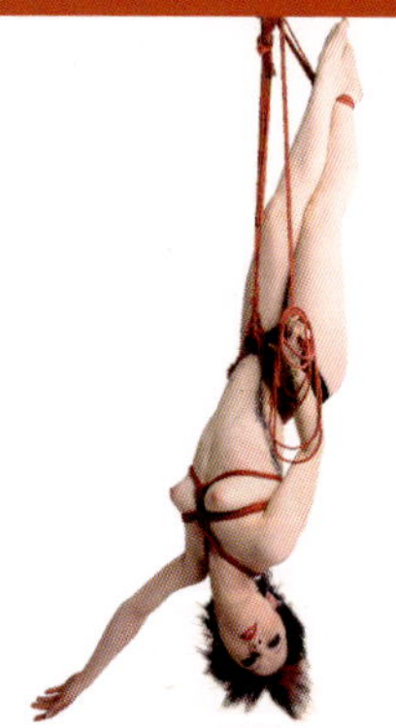
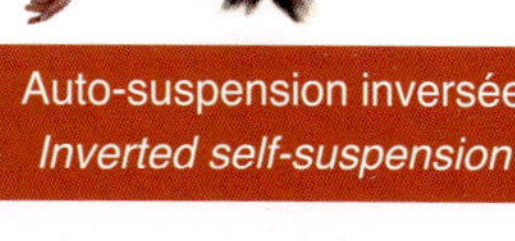
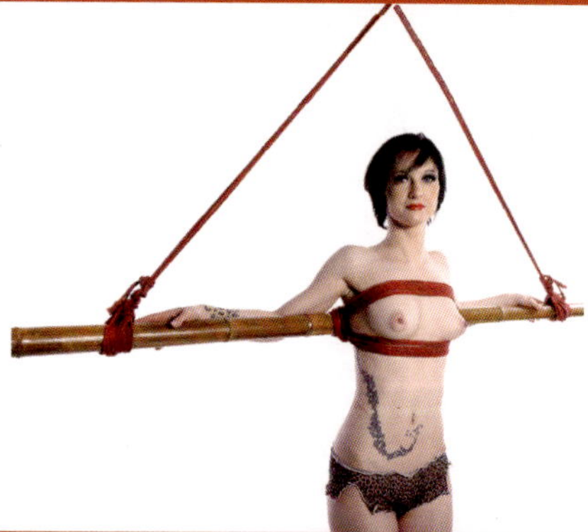
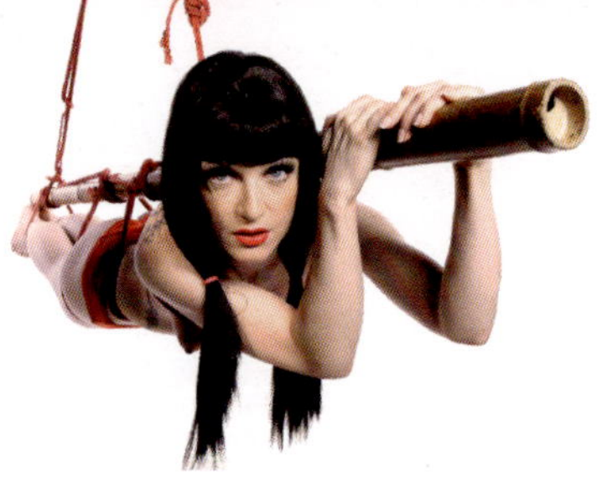
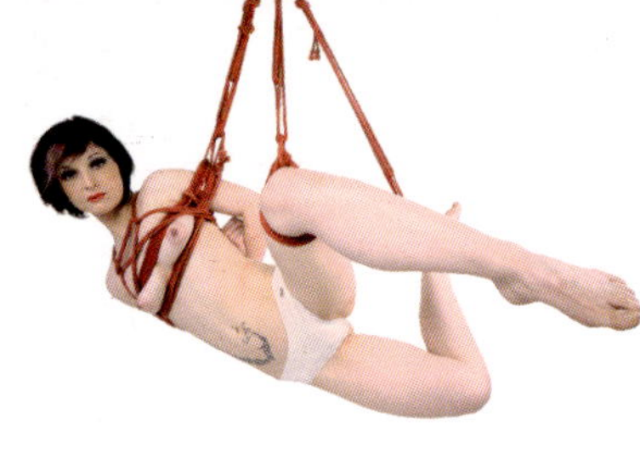

Auto-suspension inversée
Inverted self-suspension

Suspension bambou croix
Bamboo cross suspension

Suspension bambou dos
Bamboo back suspension

Suspension côté avec les bras
Side suspension with the arms

Sommaire / Contents

Avertissement / *Disclaimer* **6**

Les origines du shibari / *The origins of Shibari* **7**

Préface / *Foreword* **9**

Connaissances de base / *Basic knowledge* **13**

Sécurité et conseils / *Safety, rules and advice* — 14
1 • Matériel / *Equipment* — 15
Le pliage des cordes / *Folding the ropes* — 16
Dépliage d'une corde / *Untying a rope* — 18
Liaison avec la corde suivante / *Attaching one rope to the next one* — 19
2 • Les attaches de base / *Basic ties* — 21
3 • Base sur la poitrine, les bras pris / *Chest Harness with arms bound* — 25

Les positions au sol / *Floor positions* **33**

4 • Assise en tailleur / *Sitting cross-legged* — 35
5 • Hogtie / *Hogtie* — 39
6 • Bras derrière la tête / *Arms behind head* — 43
7 • Mains en croix sur poitrine / *Hands crossed on chest*— 47
8 • Finition sur les jambes / *Finishing work on the legs* — 51
Finition jambes variante / *Finishing work on the legs (variant)* — 52
9 • Improvisation au sol / *Floor improvisation* — 55
10 • Karada / *Karada* — 61
11 • Karada sur le bras / *Karada on the arm* — 63
12 • Assise, yeux et bouche pris / *Sitting with eyes and mouth bound* — 65

Les suspensions / *Rope suspensions* **71**

13 • Suspension dos / *Back suspension* — 73
14 • Suspension côté / *Side suspension* — 77
15 • Suspension assise / *Sitting suspension* — 83
16 • Suspension inversée / *Inverted suspension* — 87
17 • Auto-suspension inversée / *Inverted self-suspension* — 93
18 • Suspension bambou croix / *Bamboo cross suspension* — 95
19 • Suspension bambou dos / *Bamboo back suspension* — 101
20 • Suspension côté avec les bras / *Side suspension with the arms* — 105

Galerie / *Gallery* **113**

Modèles / *Models* **207**

Remerciements / *Acknowledgments* **207**

Avertissement

Le shibari, le sexe et, en général, toute pratique liée au BDSM sont destinés aux adultes consentants. La mise en œuvre de techniques de shibari, de pratique BDSM et d'utilisation de sex-toys peut s'avérer dangereuse si les précautions et la prudence nécessaires n'ont pas été strictement observées. Avant de vous adonner à toute activité de shibari, lisez entièrement les instructions présentes dans cet ouvrage et assurez-vous de bien respecter toutes les mesures de sécurité nécessaires au bon déroulement de vos jeux. Cela doit inclure la révélation sincère de tout problème de santé et antécédents médicaux qui pourraient nuire à une pratique en toute sécurité du shibari.

Sachez, enfin, que l'utilisation de drogues et d'alcool peut perturber sérieusement le jugement et ainsi accroître les risques.

L'auteur, ainsi que l'éditeur, rejette toute responsabilité concernant quelque dommage que ce soit résultant de la mise en pratique des idées ou des exercices présentés dans cet ouvrage. Le lecteur doit bien prendre conscience que la pratique du shibari et des positions décrites exécutées de manière inexacte, comportant des omissions ou des incohérences, ne respectant pas les instructions données par la présente publication, est susceptible de générer des dommages. Pareillement, l'auteur et l'éditeur n'assument aucune responsabilité quant aux traumatismes provoqués par l'utilisation de cordes et, en règle générale, de tout matériel de shibari.

Disclaimer

Shibari, sex and any BDSM-related practice are for consenting adults. The application of Shibari techniques and BDSM practices, as well as the use of sex toys, may be dangerous if the necessary precautions and care have not been strictly observed. Before you attempt any Shibari activity, read all of the instructions in this book and make sure you respect all the safety measures required for your activities to proceed in safety. This must include the honest disclosure of any health issues or previous medical history that might keep you or your partners from practising Shibari in complete safety.

You should know, finally, that the use of drugs and alcohol can affect your judgment seriously and thus increase any risks.

Neither the author nor the publisher can accept any responsibility for any harm or damage whatsoever resulting from the application of the ideas or exercises described in this book. The reader must be fully aware that any inaccurate practice of the positions described below and of Shibari in general, including omissions or inconsistency, not in accordance with the instructions given in the present book, might cause injury. Likewise, the author and publisher cannot take any responsibility for traumas that might be caused by the use of ropes and Shibari equipment in general.

Les origines du shibari

Le shibari est une spécialité érotique nippone qui consiste à attacher des personnes avec art et raffinement.

Cette pratique remonte très loin dans les siècles passés. C'était, au départ, une technique guerrière où les prisonniers étaient attachés de façon rituelle.
À chaque nature de crime était associé une technique particulière de faire les nœuds qui tenait compte du rang social du prisonnier.

À l'époque Tokugawa (XVe et XVIe siècles), le Code Pénal prévoyait quatre types de « punition », dont la suspension avec des cordes était la plus grave puisqu'elle pouvait entraîner la mort.

Pendant la période Edo (1603-1869), le « Hojōjutsu », signifiant littéralement « l'art d'attacher avec de la corde », était considéré comme un art martial, dont les règles étaient :

– ne pas permettre au prisonnier de se glisser hors de ses liens,
– ne pas causer de séquelles physiques ou mentales,
– ne pas divulguer les techniques utilisées,
– faire en sorte que le résultat soit agréable à regarder.

C'est bien sûr le dernier point qui a permis de donner naissance à ce que l'on connaît aujourd'hui sous le nom de shibari.

The origins of Shibari

Shibari is a Japanese erotic speciality that consists of binding the human form with art and refinement.

The practice of Shibari is ancient. It began many centuries ago as a warrior technique in which prisoners were bound and restrained in a ritual way.
Each crime had its own specific binding technique that also took the prisoner's social position into account.

During the Tokugawa period (15th and 16th centuries), the Penal Code provided for four kinds of punishment. Among them was rope suspension, which was considered the most serious punishment, because it could lead to death.

During the Edo period (1603-1869), Hojōjutsu – literally, "the art of rope binding" – was considered to be a martial art, whose rules were:

– Never enable the prisoner to wriggle out of his ties
– Never cause physical or mental aftereffects
– Never disclose the techniques in use
– Make sure that the result is pleasant-looking

It is the last rule that cultivated the emergence of what we know today as Shibari.

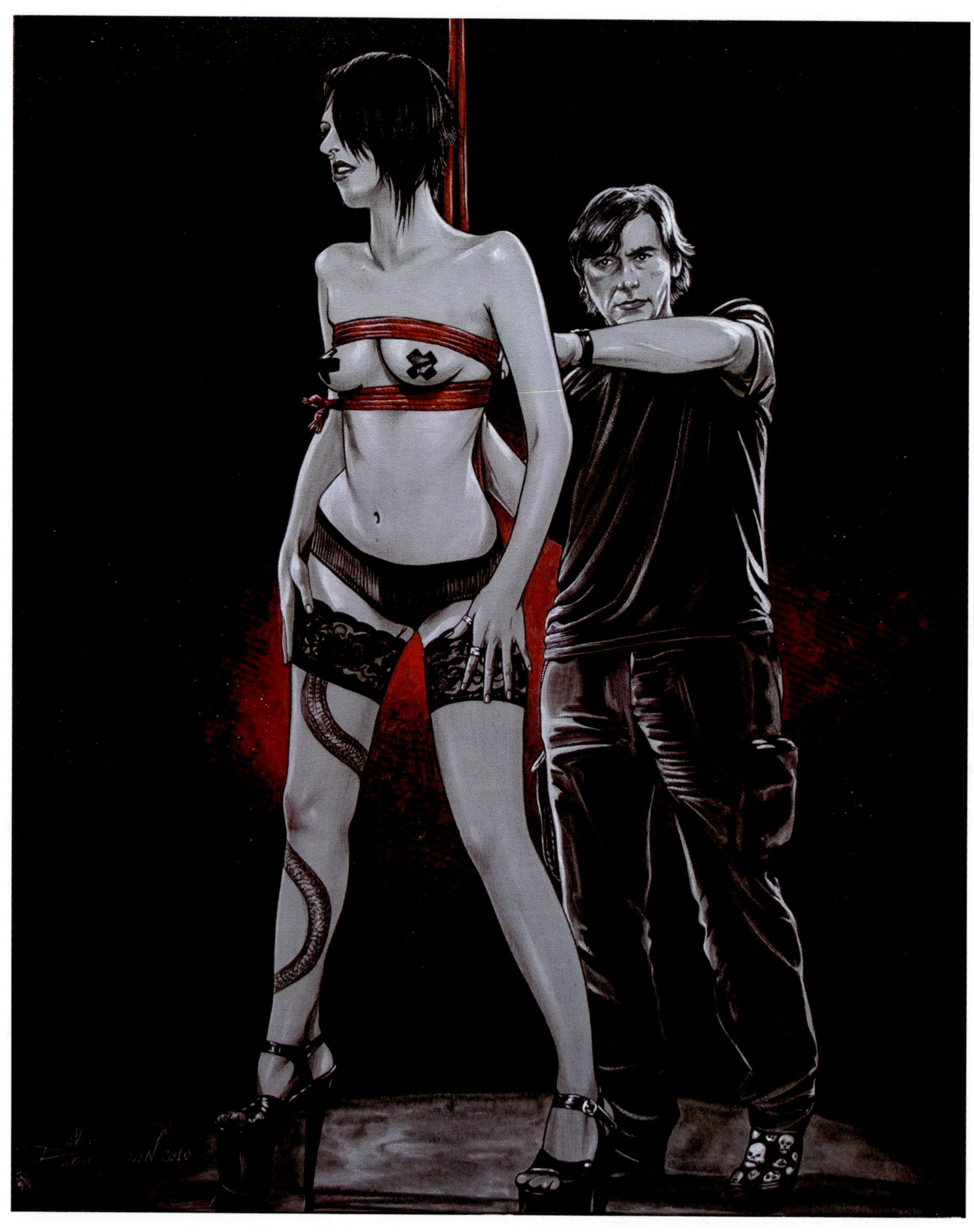

Philippe Boxis vu par David Ducarteron (www.david-ducarteron.com)

Philippe Boxis as seen by David Ducarteron (www.david-ducarteron.com)

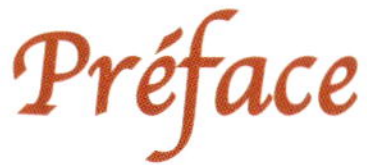

Préface

Demandez à Philippe BOXIS comment il en est arrivé à pratiquer le shibari… Il vous répondra qu'il a toujours aimé attacher ses petites amies, que les cordes ont toujours fait partie de son quotidien !

De fait, Philippe BOXIS est un autodidacte. Les cordes sont omniprésentes dans sa vie. La beauté, la vulnérabilité de la femme attachée le font fantasmer.

Inspiré par l'iconographie du bondage japonais, c'est finalement très tard, à cinquante ans, qu'il décide d'aller au Japon découvrir les maîtres de son art. Sa rencontre avec Steve OSADA est une véritable révélation : il met enfin un nom sur ce qu'il a toujours ressenti au plus profond de lui.

Commence alors pour Philippe, photographe professionnel, une nouvelle vie. Désormais, il va allier photographie et shibari… ou plutôt, mettre la photographie au service de son art, dans le but de le partager avec le plus grand nombre.

Le shibari, un art de vivre

Sa recherche est avant tout esthétique : un travail sur le corps. Dans ses cordes, la femme devient une sculpture ; elle est mise en valeur, sublimée.

Son travail est rapide, propre, sans fioritures ni excès. Il s'adapte au physique de ses modèles : une souplesse, une morphologie, une chevelure, un style vestimentaire…

Il s'inspire de l'environnement dans lequel il se trouve et tire partie des éléments présents : un mur, un arbre, un rocher, un fauteuil, une commode, une table, un objet…

Sa force : l'improvisation. Il aime laisser parler son imagination.

Son but : le partage

Il contribue à démocratiser le shibari au travers de ses workshops, performances, shows publics en France et à travers le monde : Boundcon (Munich), Nuit Démonia (Paris), Clinic Party (Amsterdam), Torture Garden (Londres), Japan Shibari Tour (Tokyo, Osaka, Nagoya, Kobe…), SM Club (Rome),…

Dans le même esprit, il collabore à la série « Paris Enquêtes Criminelles » sur TF1, « Xanadu » sur ARTE, ainsi qu'au film d'animation « La Femme à Cordes » de Vladimir MAVOUNIA-KOUKA.

Philippe DECOUFLE lui demande d'intégrer des cordes à son spectacle de danse « Cœurs Croisés » présenté dans les jardins du Palais-Royal (Paris).

Enfin, sa vidéo « Leçons de cordes » présente sa propre technique de cordes.

Une rencontre avec le public

Philippe BOXIS déplie sa première corde, et le modèle s'abandonne déjà à sa créativité, les sens en éveil. L'odeur, le son de la corde qui s'enroule autour de son corps, la sensation de ce lien sur sa peau, l'enivre au plus haut point. Les doigts virevoltent, la main est douce dans le geste, ferme dans l'intention. Plus rien n'existe autour du couple, le public retient sa respiration… N'existe plus que cette femme magnifiquement dénudée et cet homme qui fait d'elle une déesse de beauté. De lui, sa compagne et modèle, Miia, dit :

J'admire son professionnalisme et ses qualités de cœur naturelles. Avec lui, je me suis toujours sentie respectée et en sécurité. Philippe possède l'art rare d'une perception intuitive de la femme.

Fraîcheur de l'inspiration, érotisme délicat, sensuel et torride à la fois, amour absolu du sexe dit faible, adaptation harmonieuse et inspirée du shibari à la culture occidentale… Voici quelques-unes des sensations qui me viennent à l'esprit en admirant le résultat de son travail. Un travail sans cesse en évolution qui procure à chaque séance de nouvelles sensations.

Au lecteur maintenant de les découvrir…

Philippe est joignable sur le site communautaire Fetlife.com

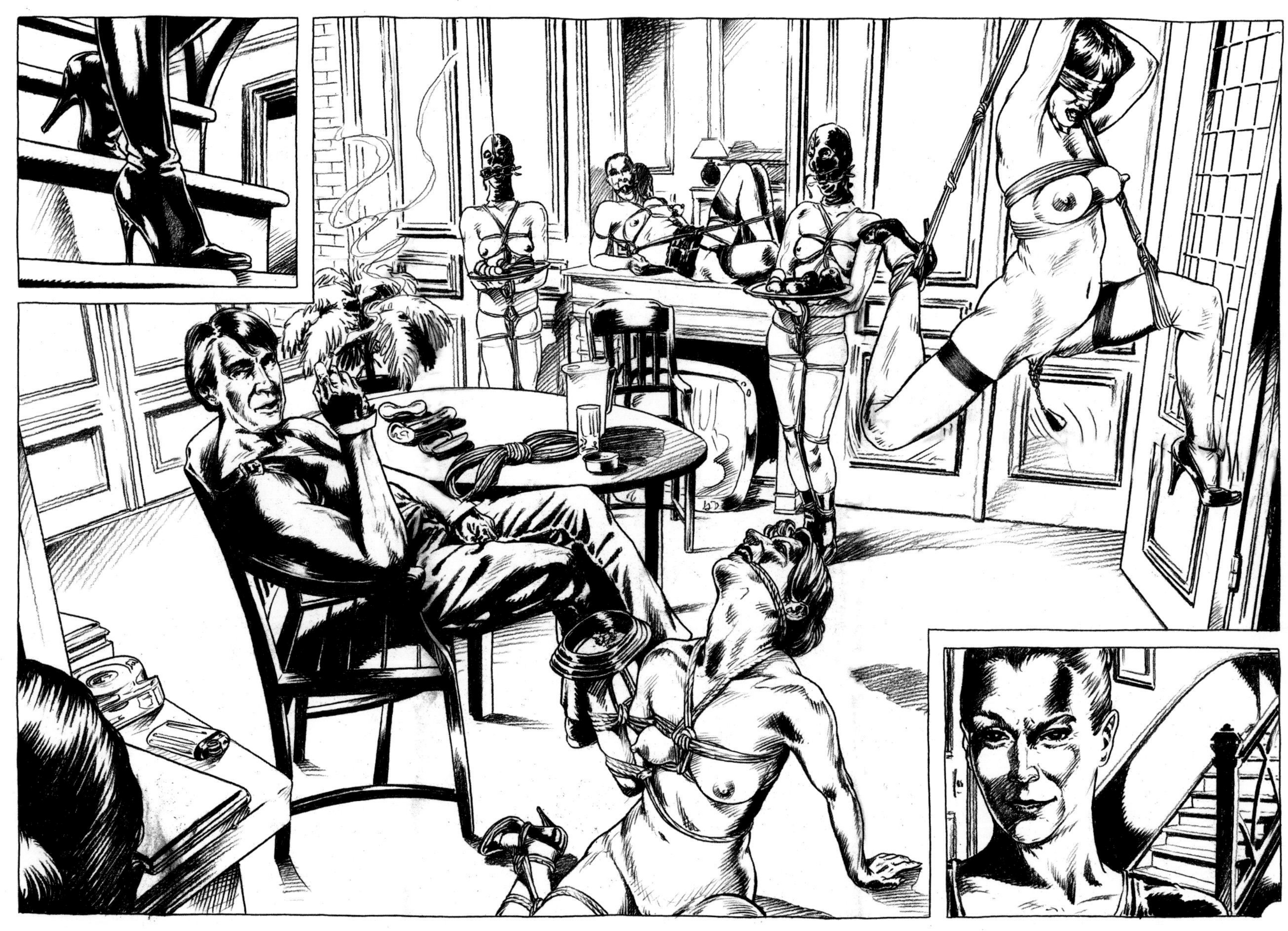

Philippe Boxis mis en scène par Xavier Duvet (www.xavierduvet.com)
Extrait de l'album *Les maîtresses - Leçons de prédatrices*
(Tabou Éditions, 2011)

Philippe Boxis portrayed by Xavier Duvet (www.xavierduvet.com)
Extract from the comic book Les maîtresses - Leçons de prédatrices
(Tabou Éditions, 2011)

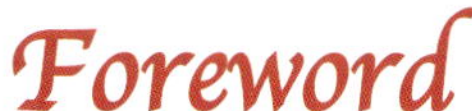

Foreword

Ask Philippe BOXIS how he came to practise Shibari… He'll answer that he has always loved tying up his girlfriends, and ropes have always been part of his everyday life!

As a result, Philippe BOXIS is a self-taught man. Ropes are omnipresent in his life. For him, the beauty and vulnerability of a tied-up woman evokes the strongest fantasies.
Inspired by Japanese bondage iconography, he made a decision at the age of fifty to go to Japan to find the masters of his life's art. When he met Steve OSADA, it was an absolute revelation: he could finally put a name to what he had always been feeling deep within himself.

That's how Philippe, a professional photographer, started a new life. From then on, he combined photography with Shibari… or rather, he put photography to good use for his art in order to share it with the world.

Shibari, an art of living

Philippe's approach is aesthetic above all: a work performed in concert with the body. In his ropes, a woman becomes a piece of sculpture; she is enhanced, made gorgeous.
His work is quick, neat, unadorned and avoids excess. He adapts to the physical characteristics of each of his models: his work might adapt to a suppleness, a morphology, a model's hair, a clothing style, or something else.
He draws his inspiration from his environment, and incorporates the elements: he might find inspiration from a nearby wall, a tree, a rock, an armchair, a chest of drawers, a table, or an inspiring object.
His strong point is improvisation. He likes listening to his imagination.

His goal: sharing

Philippe helps democratize Shibari with his workshops, performances, and public shows in France and around the world. He has shared his art in locations that include Boundcon (Munich), Nuit Démonia (Paris), Clinic Party (Amsterdam), Torture Garden (London), Japan Shibari Tour (Tokyo, Osaka, Nagoya, Kobe), SM Club (Rome), and many more.
In the same vein, he contributed to the series Paris Enquêtes Criminelles *on TF1,* Xanadu *on ARTE, and he took part in the animated short film* La Femme à Cordes *by Vladimir MAVOUNIA-KOUKA.*

Philippe DECOUFLE asked him to integrate ropes into the dance performance he directed, "Cœurs Croisés", which was presented in the Palais-Royal gardens (Paris).

Finally, Philippe's video, Leçons de cordes, *presents his own shibari technique..*

A meeting with the audience

When Philippe BOXIS uncoils the first of his ropes, the model has already begun to surrender to his creativity, with her senses awakening. The smell, the sound of the rope as it slips around her body, the feeling of rope over her skin, these sensations thrill her to the utmost. His fingers flutter around, the gestures soft – but the intention is firm. There seems to be nothing else around the couple; everyone in the audience holds his breath… Nothing but this nude, gorgeous woman – and this man who transforms her into a goddess. Philippe's girlfriend and model Miia tells us:

I admire his professionalism and his kind-hearted nature. I always feel respected and secure with him. Philippe possesses the rare skill of sensing women intuitively.
The freshness of his inspiration, delicate eroticism, both sensuous and torrid, absolute love of the weaker sex, harmonious and inspired adaptation of Shibari to the Western culture… These are just a few of the sensations that come to my mind as I admire the result of his work. A work that is continually developing, and that brings new sensations at every session.

Welcome, reader: it's time to discover this world.
Philippe can be reached on the community site Fetlife.com

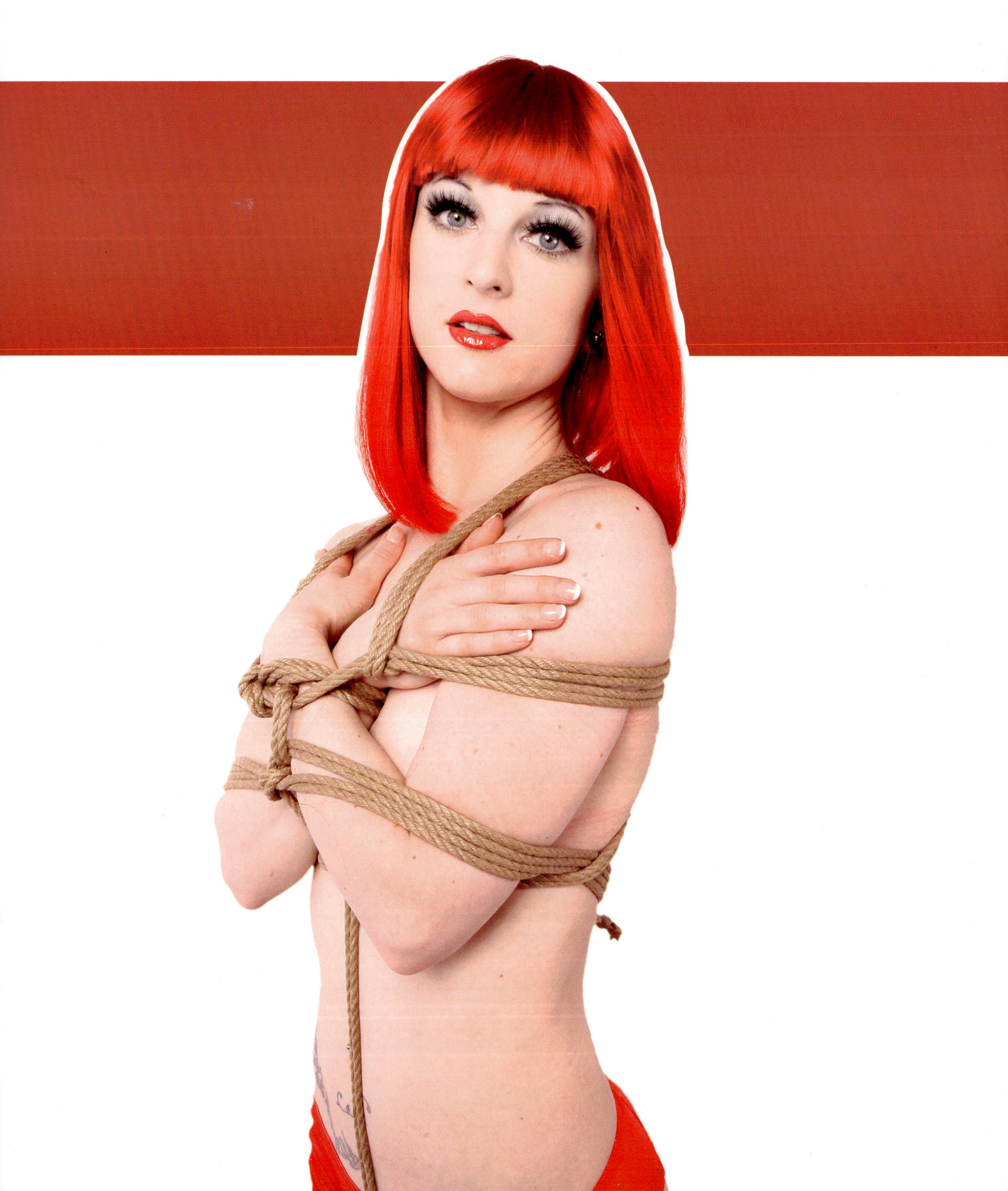

Connaissances de base

Basic knowledge

Sécurité et conseils

- S'enquérir en permanence du bien-être du modèle.
- Être toujours à l'écoute et ne jamais s'éloigner.
- Garder à l'esprit que c'est la personne qui attache qui est responsable, et qui devra prendre l'initiative de détacher, et ce, parfois contre l'avis du modèle.
- S'assurer, quand on tire une corde, de ne pas le faire trop rapidement surtout si elle est en contact avec la peau et faire une protection avec ses doigts pour les passages de cordes délicats.
- Faire particulièrement attention au « retour de corde » lorsque celle-ci est tirée trop rapidement.
- Il est très important, afin de ne pas emmêler les cordes, de défaire systématiquement dans l'ordre inverse de celui de la réalisation. Il est encore plus important de respecter cette règle quand il s'agit de défaire une suspension.
- Ne jamais défaire le buste avant que le modèle ait repris ses deux points d'appui au sol.
- Détacher immédiatement quelle que soit la raison invoquée.
- Dans tous les cas, il ne faut jamais paniquer.
- Il est souvent plus sage de défaire calmement les cordes et ceci afin de rassurer le modèle.
- En cas d'urgence, de nécessité, de corde bloquée, utiliser des ciseaux à bouts ronds pour couper les cordes en gardant à l'esprit de ne jamais défaire le buste avant que le modèle ait repris ses deux appuis au sol.
- Il n'est pas nécessaire d'avoir de la force pour monter une suspension. Une fois l'attache du haut du corps et celle de la première jambe réalisées, il ne restera que la dernière jambe à monter. Pour le modèle, c'est seulement en quittant le dernier point d'appui que la suspension commencera vraiment.
- La suspension sera toujours une performance physique pour le modèle, il faudra donc l'effectuer sur une courte durée.

Safety, rules and advice

- *Regularly ask about and check on the model's well-being.*
- *Always be ready to listen to the model, and never leave her unattended.*
- *Never forget that the rigger is the person responsible, and consequently he or she will have to take the initiative in untying if necessary, sometimes against the model's opinion.*
- *Ensure that when you pull on a rope you never do it too quickly, especially if the rope is in contact with the skin, and always create a protection with your fingers for rope that has contact with the most delicate parts of the body.*
- *In order not to tangle the ropes, it's important to untie them systematically in the reverse order from the binding process. It's even more important that you follow this rule when undoing a suspension.*
- *Never untie the chest before the model can touch the floor with either both hands, or both feet.*
- *Untie the model immediately if for any reason she feels unwell.*
- *In any situation, you must never panic.*
- *It's often wiser to untie the ropes calmly in order to reassure the model.*
- *In case of emergency, necessity, or if a knot becomes jammed, use EMT scissors or round-tip scissors to cut the ropes (and keep in mind that you must never untie the chest before the model could lean on the floor with both hands or both feet).*
- *Strength isn't necessarily required to lift a bound person. Once the ties are made around the upper body and the first leg, you only have to pull the second leg up. For the model, the suspension only begins when she leaves the ground completely.*
- *A suspension will always be a physical performance for the model; thus it must be carried out over a short length of time.*

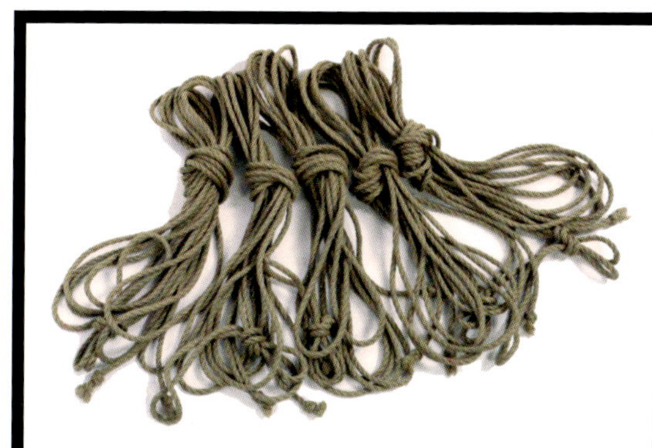
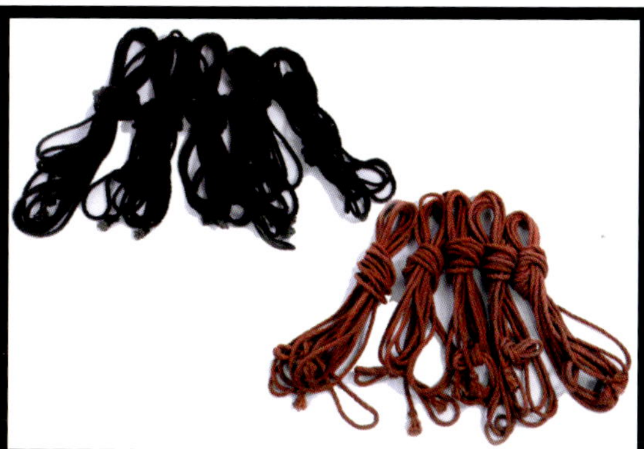
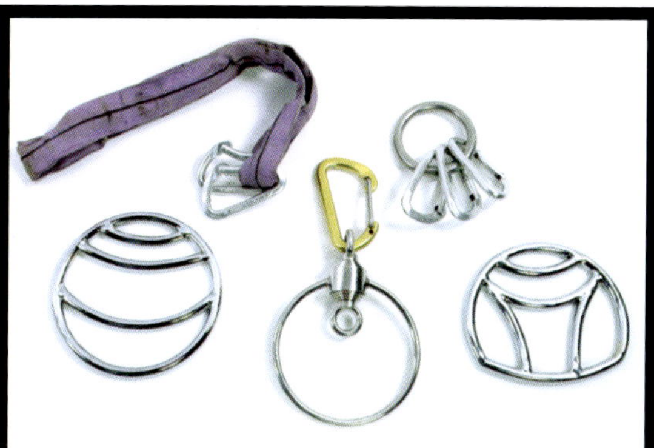

Pour démarrer, vous avez juste besoin d'un jeu de 5 cordes de 8 m de long. Cela suffira pour assimiler les bases et travailler au sol.
Les cordes seront en jute ou en chanvre, écrues ou teintées, de préférence en 4 ou 5 mm pour le travail au sol.

Une fois les bases acquises, l'idéal sera un set de 6 cordes de 8 m de long, en 6 mm avec lequel vous pourrez tout faire, y compris les suspensions. Pour celles-ci un point de suspension sécurisé sera indispensable, vous pourrez ajouter à votre équipement un anneau spécifique vous permettant de bien séparer chaque corde, de simples mousquetons d'escalade feront le même travail, une sangle de levage pourra également compléter votre matériel ainsi que des ciseaux de sécurité (à bouts ronds !).

For a good start, you only need a set of five 25-30ft pieces of rope. That will be enough for you to learn the basics and work on the floor.
The ropes must be jute or hemp, ecru or dyed, preferably 4 or 5mm (1/6" or 1/5") for working on the floor.

Once you have acquired the basics, the ideal setup consists of six 25-30ft pieces of rope, 6mm thick: you can do everything with this set, including suspensions. For the latter, a secure suspension point is essential. When you're ready for suspensions, add to your equipment a specific ring that enables you to separate each rope properly; you can also use rock-climbing carabiners. A lifting sling and a pair of safety scissors will complete your equipment.

Le pliage des cordes

1

Folding the ropes

Avant d'apprendre une méthode pour plier les cordes, il est nécessaire d'en comprendre l'importance. Le shibari se travaille toujours dans la continuité, les cordes en double, ce qui signifie que l'on démarre toujours du milieu et que la liaison avec la corde suivante se fera en appui sur les nœuds de fin de la première. De là, il paraît évident que pour avoir les deux nœuds au même niveau en fin de travail, il est indispensable de partir très précisément du centre. Il existe plusieurs façons de plier les cordes, peu importe celle que vous utilisez, du moment que votre méthode vous permette de repérer facilement le milieu.

Before you learn a particular rope-folding method, you need to understand why it's important. When you practise Shibari, you must always work in continuity, with your ropes folded in half. This means you always start from the middle, and the junction with the next rope is done upon the ends of the first one. From this, it's obvious that if you want to have the two ends on the same level when finishing your work, you need to start precisely from the middle. There are several rope-folding methods; it doesn't matter which one you choose to use as long as your method allows you to locate the middle easily.

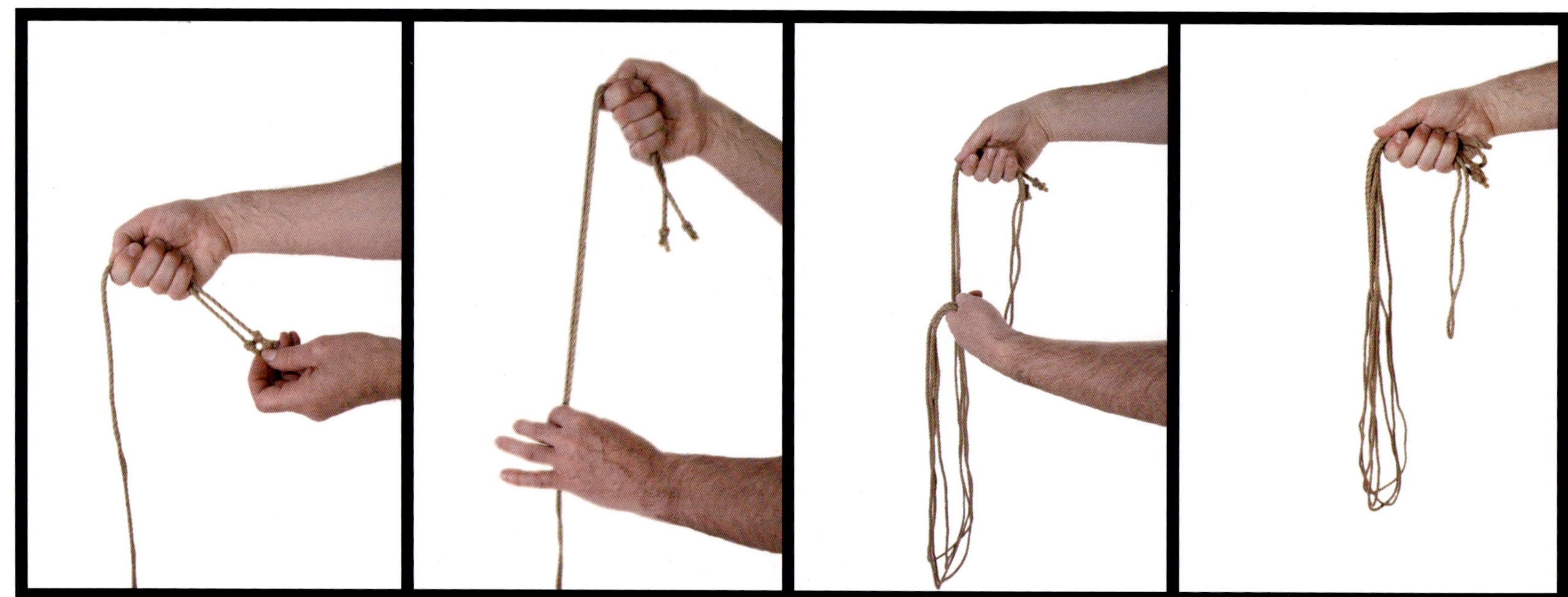

Positionner les deux extrémités de la corde côte à côte, maintenir en pression dans la main droite pour éviter que les cordes glissent.
Aller chercher de l'autre main la fin de la corde en faisant glisser sa main tout au long du trajet mais en maintenant bien la tension sur les deux parties pour conserver une parfaite égalité de longueur.
Une fois le milieu trouvé, le tenir fermement entre le pouce et l'index de la main gauche tout en maintenant les deux bouts dans la main droite.
Replier la corde en deux en positionnant le milieu à environ 20 cm plus loin que les deux bouts. Puis replier de nouveau en deux au niveau des bouts, pour conserver le milieu de la corde isolé.

Place the two ends of the rope side by side and hold them tight in your right hand to prevent the ropes from slipping.
Slide your other hand along the rope to grab the end, but maintain the tension on the two parts to keep an equal length.
Once you find the middle, pinch it with your left thumb and index finger, still holding the two ends in your right hand.
Fold the rope in half as you place the middle about 8 inches from the two ends. Then fold the rope in half again, level with the ends to keep the middle apart.

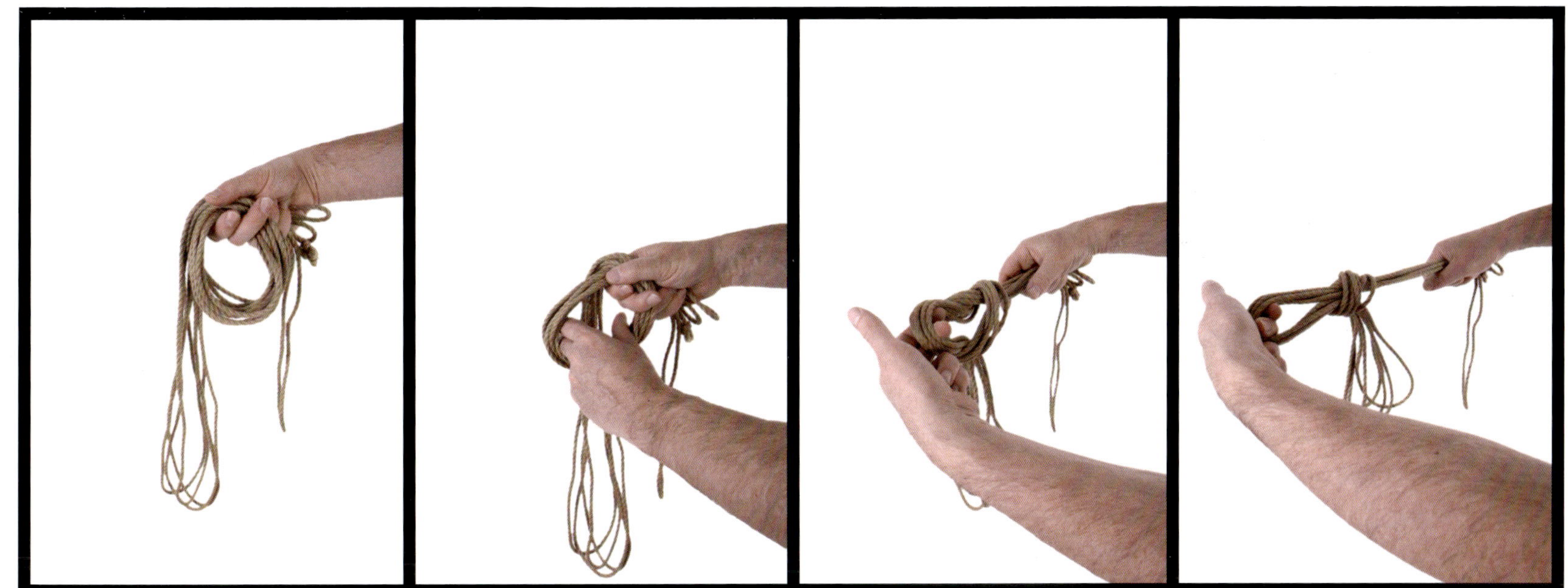

Former une boucle arrondie en se servant du creux de la main. La boucle doit être tenue par la même main, mais juste en maintenant une légère pression avec les doigts, de façon à pouvoir relâcher progressivement au moment du serrage. Passez la main gauche dans la boucle afin de récupérer les cordes. Les faire passer au milieu de la boucle. Il reste juste à tirer des 2 côtés, tout en trouvant le bon équilibre entre une tension suffisante pour maintenir le tout et la possibilité de défaire facilement.

Form a rounded loop by using the palm of your hand. The loop must be held by the same hand but be sure to hold it lightly so you can loosen it gradually when you tighten the knot. Reach your left hand into the loop and grab the ropes. Pull them back through the loop. Just pull on the two parts enough to find a good balance between having enough tension to keep the knot tight, and avoiding the possibility of the knot untying easily.

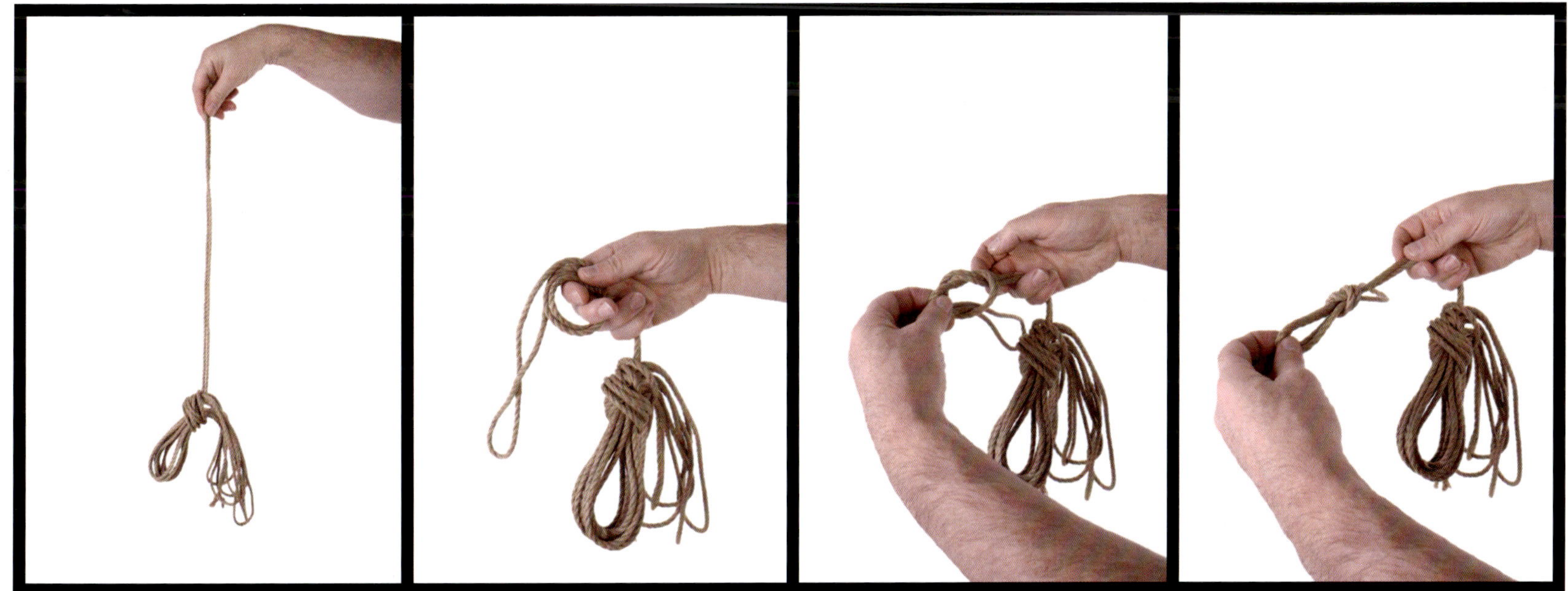

Le milieu étant maintenant parfaitement isolé, on va adopter la même technique sur le bout restant. L'intérêt étant de retrouver immédiatement le milieu de la corde, une fois celle-ci dépliée.
Faire une boucle de la même façon, d'une taille suffisante pour y passer 2 doigts afin de récupérer la corde à travers la boucle, puis serrer en tirant des deux côtés.
Votre corde est maintenant prête à entrer en action, en sachant que le point de départ sera toujours le milieu de la corde que vous venez de repérer.

With the middle now completely isolated, we'll use the same method with the remaining part. This is so you can find the middle of the rope immediately once you've untied it.
Form a loop in the same way, wide enough to reach two fingers into it, grab the rope and pull it back through the loop. Tighten the knot by pulling on the two ends.
Your rope is now ready to go into action – you should know that the starting point will always be the middle of the rope you've just located.

Dépliage d'une corde

1

Untying a rope

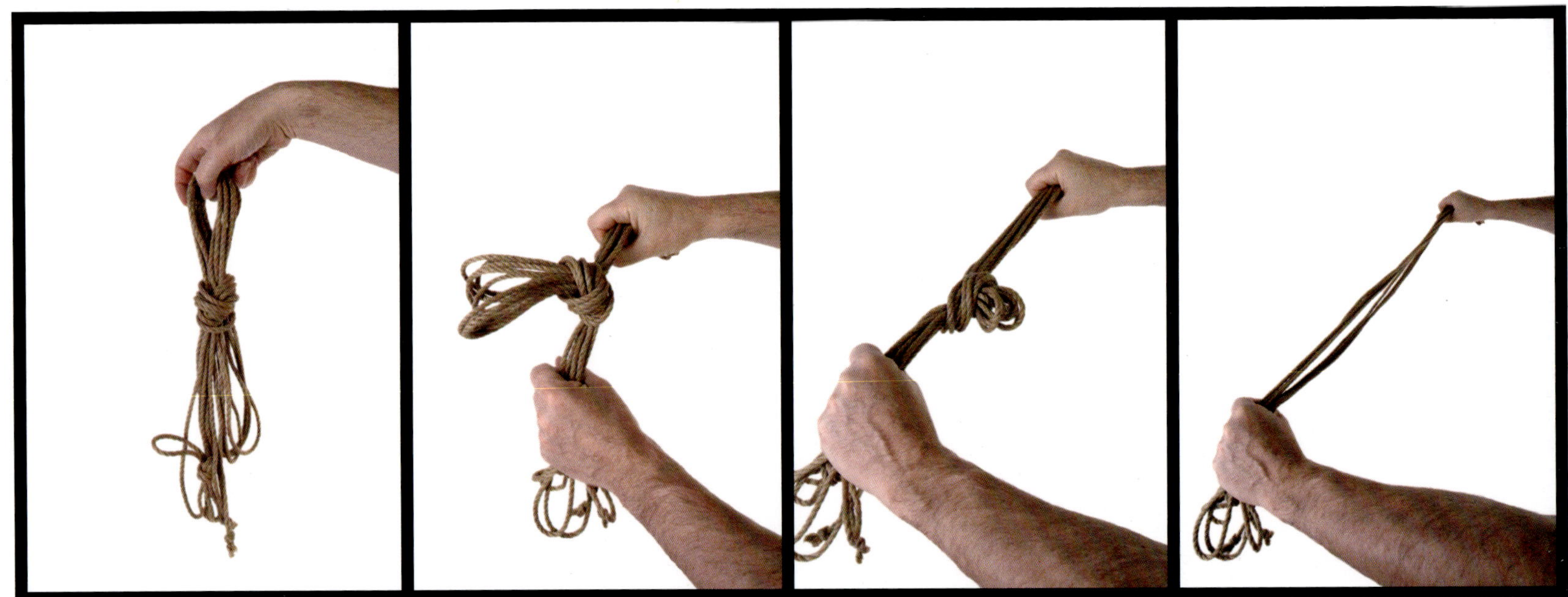

Prendre la corde à deux mains, de façon à bien séparer les deux parties distinctes. Tirer pour faire sauter la boucle.
Il faudra vous entraîner à plier et déplier les cordes rapidement, c'est cela qui conditionnera le bon démarrage de votre shibari mais également la continuité du travail tout au long de votre réalisation. Maintenant que la corde est dépliée en partie, il reste à récupérer le milieu de la même façon.

Untie the rope with both hands so you can separate the two parts properly. Give it a pull to untie the loop.
You'll have to teach yourself to fold and untie the ropes quickly; it will determine the good start of your Shibari as well as the continuity of your work during your binding. Now that the rope is partly untied, you just have to do the same for the middle.

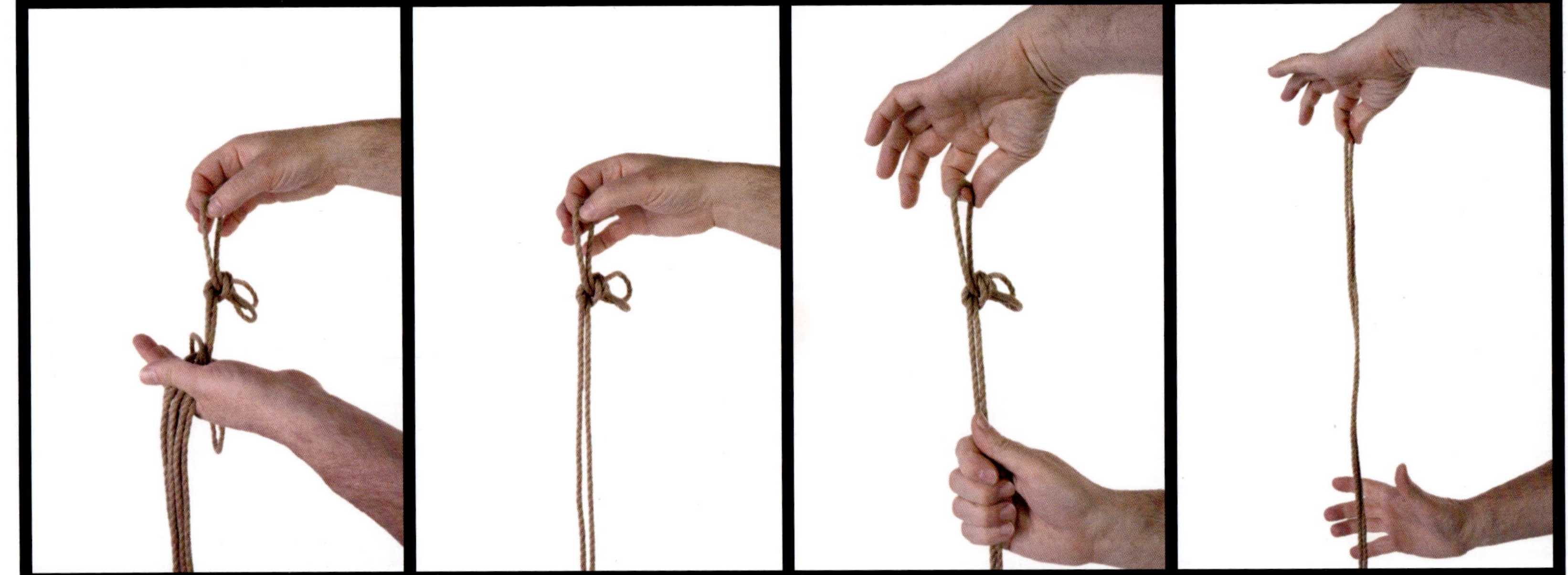

Ne garder en main que la partie contenant le milieu. Tenir le milieu fermement avec deux doigts afin de ne pas le perdre. Tirer de chaque côté pour faire sauter la boucle.

Be sure to keep the part containing the middle in your hand. Pinch the middle with two fingers so you won't lose it. Pull on the two ends to untie the loop.

Liaison avec la corde suivante

1

Attaching one rope to the next one

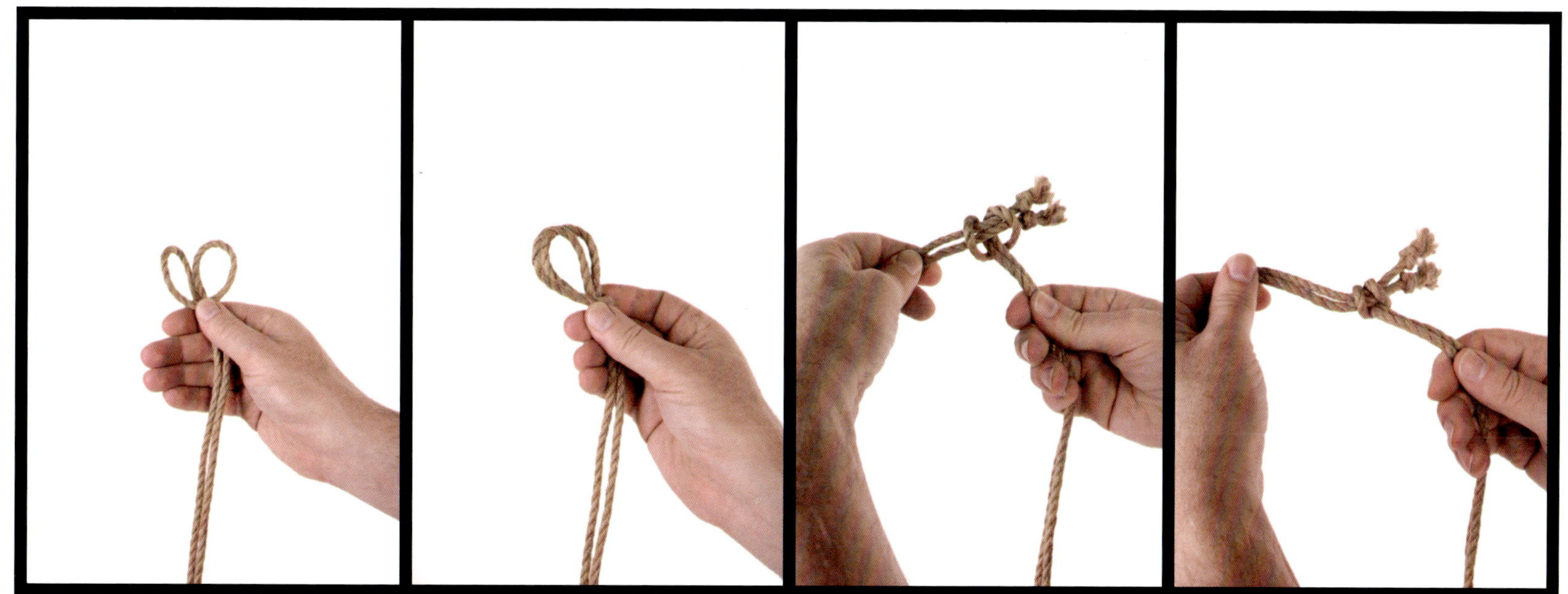

Replier la nouvelle corde en partant du milieu de façon à former un nœud coulant. Faites passer la fin de la corde précédente dans le trou formé. Serrer le nœud.
Normalement, si le milieu a bien été respecté, les deux nœuds de fin de corde doivent se retrouver au même niveau.

Fold the new rope in half from the middle in order to form a lark's head. Tuck the ends of the previous rope through the bight. Tighten the knot.
If the middle has been respected, the two rope ends should be on the same level.

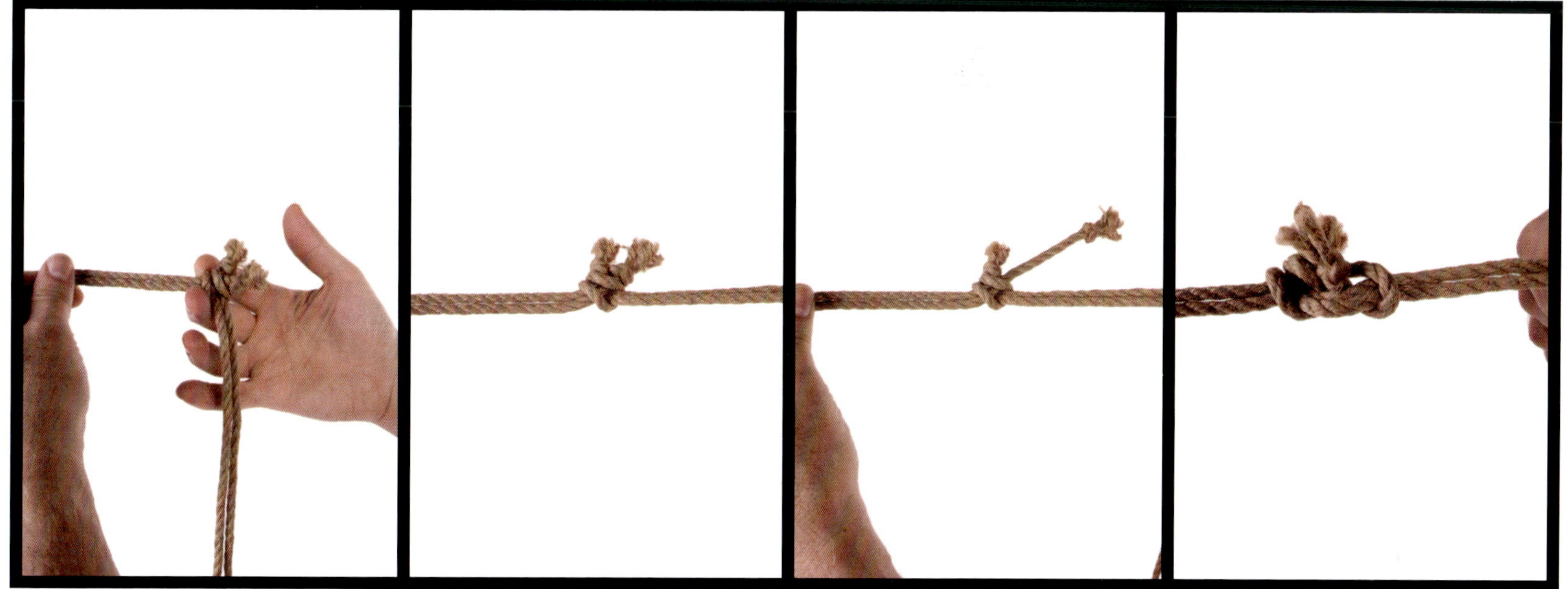

Faire glisser le nœud coulant jusqu'au bout de la corde. La tension des deux cordes en fera un système autobloquant. À l'inverse, donner du mou dans la liaison permettra de défaire en cas de besoin. Si les deux nœuds de fin ne sont pas en face, la solution est de faire un simple nœud avec le morceau qui dépasse. Ce sera plus esthétique et permettra également de maintenir une tension égale sur chacun des deux morceaux. **Attention**, selon la morphologie de chaque modèle, le passage à la corde suivante ne se fera pas toujours au même endroit.

Slide the lark's head to the end of the rope. The tension on the two ropes will make it a self-locking system. On the contrary, if you give the junction some slack, it'll allow you to untie it if necessary. In case the two ends are not aligned, you can solve this by tying an overhand knot with the little bit that's poking out. That will make it more aesthetically pleasing, and allows you to maintain an equal tension on each of the two lengths. ***Be careful****: depending on each model's morphology, you won't always do the junction with the next rope in the same place.*

L'attache de base est celle qui vous servira à attacher les mains sans couper la circulation du sang, mais également celle qui vous servira en permanence sur chaque partie du corps en appliquant la même technique.

The basic tie is what you'll use for tying the model's hands without cutting off the blood circulation, and you'll also use this method on different parts of the body.

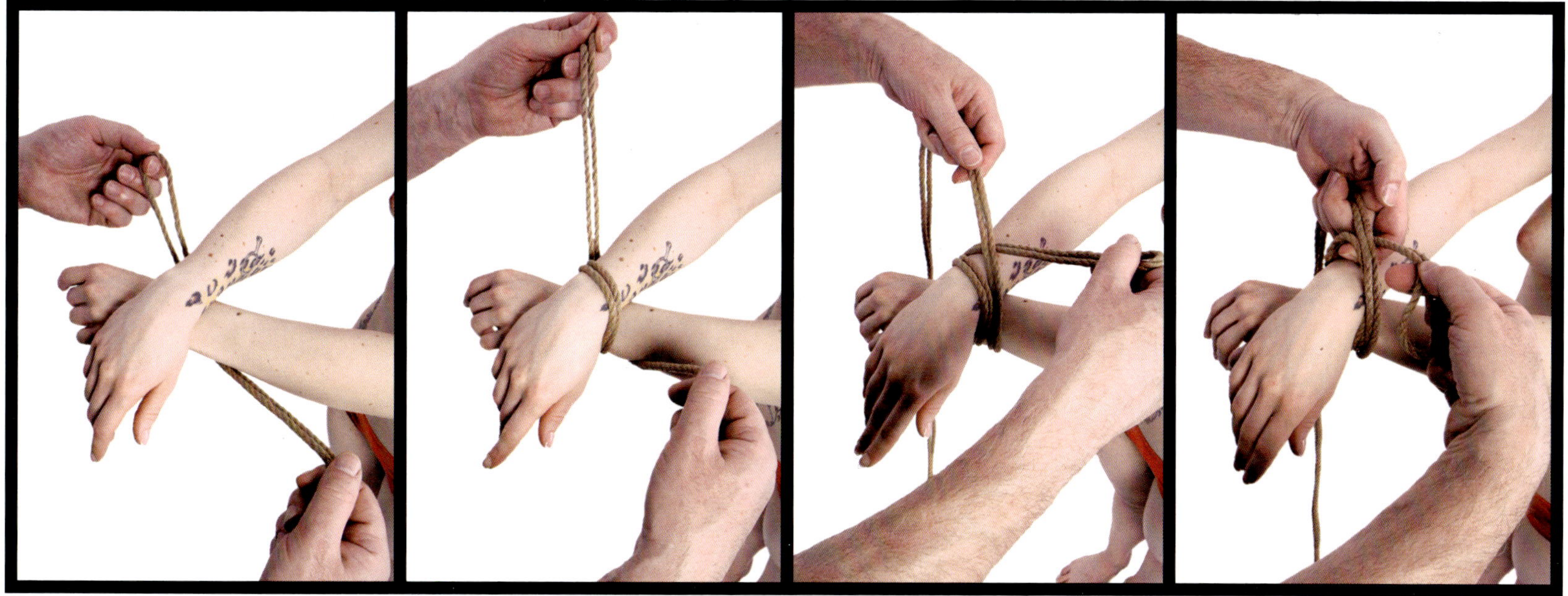

Démarrer en faisant deux tours sur les poignets, les cordes parallèles entre elles. À l'aide de l'index, maintenir un espace entre les poignets et les cordes.

Start by wrapping the rope twice around the wrists while keeping the two winding coils parallel to one another. Make sure you keep a two-finger space between the model's wrists, and the ropes.

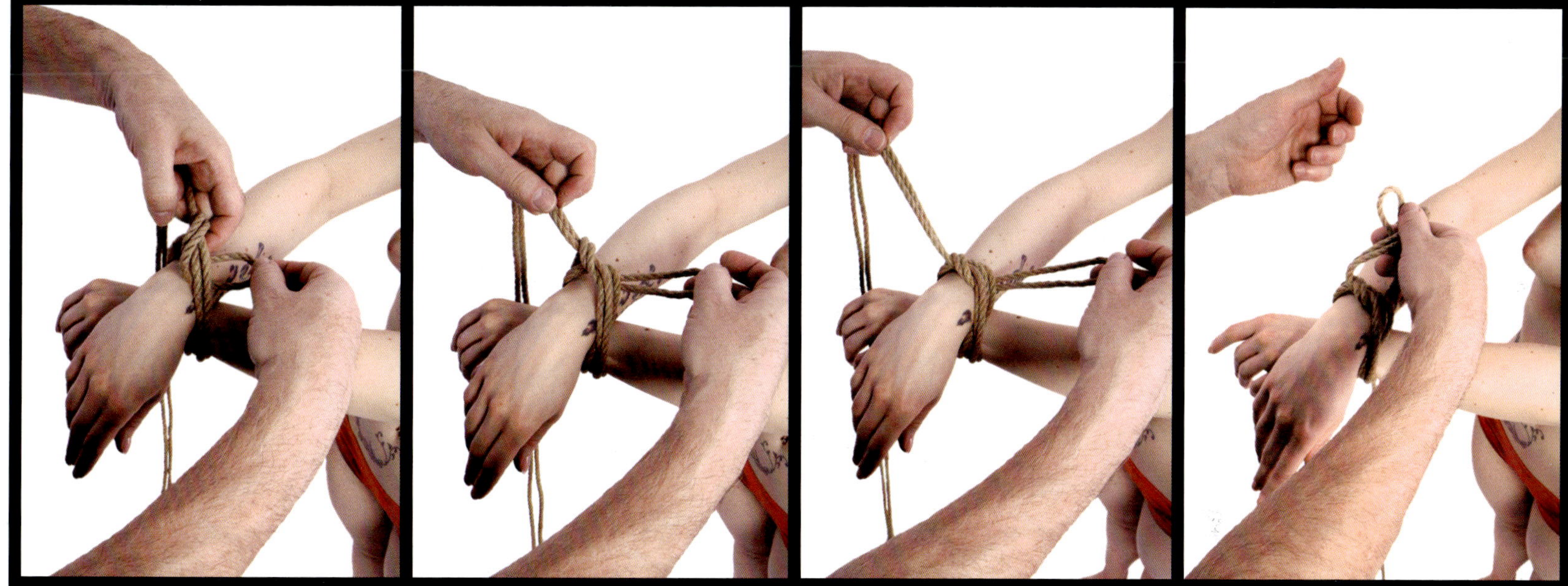

Passer la corde par en dessous, de façon à reprendre le tout. Serrer légèrement, puis commencer à faire un nœud simple, tout en s'assurant qu'il reste un espace de liberté.
C'est la boucle restante qui servira par la suite, soit en la reprenant pour imposer une contrainte de position, soit en l'utilisant pour sécuriser une suspension.

Tuck the bight underneath so you can take the whole wrap. Tighten it lightly, then start tying a square knot, while making sure there is a free space left.
The remaining bight is the one you'll use later, either taking it to impose a particular restraint in a certain position, or you can use it to secure a suspension.

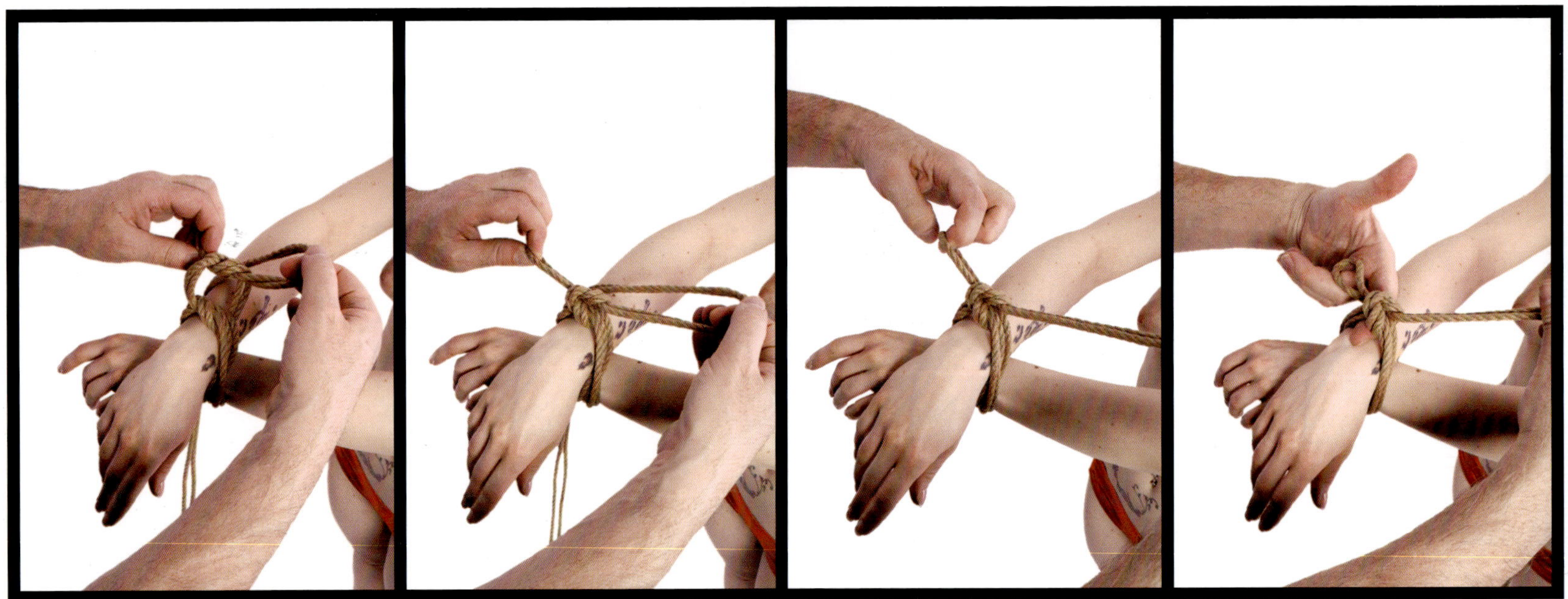

Finir le nœud simple et vérifier que vous avez bien laissé un espace entre les cordes et les poignets.

Finish the square knot and check that you have left a two-finger space between the ropes and the wrists.

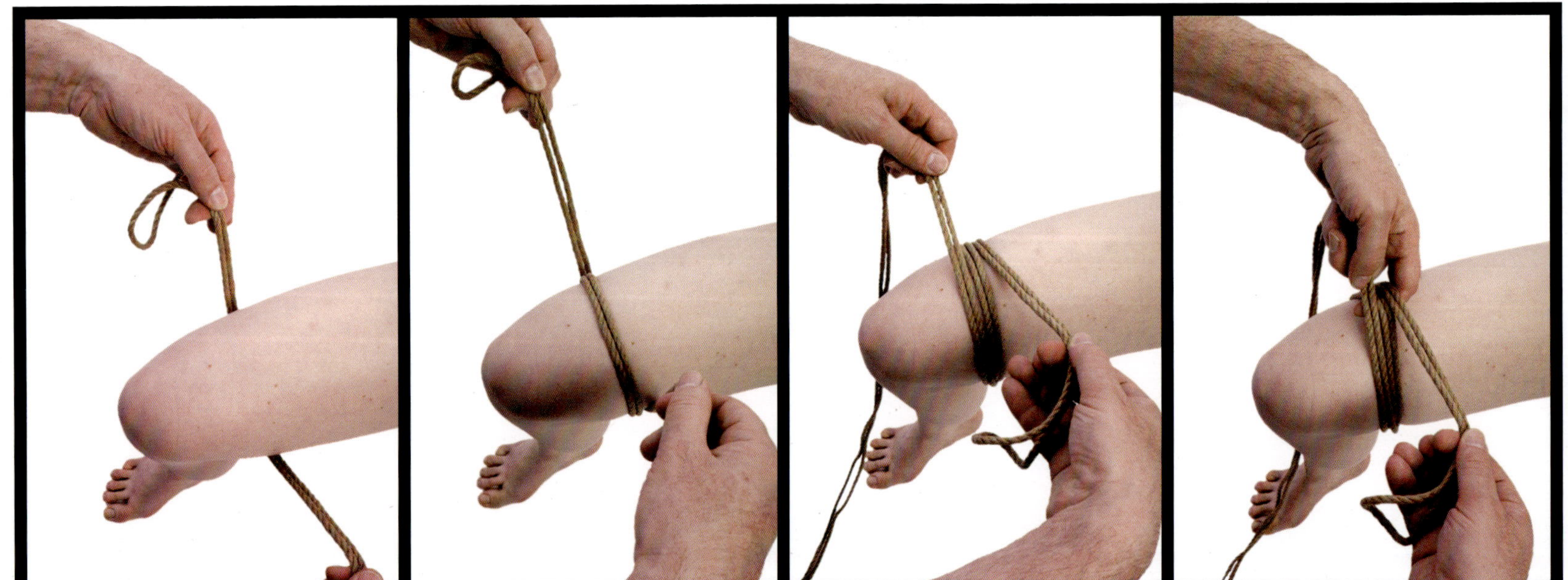

Appliquer la même technique au-dessus du genou. La boucle ainsi formée sera réutilisée.

Apply the same method above the knee. The bight will come in handy afterwards.

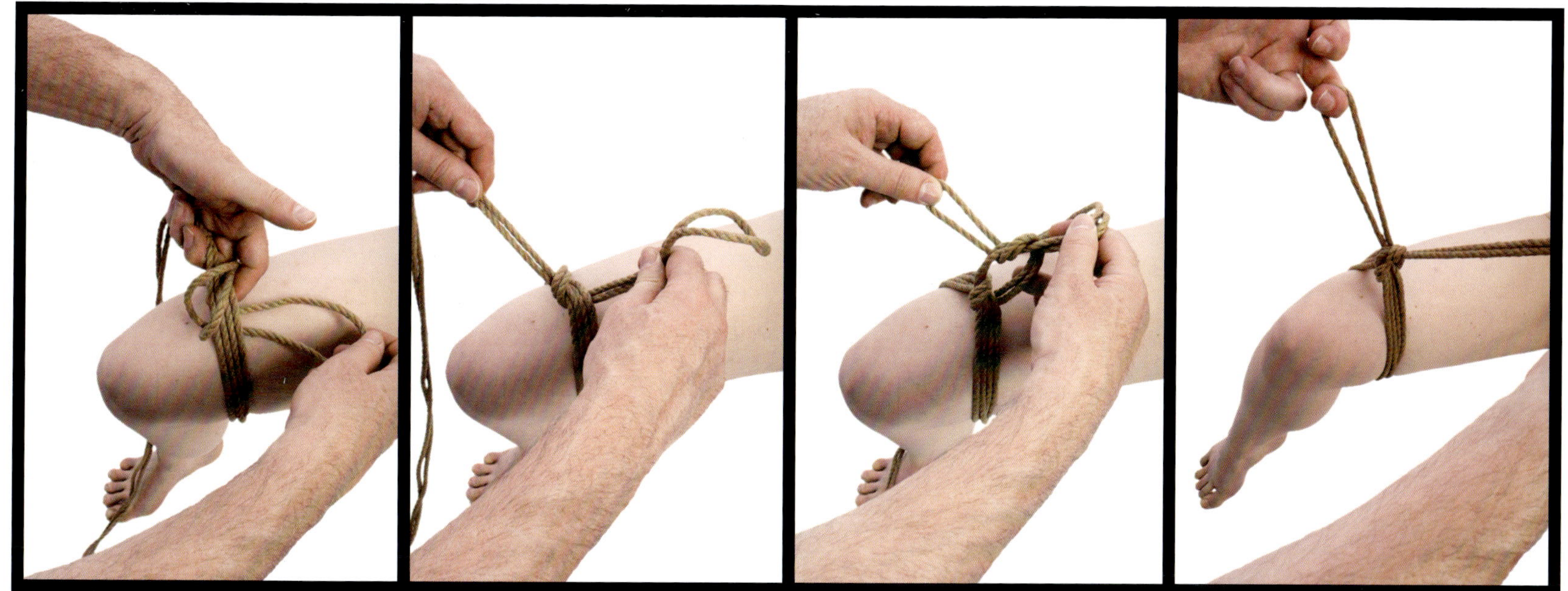

Vérifier que vous avez bien laissé un espace entre les cordes et la jambe.
Cette attache servira lors des suspensions.

Check to make sure you have a two-finger space between the ropes and the leg.
This tie will be useful for suspensions.

Base sur la poitrine, les bras pris

3

Chest harness with arms bound

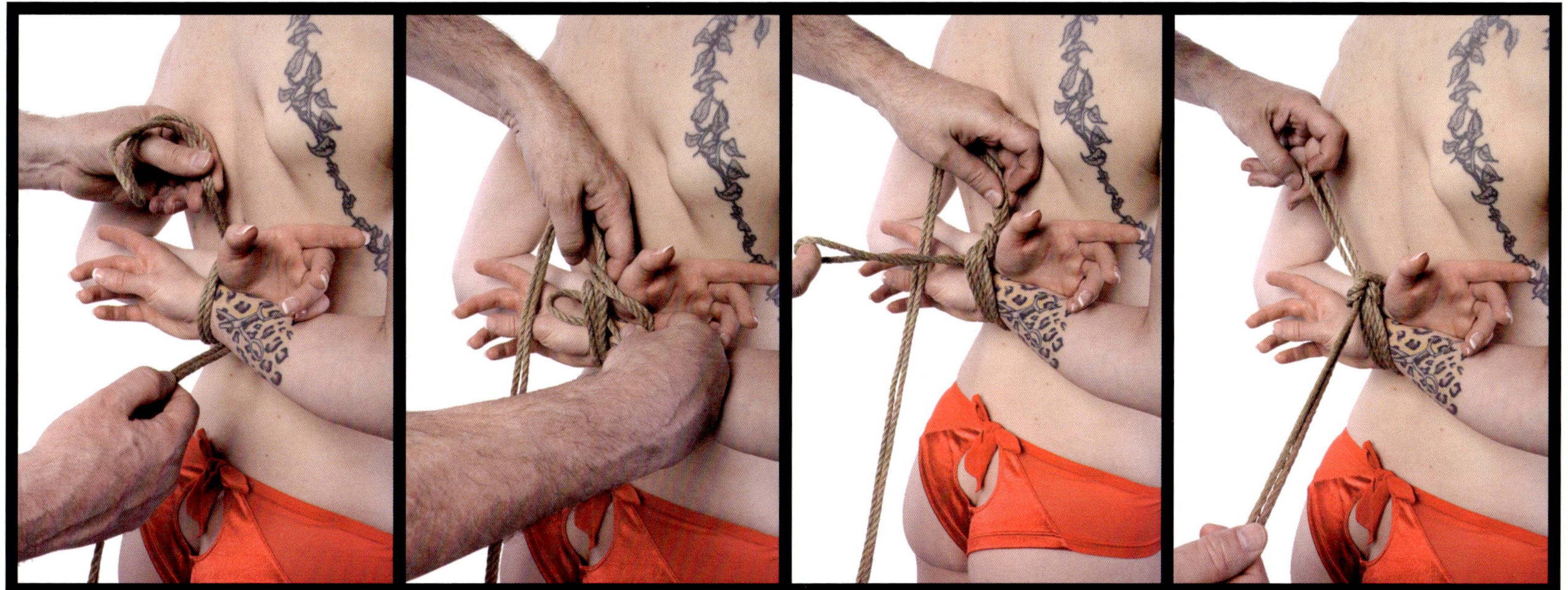

Nous allons mettre en application ce que nous venons de voir, mais cette fois avec les poignets derrière le dos.
Passer la corde autour des poignets et faire deux tours.
Reprendre l'ensemble des cordes et faire un nœud simple.
Ne pas hésiter à laisser le bout de la corde volontairement long, il vous permettra d'ajuster l'espace entre la corde et les poignets au moment du serrage. Vous pourrez venir le reprendre par la suite et appliquer ainsi une tension supplémentaire.

Now we'll apply what we just learned, but this time with the wrists behind the back.
Wrap the rope around the wrists twice.
Use the whole wrap to tie a square knot.
Leave the bight long: this will allow you to adjust the space between the rope and the wrists when you tighten. You'll be able to use it later to apply extra tension.

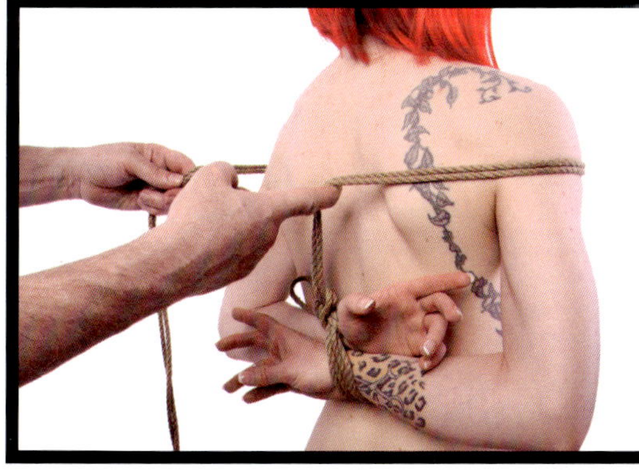

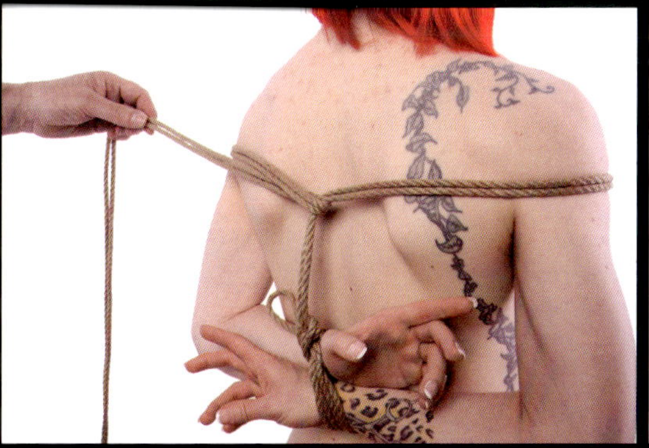

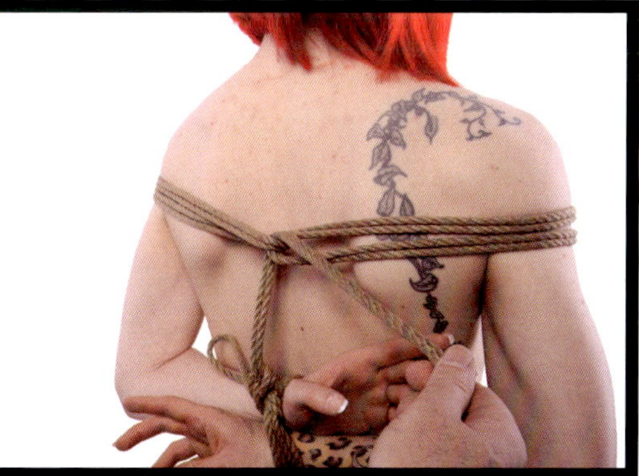

Remonter la corde au milieu du dos et la maintenir, tout en faisant un premier tour au-dessus de la poitrine. Venir reprendre à l'endroit où vous avez maintenu de façon à créer une contre-tension au milieu du dos. Repartir dans l'autre sens et faire un deuxième tour au-dessus de la poitrine, puis reprendre de nouveau en contre-tension.
Le fait de maintenir la corde au milieu vous permettra de travailler en symétrie. Le système de tension et contre-tension est le principe même du shibari. Il est donc très important de l'appliquer de façon naturelle. Il vous permettra par la suite, lors de travail en improvisation, de venir créer des tensions sur des cordes qui seraient restées « molles » ou « flottantes ».

Pull the rope up to the model's mid-back area, and hold it here while you wrap it above the breasts a first time. Create a counter-tension in the mid-back where you're holding the rope. Wrap the rope the other way around a second time, above the breasts, and then adjust the counter-tension.
Holding the rope in the middle will allow you to work in symmetry. This tension and counter-tension system is the very principle of Shibari, and it's very important to apply it naturally. It will allow you, during your improvisational work, to tighten ropes that would have been left "slack" or "hanging loose".

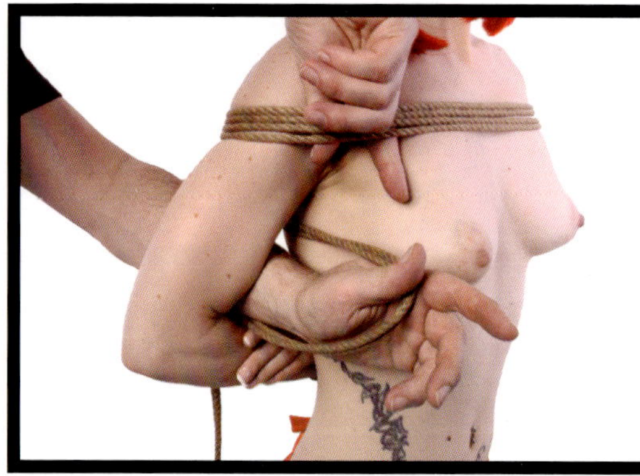
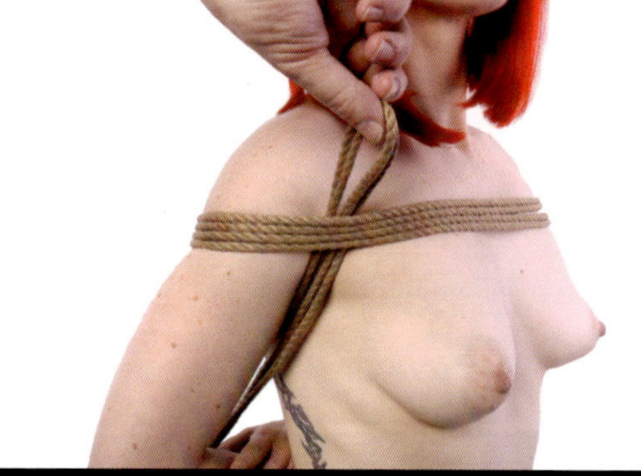
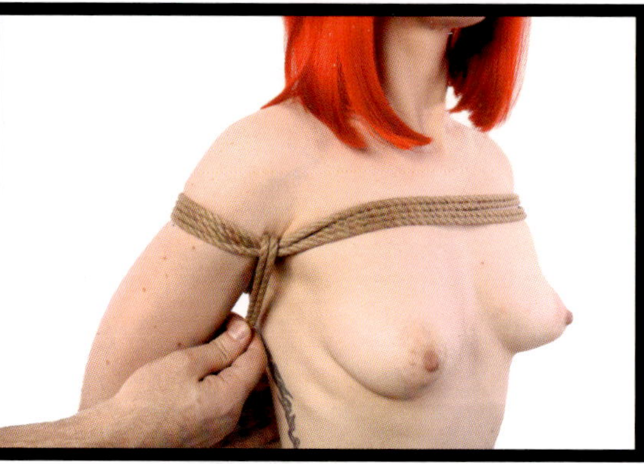

Positionner toujours vos cordes plates et parallèles entre elles. Nous allons les sécuriser de façon à ce que les cordes ne puissent pas glisser vers le haut.
Passer deux doigts par le haut sur le devant pour récupérer la corde, la faire glisser doucement en prenant soin de ne pas pincer la peau.

Always make sure your winds are flat and parallel to each other. Next, we'll secure the ropes so they can't slide up.
From top to bottom, reach two of your fingers under the wrap to grab the rope; tuck the bight slowly up and under the wrap, while being careful not to pinch the model's skin.

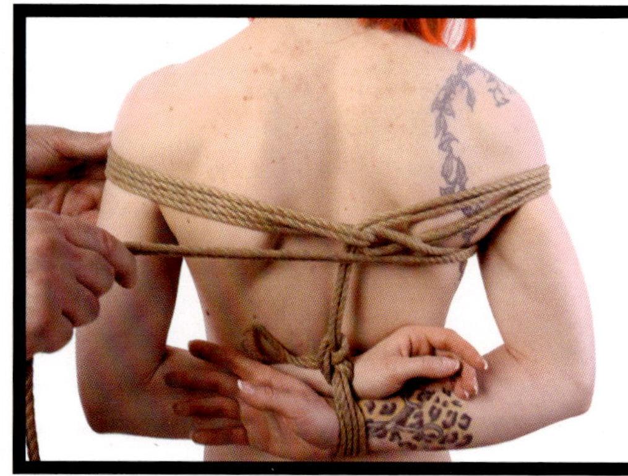
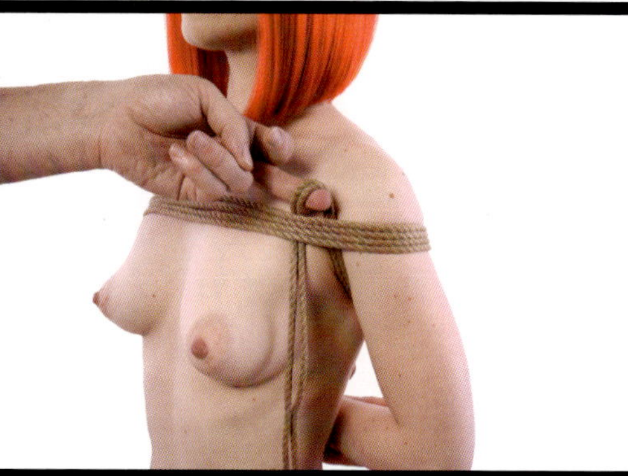
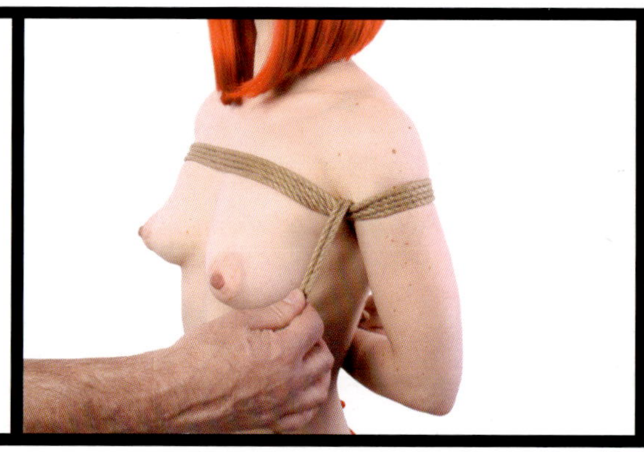

Faire la même chose de l'autre côté, en passant directement par le dos.
Le fait de venir reprendre le cordage ainsi applique un serrage. C'est pourquoi il faudra trouver le juste équilibre dans la tension.

Bring the rope across the back and do the same on the other side. This increases tightening, which is why you need to find the right balance in the tension.

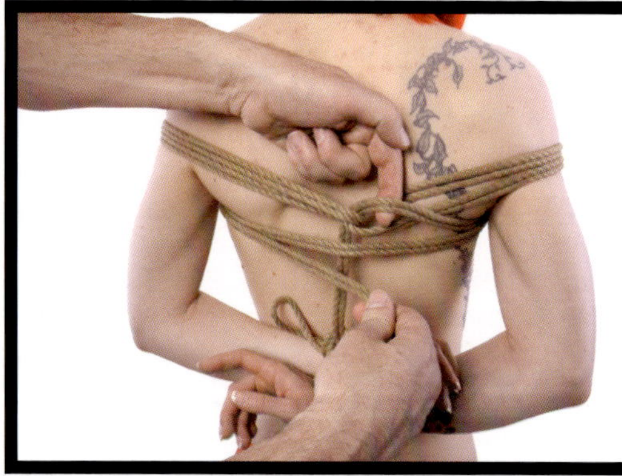
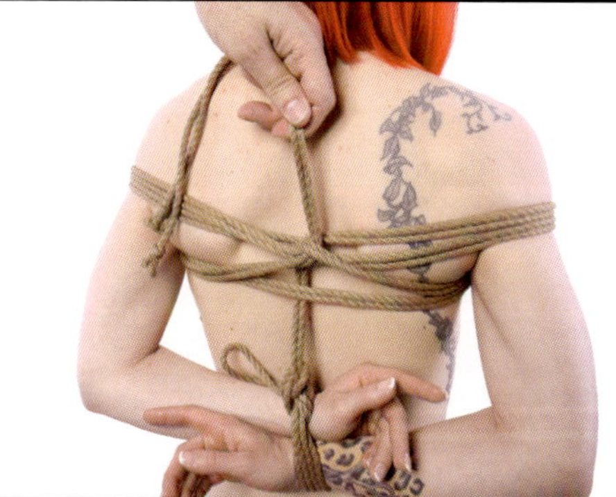
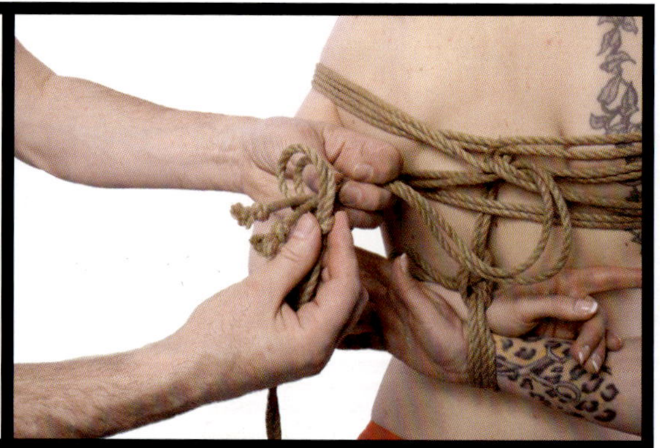

Revenir au milieu du dos et reprendre la contre-tension. Préparer la boucle de la corde suivante pour travailler dans la continuité.
Faire attention à l'endroit où vous reprenez les contre-tensions, il ne doit pas être sur une corde isolée, mais dans la boucle où une tension est déjà pratiquée.

Return to the mid-back area and adjust the counter-tension. Prepare the loop on the next rope to work in continuity.
Pay attention to the place where you adjust the counter-tension: it must not be on an isolated rope, but in a loop where tension is already applied.

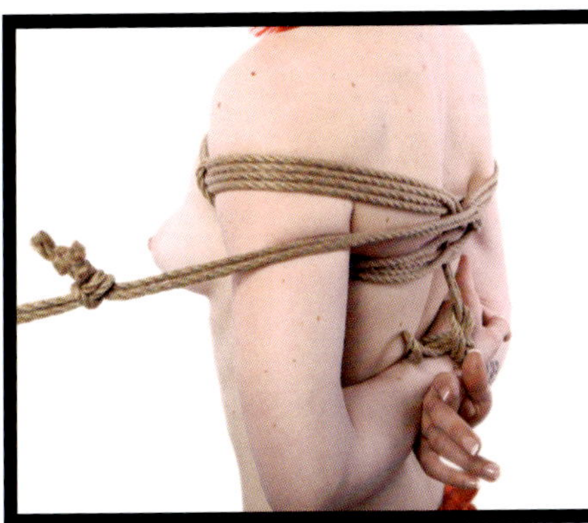
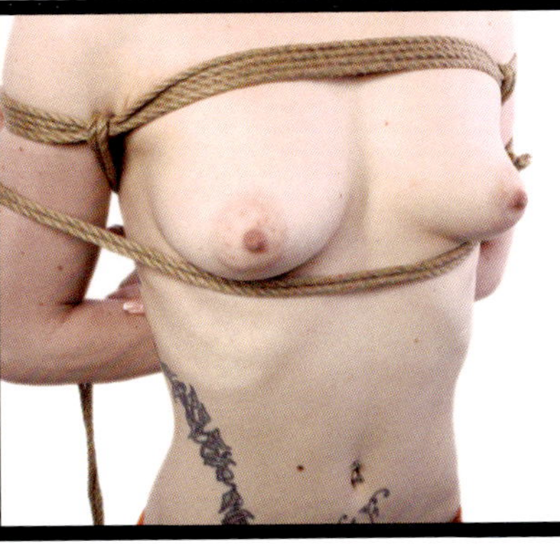
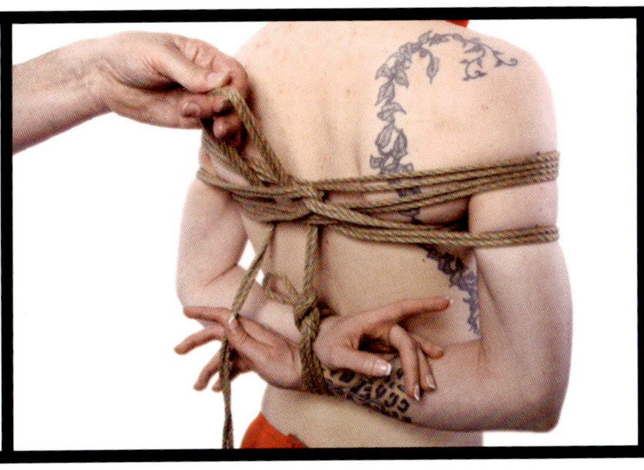

Nous allons maintenant faire deux tours en dessous de la poitrine de la même manière.

Faire un premier tour en dessous de la poitrine. Reprendre la contre-tension, puis repartir pour le deuxième tour en sens opposé.

Now we'll wrap the rope twice below her breasts the same way.

Begin by wrapping the rope below the breast; adjust the counter-tension, then wrap the rope a second time in the opposite direction.

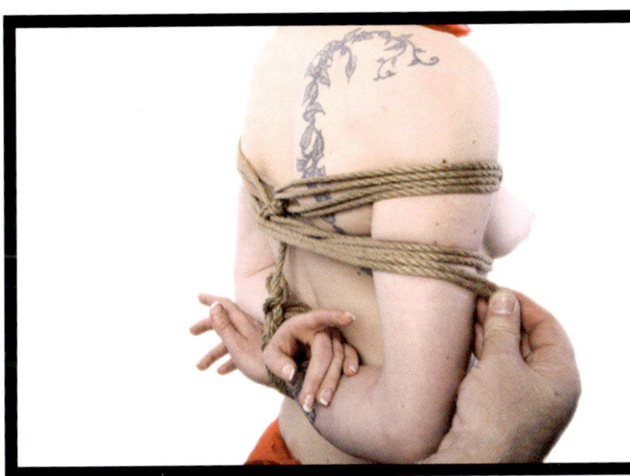
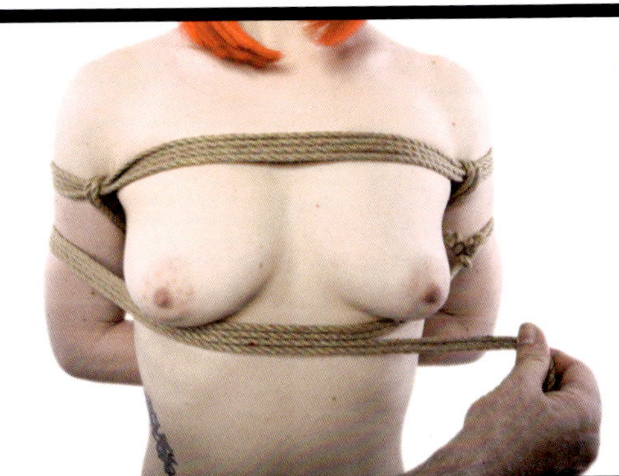
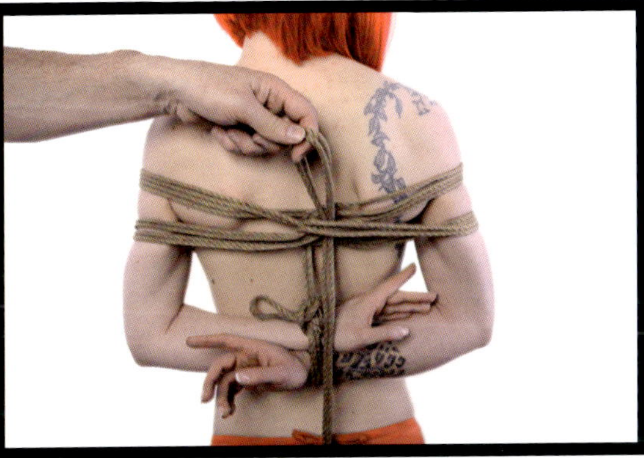

Maintenir les cordes parallèles puis revenir derrière pour finir cette partie-là.

C'est maintenant que l'on va faire un premier nœud de blocage ou nœud simple.

Keep the ropes parallel to each other, then return to the back to finish.

Now we're going to tie a first stopper knot (or overhand knot).

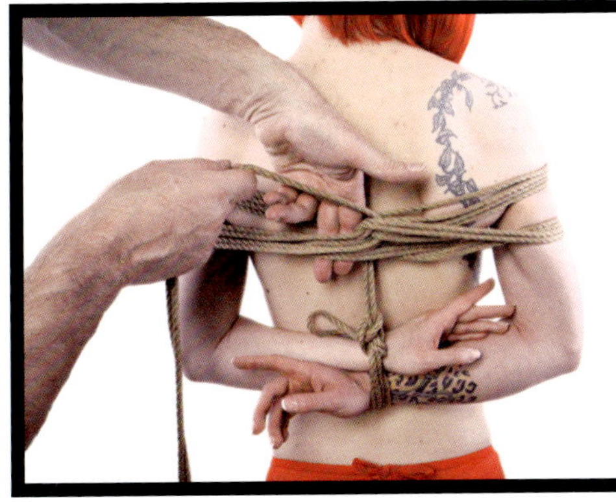
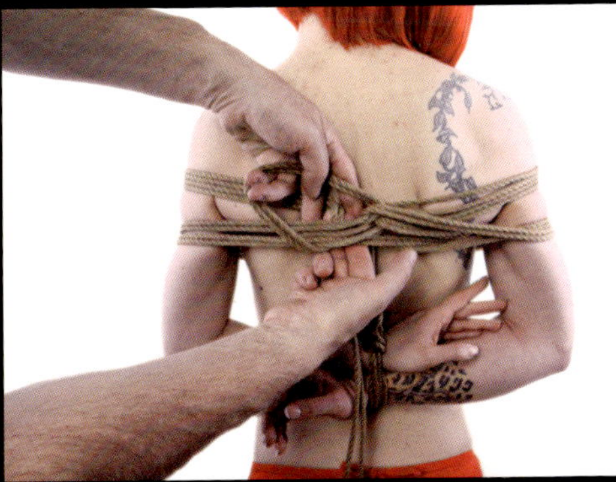
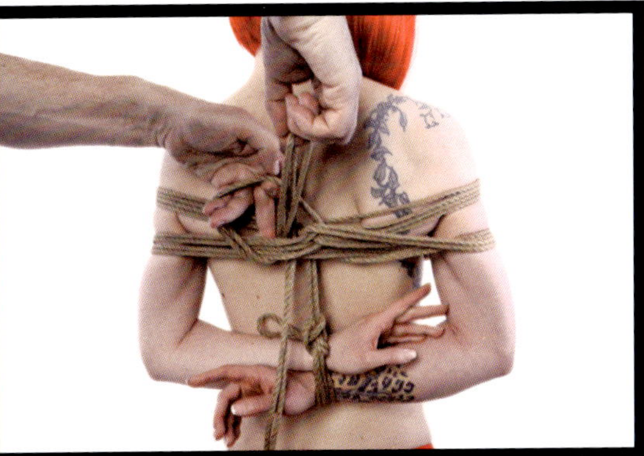

Tout en maintenant la tension, former la boucle du nœud simple. Passer la corde dans la boucle avec l'autre main.

While maintaining the tension, form the loop of the overhand knot. Pull the rope through the loop with your other hand.

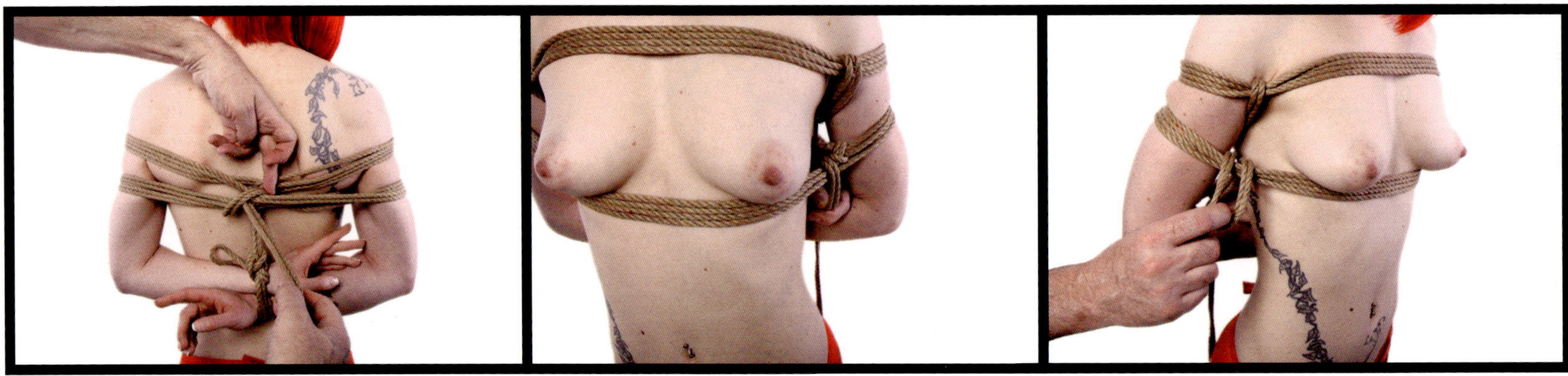

Serrer le nœud.
Venir sécuriser entre la poitrine et les bras comme précédemment, mais en dessous de la poitrine.
Faire de même de l'autre côté.

Tighten the knot.
Secure it between the chest and arms as you've done before, but this time below the breasts.
Do the same on the other side.

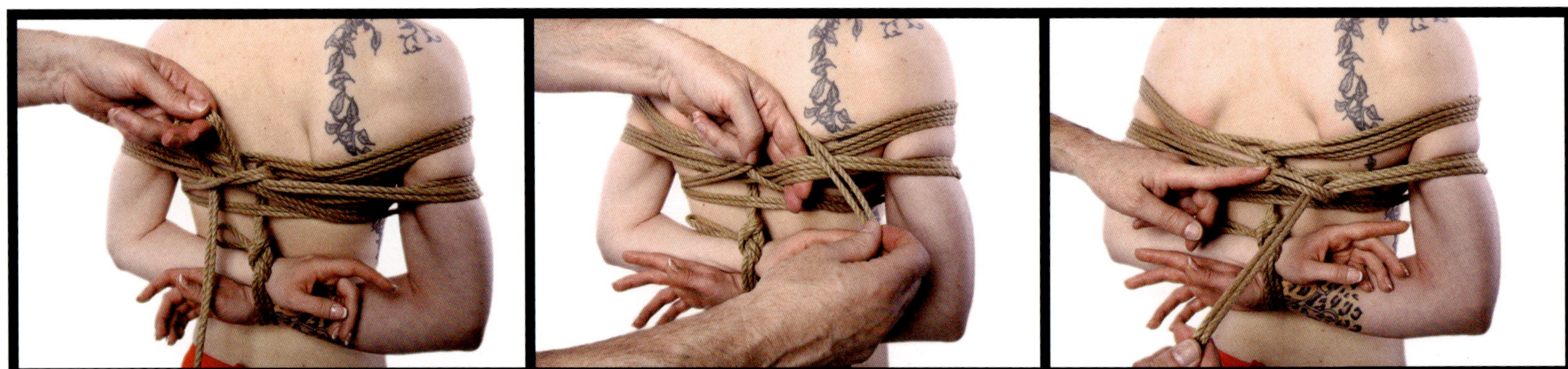

Terminer derrière par un deuxième nœud de blocage.

Le premier nœud n'était pas indispensable, mais il permet de séparer les différentes parties.

Finish this part behind the back with a second overhand knot.

The first knot was not essential, but it's useful to separate the different parts.

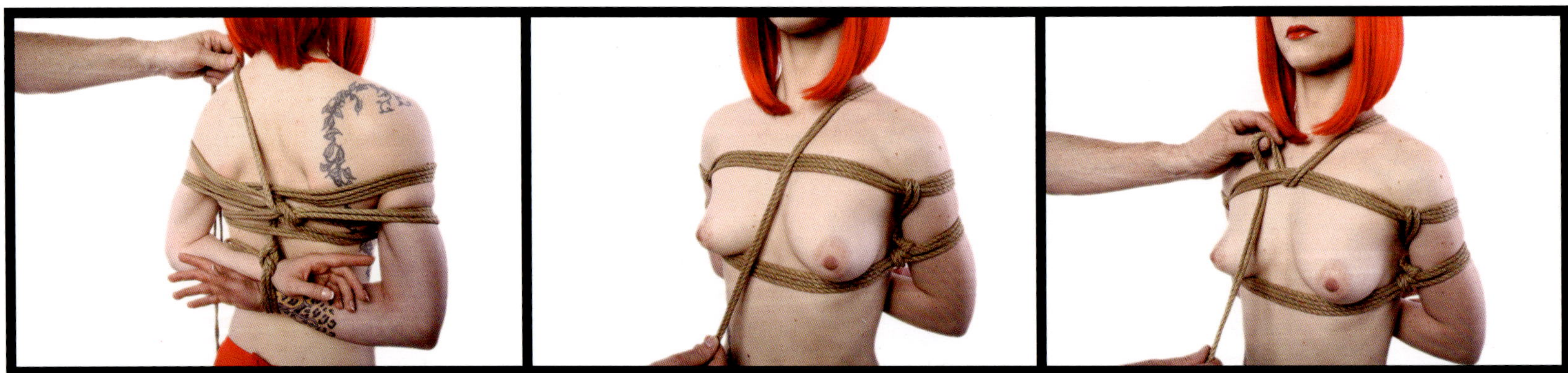

Partir vers le haut de l'épaule.
Faire un premier passage par-dessous les cordes du haut de poitrine.

Bring the rope up to the shoulder.
Tuck the rope underneath the upper wrap on the chest.

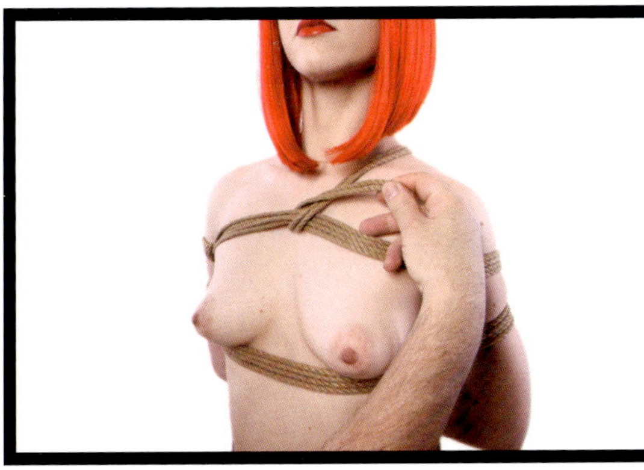
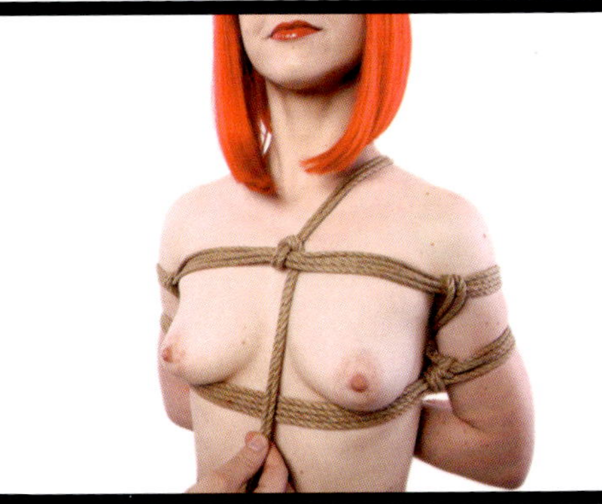
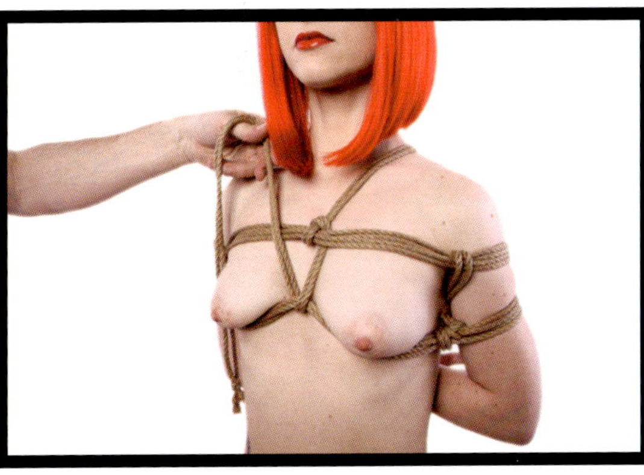

Venir par-dessus la corde venant du haut et repasser sous celles du haut de poitrine. Le petit passage de corde qui vient d'être effectué permet de fabriquer un point de tension sans pour autant faire de nœud. Il sera donc esthétique, mais aussi très utile par la suite pour remettre en tension des cordes qui seraient flottantes. Nous l'appellerons dorénavant « boucle de tension ». Reprendre les cordes du dessous de poitrine et appliquer une légère tension.

Bring the rope over the first shoulder strap, then once more under the upper wrap on the chest. The little coil of rope that you just created allows you to create a tension point without tying a knot. This is for aesthetics, but it's also useful if you need to reduce any slack in the ropes. We'll call it a "tension loop" from now on. Take the lower wrap on the chest and apply a light tension.

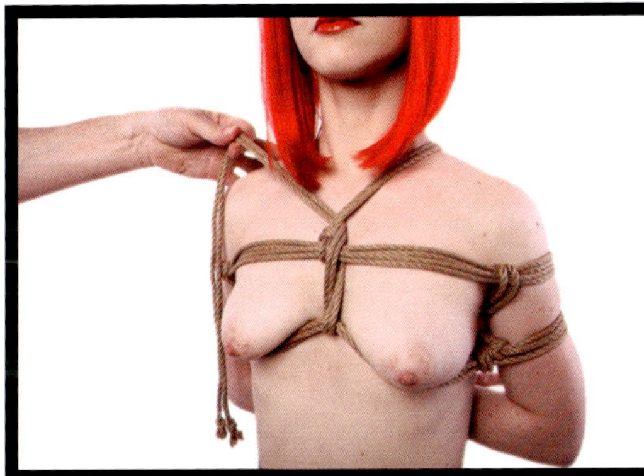
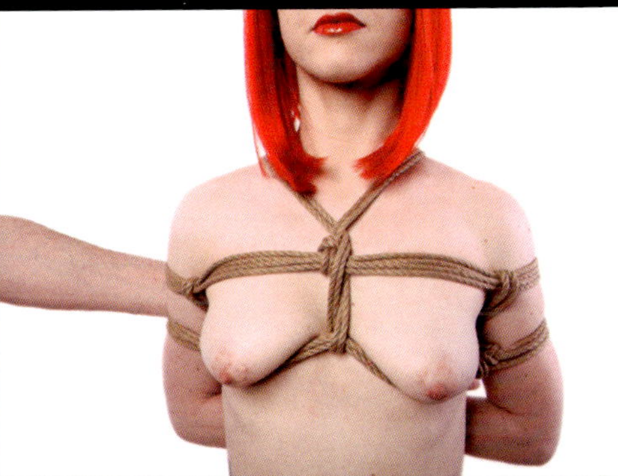
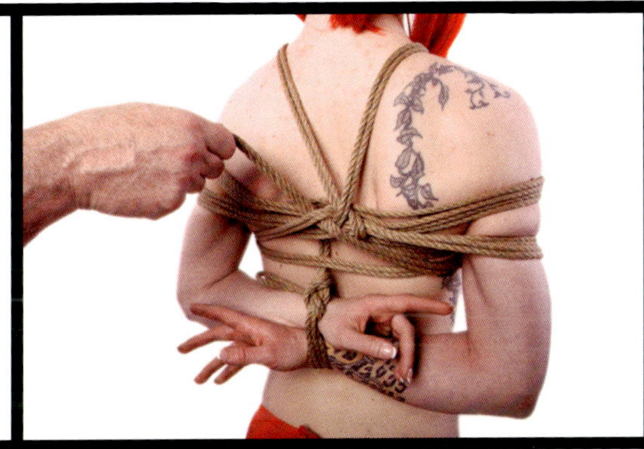

Passer la corde sous celle qui vient du haut, dans le sens qui créera une tension opposée pour repartir sur l'autre épaule. Revenir finir derrière.

Tuck the rope under the first shoulder strap, in the direction that will allow you to create an opposite tension, as well as the second shoulder strap. Finish the piece behind the back.

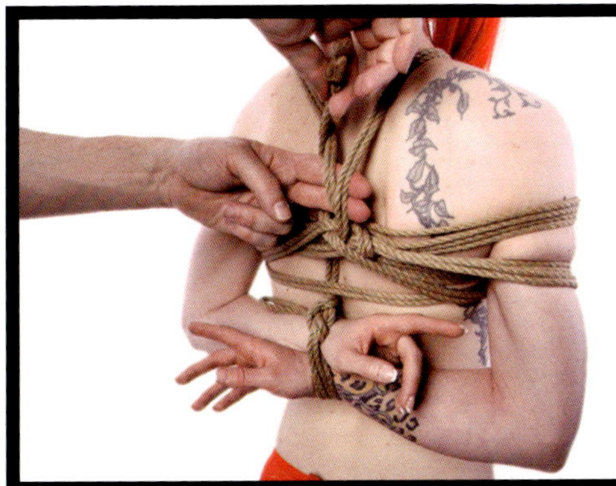
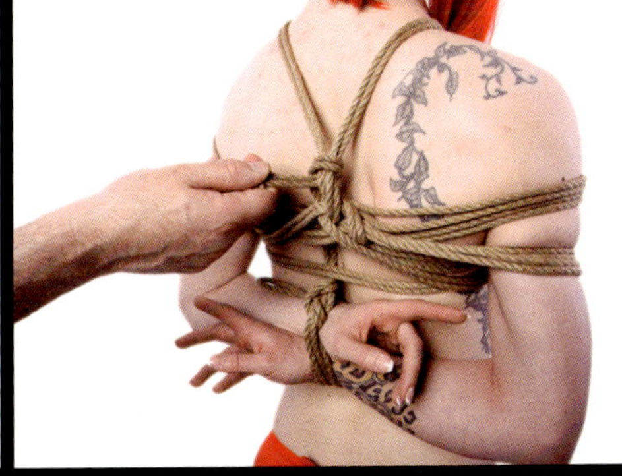
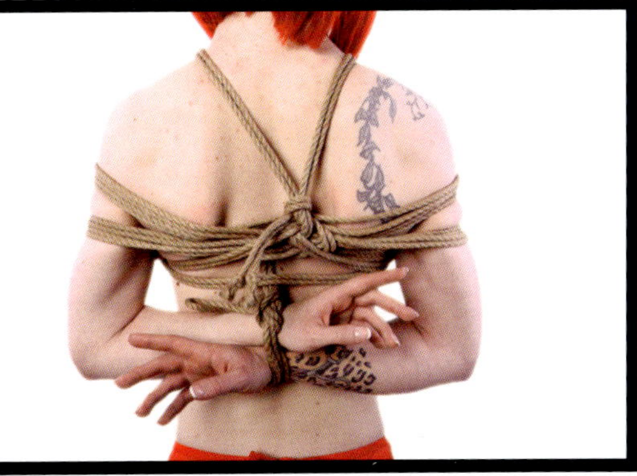

Faire le dernier nœud de blocage.

Tie the last overhand knot.

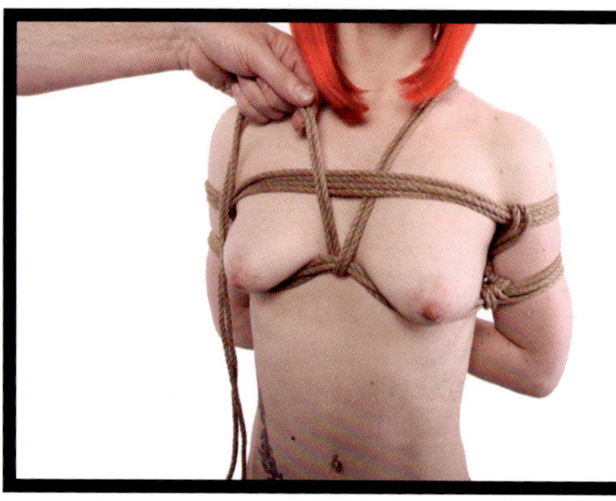
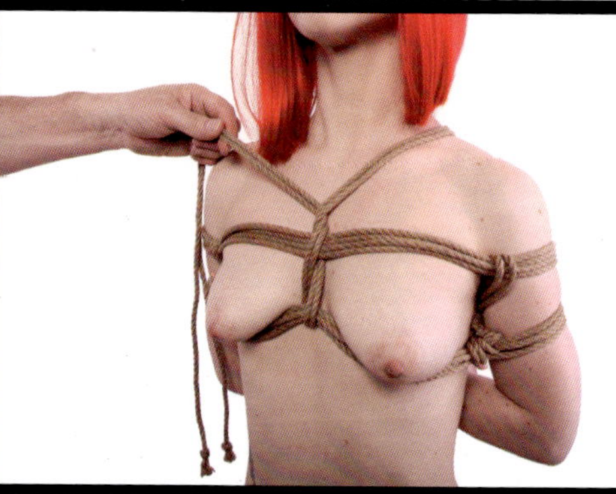
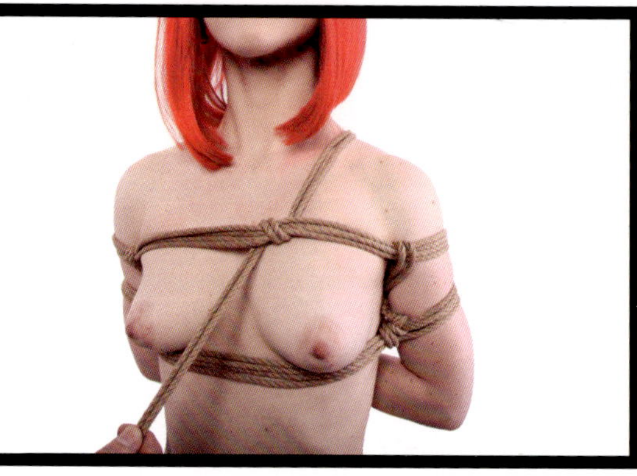

Nous allons voir quelques variantes possibles.

Passer directement la corde venant du haut sous les cordes du haut de poitrine, et reprendre celles du bas. Appliquer une tension opposée en reprenant la corde du haut et repartir derrière. Une autre façon consiste à s'enrouler une fois autour des cordes du haut.

We are going to study a few possible variants.

Tuck the shoulder rope straight under the upper wrap on the chest and take the lower wrap. Apply opposite tension by using the shoulder rope to create a second shoulder strap. Another way to do this is to coil the rope once around the upper wrap.

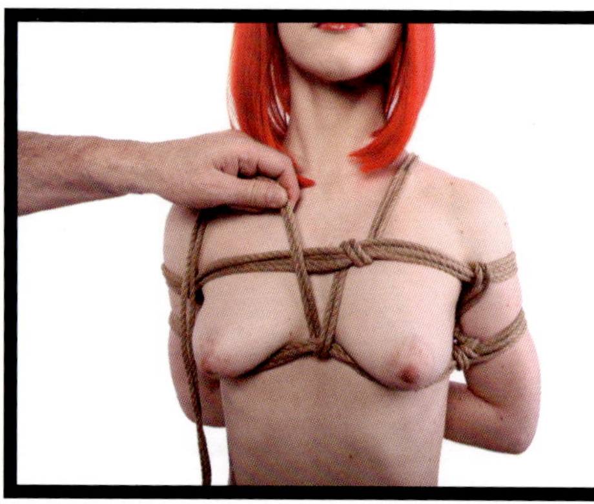
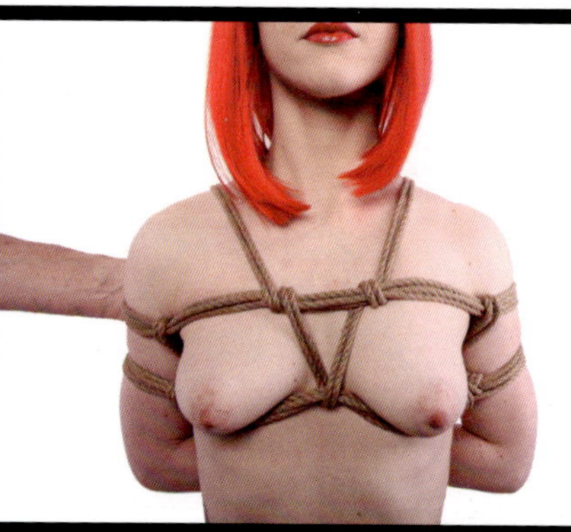
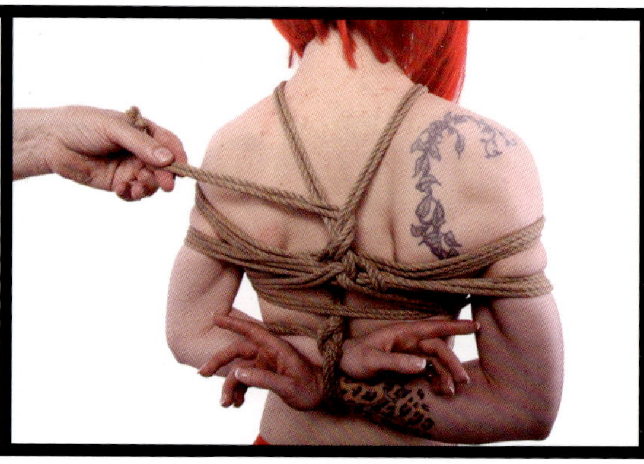

Reprendre les cordes du bas et s'enrouler de nouveau sur celles du haut. Repartir derrière pour finir.

Pour finir le shibari proprement, il va falloir se débarrasser élégamment de cet excès de corde.

Take the lower wrap and coil the rope once more around the upper wrap. Create the second shoulder strap and finish the piece behind the back.
However, to have a clean finish means you'll need to get rid of this excess rope elegantly.

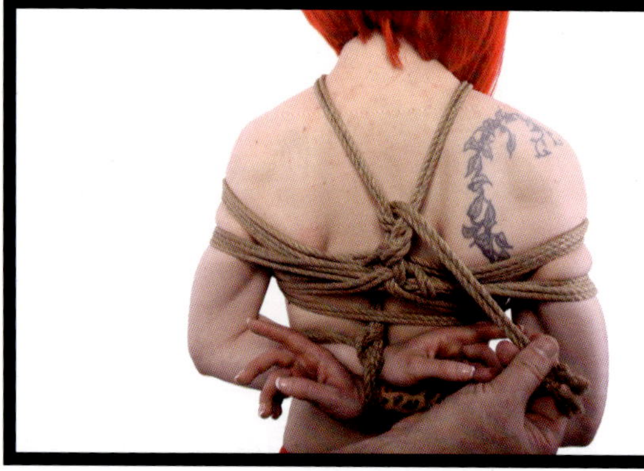
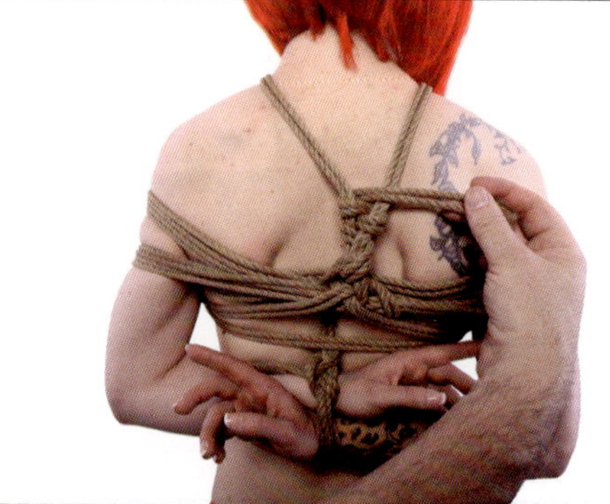
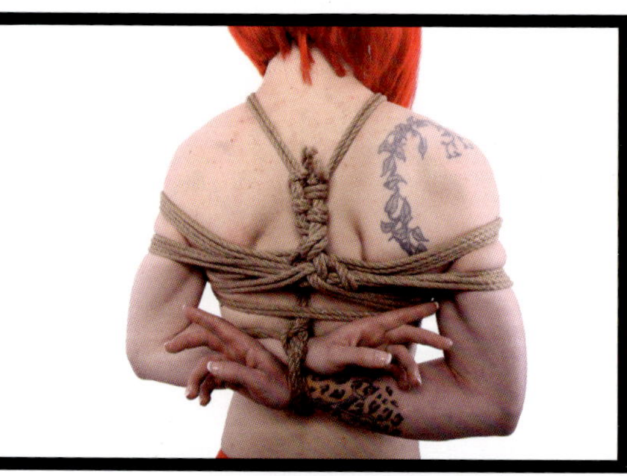

Une solution consiste à faire des passages successifs autour des deux cordes qui partent des épaules, en alternant une fois dessous, une fois dessus. Aucun nœud supplémentaire n'est nécessaire.

One solution is to wind it all the way up the shoulder straps, one time underneath, one time over. No extra knot is needed.

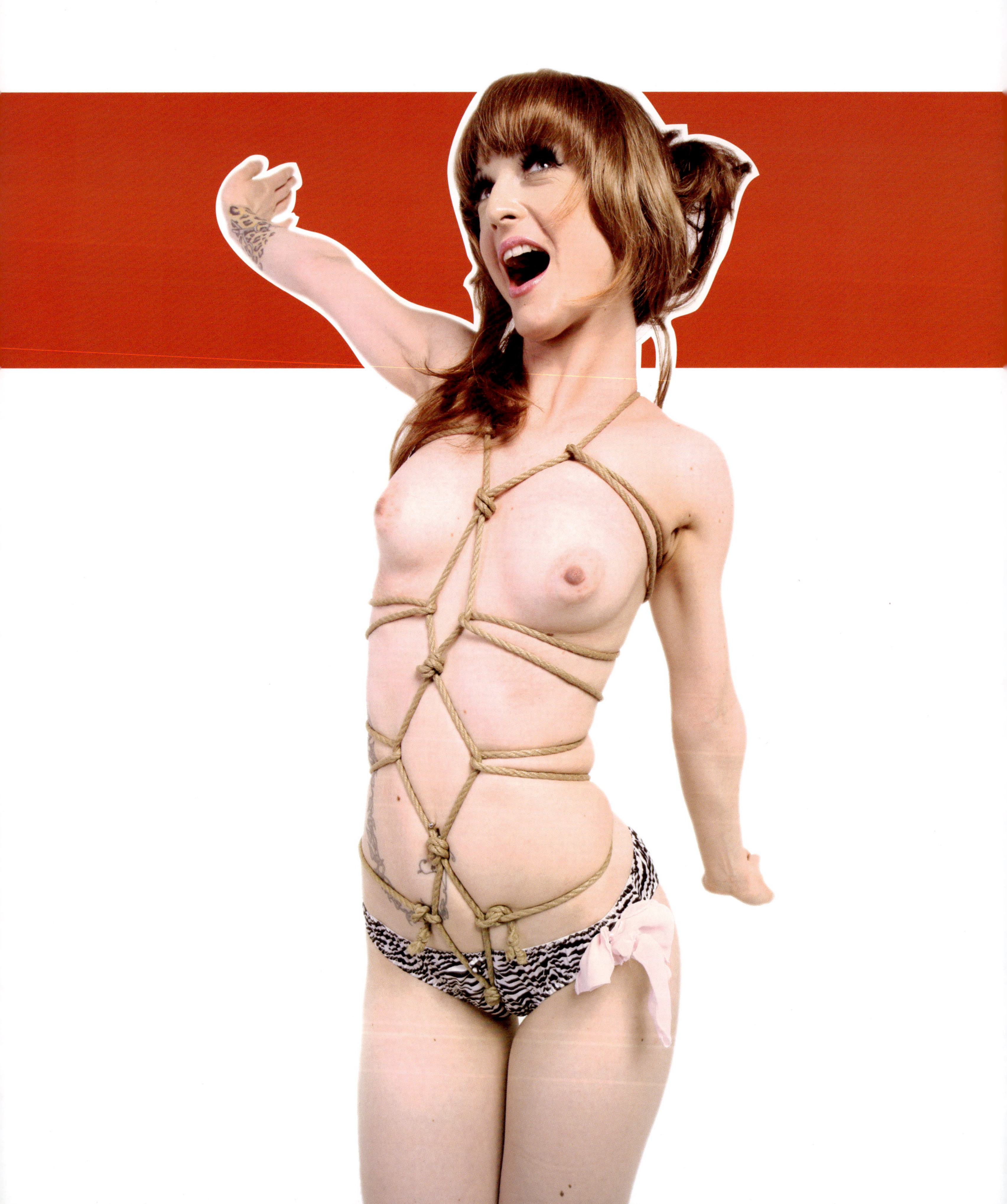

Les positions au sol

Floor positions

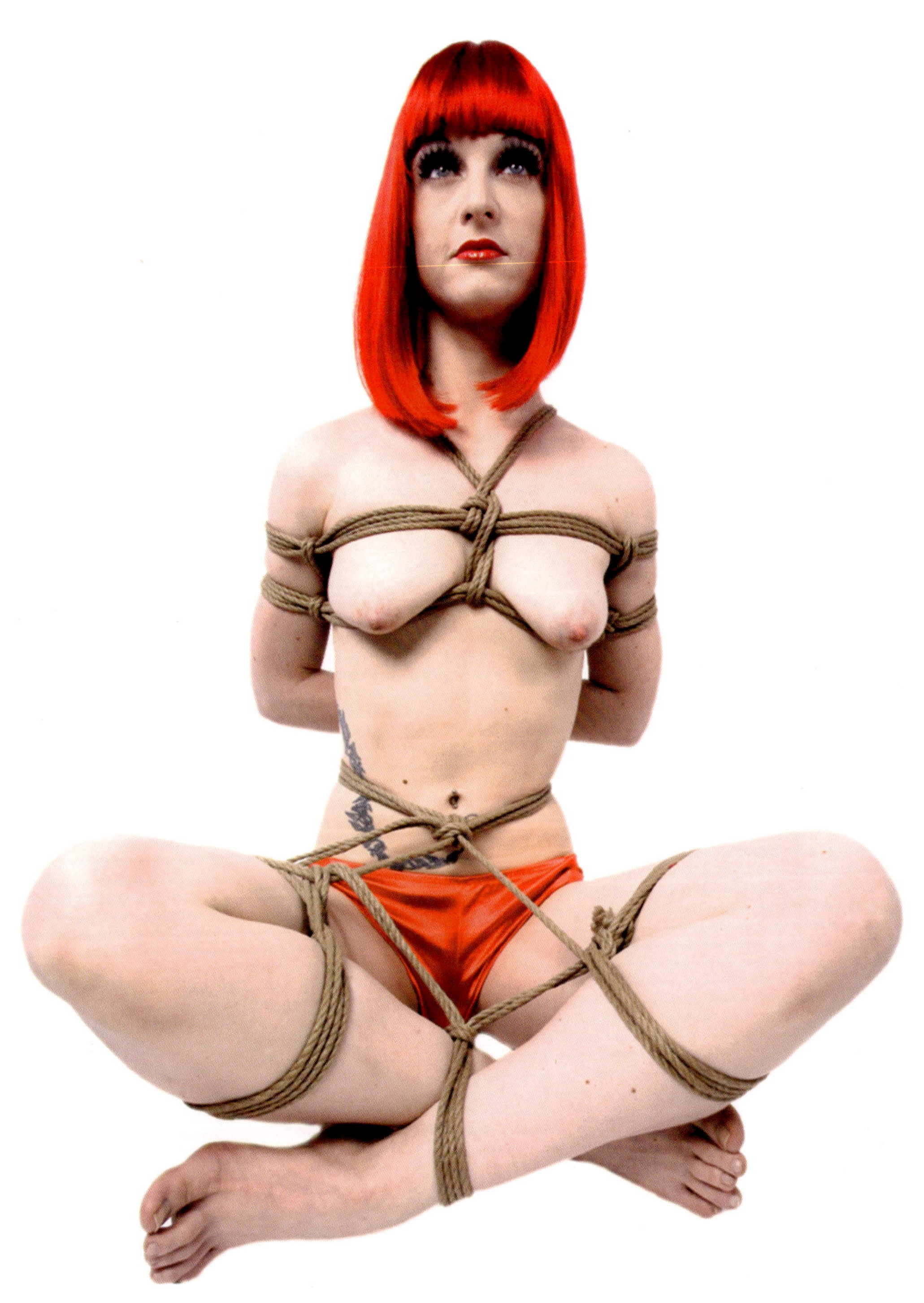

Assise en tailleur

Sitting cross-legged

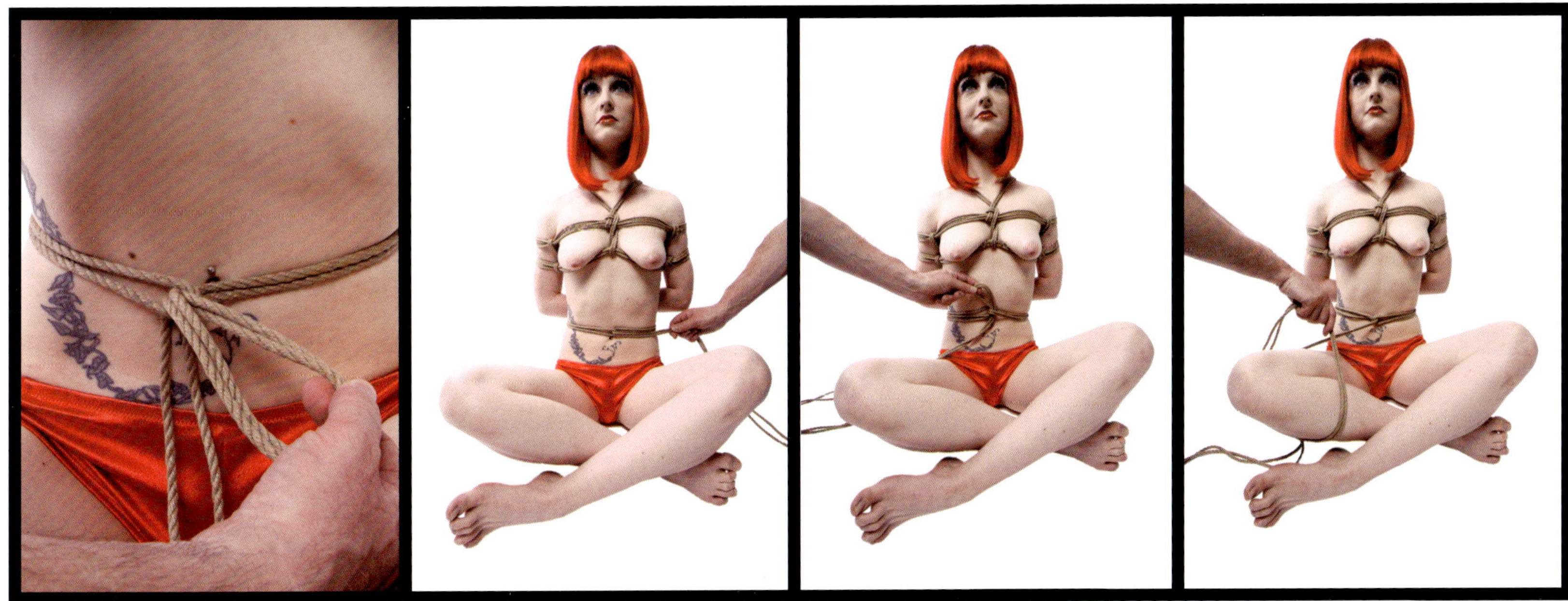

À partir de la « base sur la poitrine, bras pris » (page 25), nous allons continuer sur les jambes en repartant de la taille. Il aurait bien sûr été possible de le faire dans la continuité en rajoutant une corde au niveau du dos.
Démarrer par un nœud coulant au milieu de la taille.
Faire un deuxième tour en partant en contre-tension à l'opposé.
Reprendre de nouveau au centre puis descendre vers la jambe.

We'll start from the waist and bring the work down to the legs. (You can also do it in continuity by adding a rope behind the back.)
Start with a lark's head at the model's mid-waist area.
Wrap the rope a second time in counter-tension the other way around.
Take the wrap in mid-waist again, then bring the rope down to her leg.

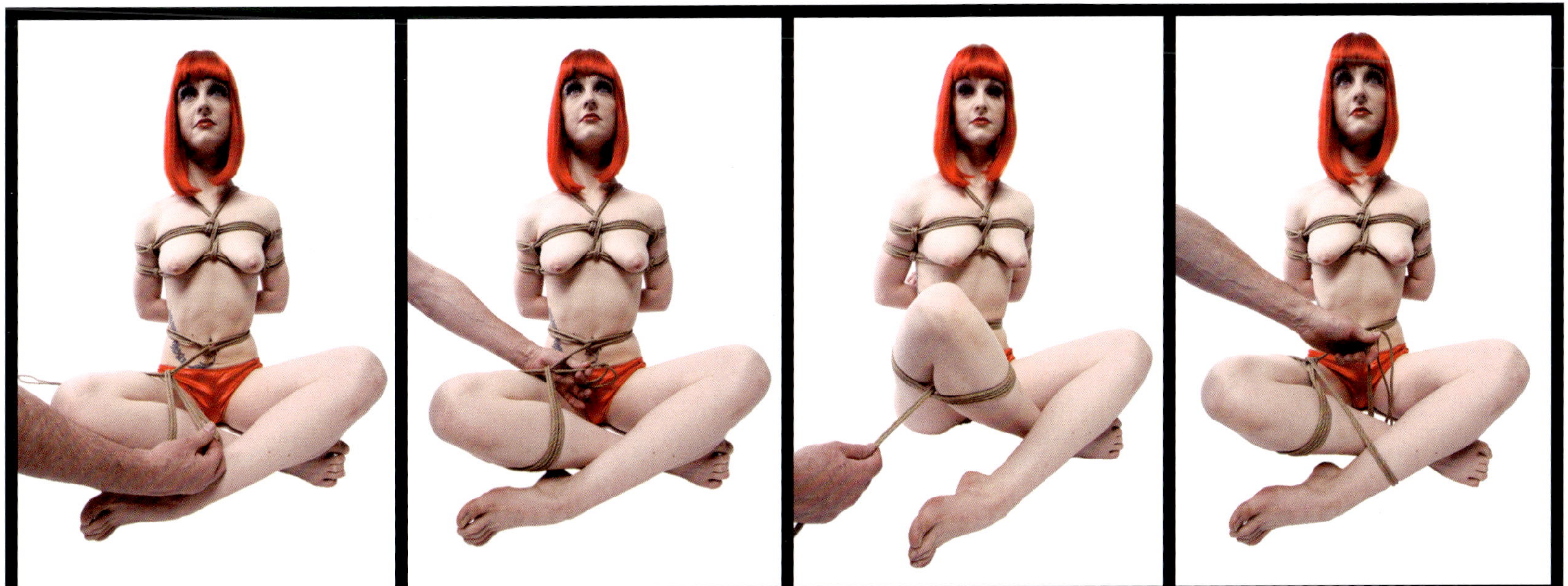

Faire un premier tour sur la jambe en positionnant le point de tension au milieu de la pliure de la jambe. Faire un deuxième tour, reprendre la tension au même point et venir sécuriser en passant la corde sous le genou afin de récupérer la corde passant côté extérieur. Revenir au point de tension sur l'intérieur et partir pour prendre les deux chevilles.

Wrap the rope a first time around the leg as you position the tension point in the middle of the fold. Wrap the rope a second time, adjust the tension on the same point, and secure it under the knee using the rope running along the outside. Bring the rope back to the tension point on the inside, and you can start to tie both ankles.

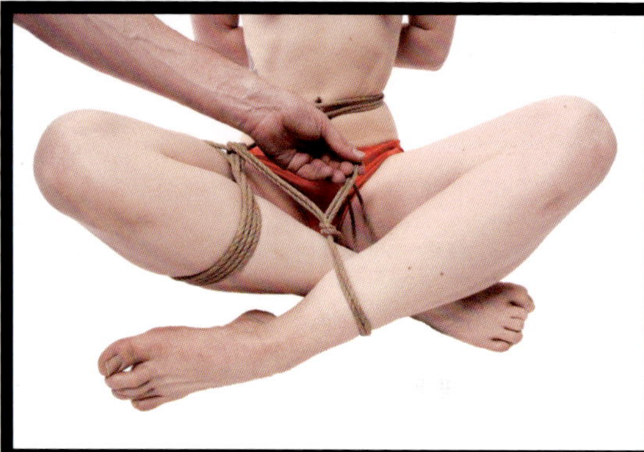
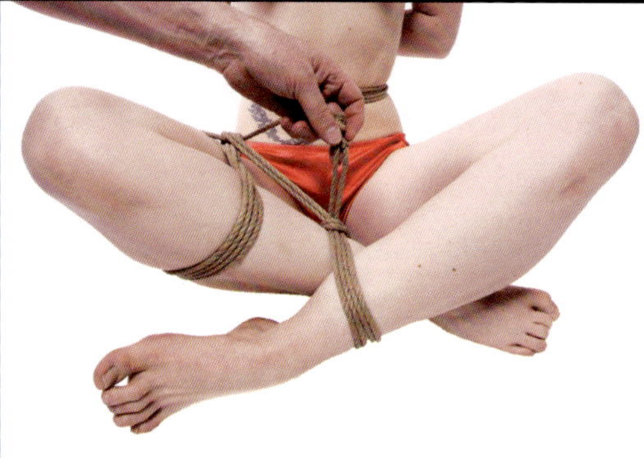
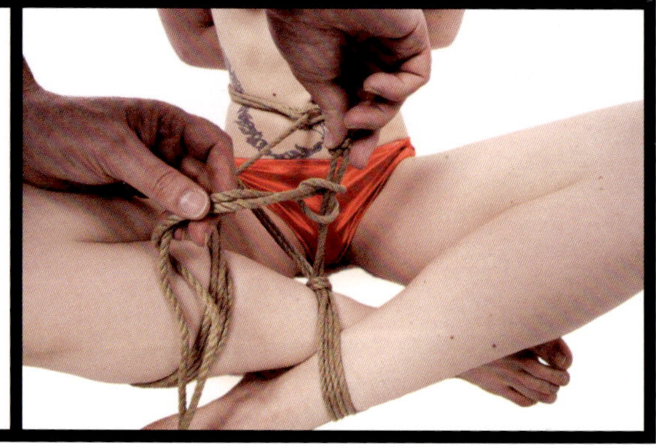

Faire un premier tour, reprendre la contre-tension, puis faire un deuxième tour.
Passer à la corde suivante selon la même technique.
Partir vers l'autre jambe pour effectuer le même travail en symétrie.

Wrap the rope once, adjust the counter-tension, then wrap the rope a second time.
Move on to the next rope using the same technique.
Bring the rope to the other leg and repeat the work in symmetry.

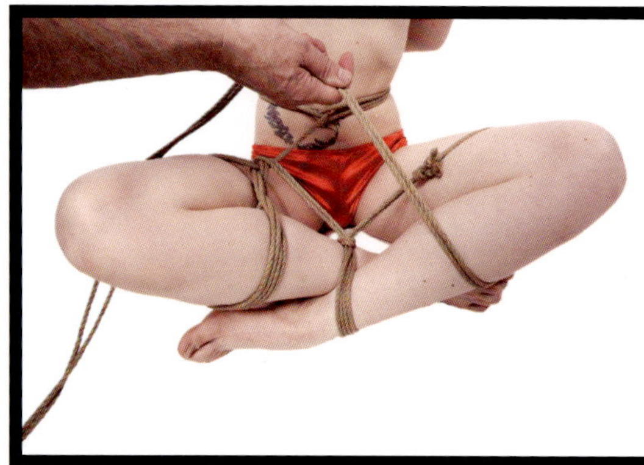
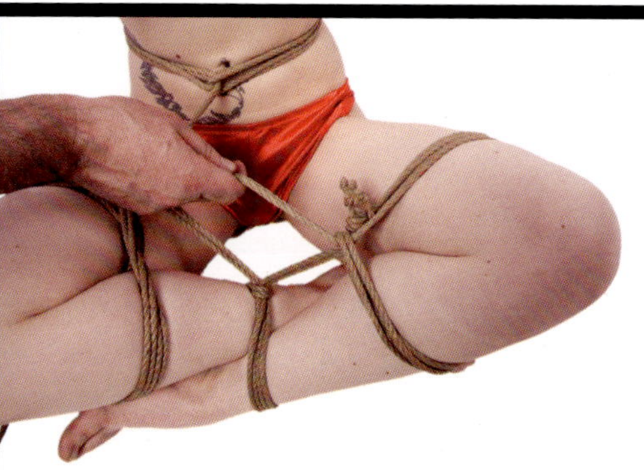
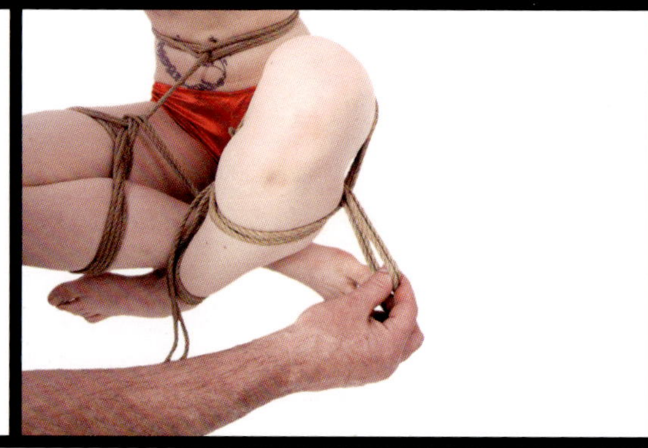

Prendre la jambe repliée et venir créer le point de tension au niveau de la pliure comme sur la première jambe.
Effectuer deux tours.
Passer la corde sous le genou pour appliquer la symétrie et reprendre les cordes extérieures.
Revenir à l'intérieur et reprendre le point de tension.

Take the folded leg and create the tension point over the fold, just as you did on the first leg.
Wrap the rope twice.
Tuck the rope under the knee to create symmetry, and use the outside ropes as anchor points again.
Bring the rope back to the inside and adjust the tension point.

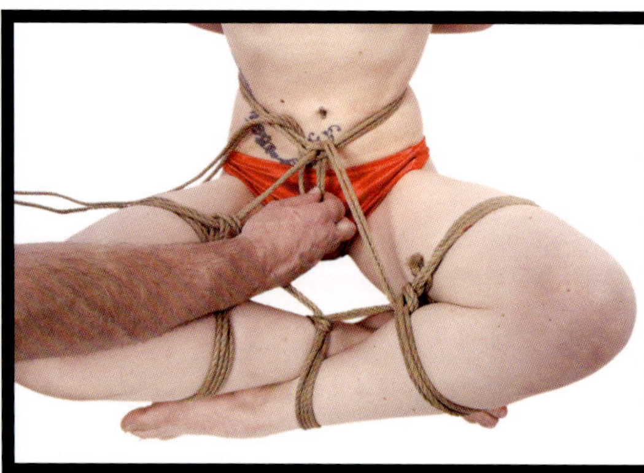
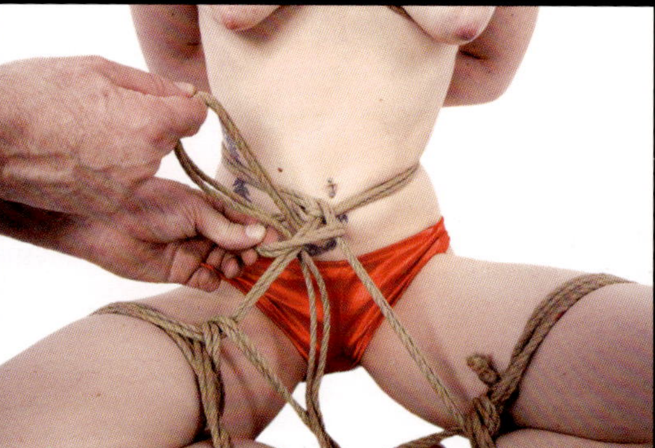
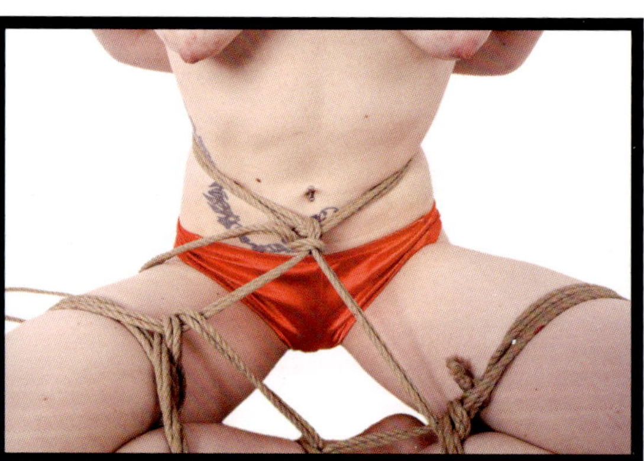

Repartir vers le point central du milieu de la taille.
Faire un nœud simple tout en maintenant la tension et bloquer.

Bring the rope back to the central point at the model's mid-waist area.
Tie an overhand knot while maintaining the tension and cinch it.

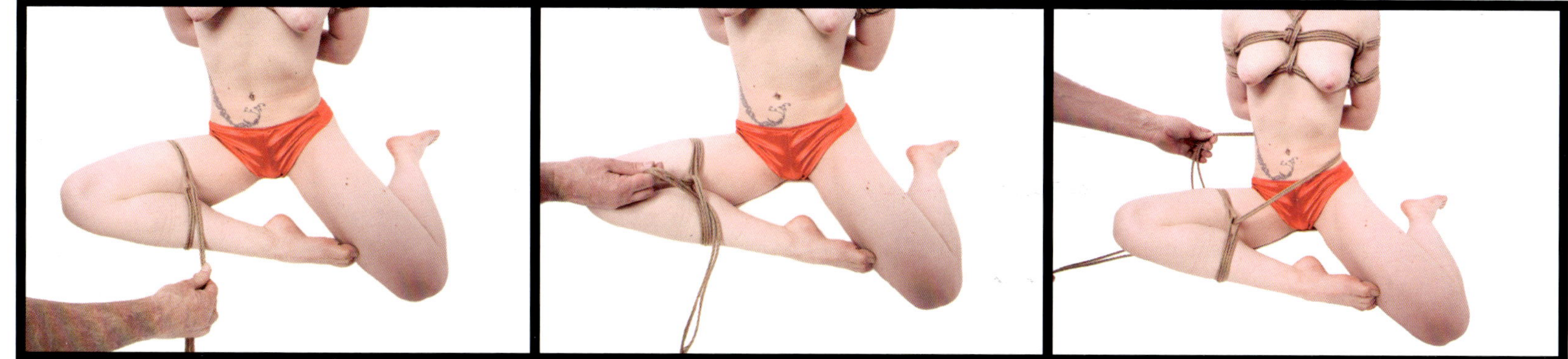

Nous allons faire une **variante avec les jambes décalées**. Commencer par un nœud coulant dont le point de départ sera au milieu de la pliure.
Faire deux tours selon le principe tension / contre-tension et repartir vers la taille.

*We are going to study **a variant with legs aside**.*
Start with a lark's head in the middle of the folded leg.
Wrap the rope twice using the tension and counter-tension technique, then bring the rope up to the waist.

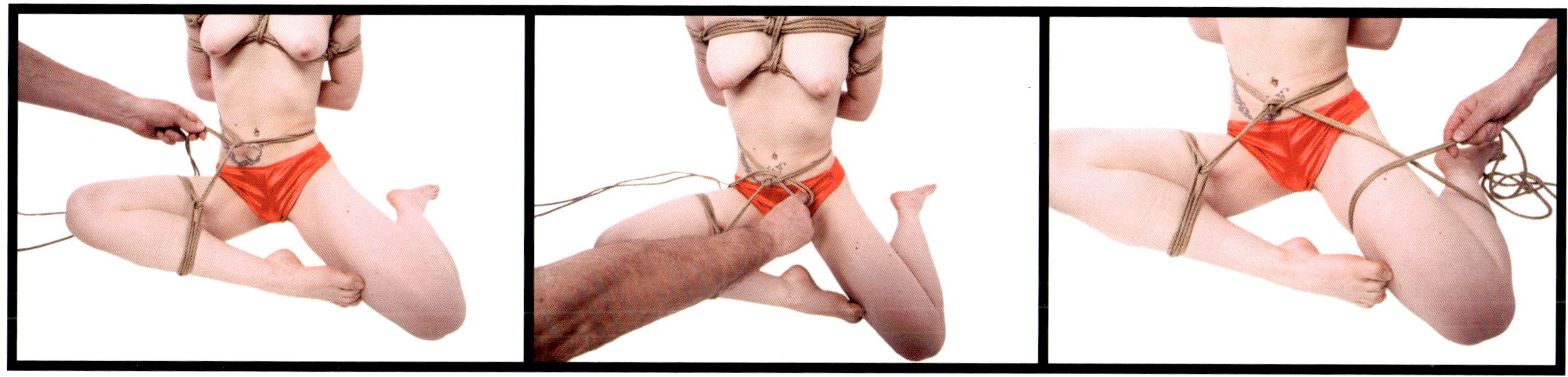

Après avoir fait un tour au niveau de la taille, créer une « boucle de tension » en reproduisant la technique détaillée au chapitre 3. Partir sur l'autre jambe et faire un tour en recréant un point de tension entre la cuisse et la cheville.

After you've wrapped the rope around the waist once, create a "tension loop" following the method detailed in chapter 3. Bring the rope to the other leg and wrap it once as you create a new tension point between the thigh and the ankle.

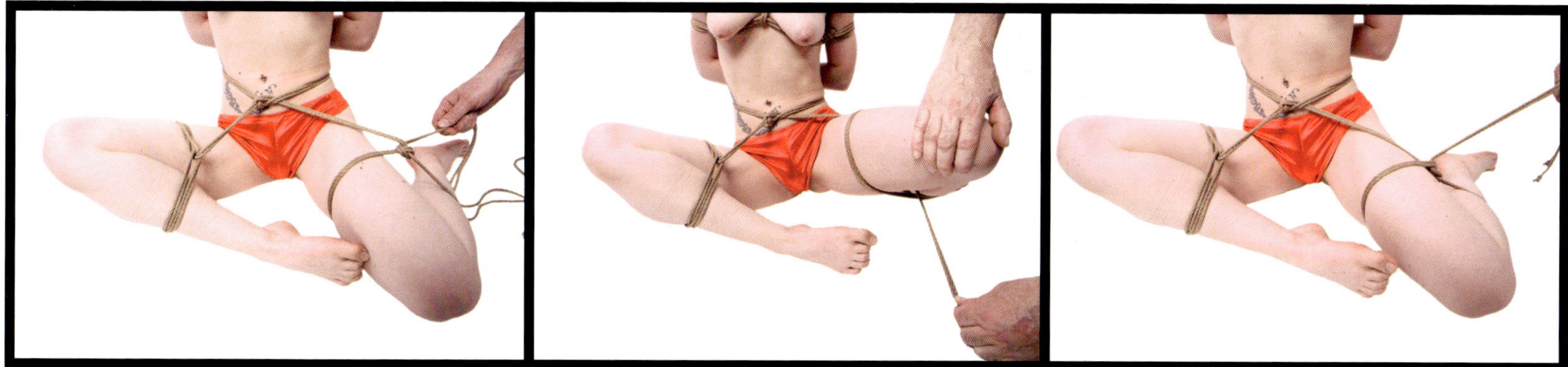

Venir sécuriser par-dessous et repartir vers le point de tension. Dans cette version, j'ai choisi de faire deux tours sur la première jambe, sans sécuriser par-dessous. Puis j'ai opté pour un seul tour sur la deuxième jambe en sécurisant cette fois. Cela pour faire remarquer qu'il faut laisser place à l'improvisation en permanence. Les choix devront se faire en tenant compte de l'ensemble du travail, mais également d'un point de vue pratique, en tenant compte de la longueur restante de votre corde. Tout ceci fera de votre shibari une réalisation unique.

Secure the rope underneath, then bring the rope back to the tension point. In this version, I chose to wrap the rope twice around the first leg without securing it underneath. Next, I decided to wrap it once around the second leg while securing it this time. This is why it's always a good idea to leave room for improvisation. You'll always have to make decisions as you go along that are determined by the whole of your work, as well as from a practical point of view, depending on the remaining length of your rope. All of these factors combine to make your Shibari work unique.

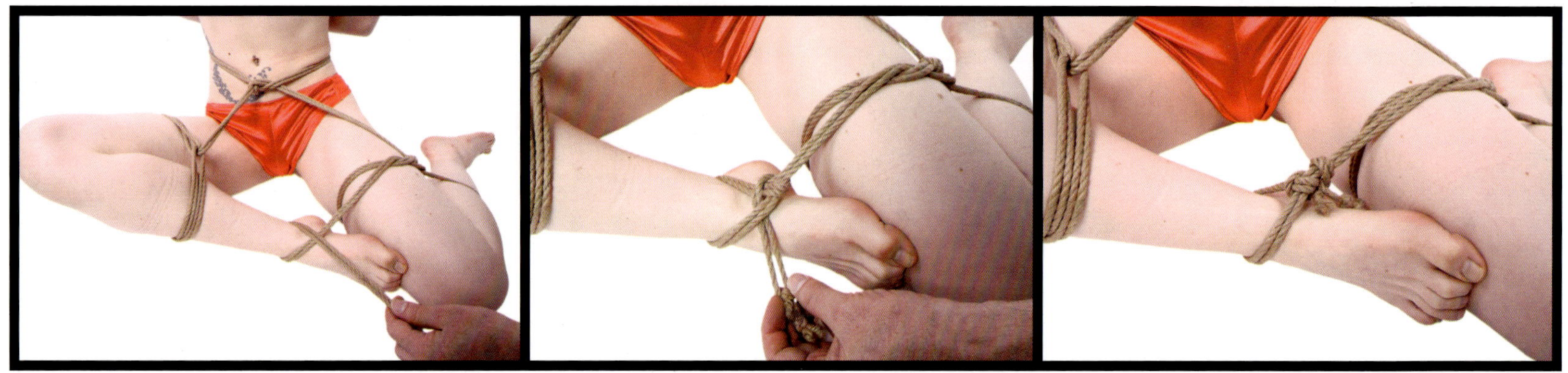

Terminer votre shibari sur le pied par une « boucle de tension » puis par un nœud simple.

Finish the piece on the foot with a "tension loop" and an overhand knot.

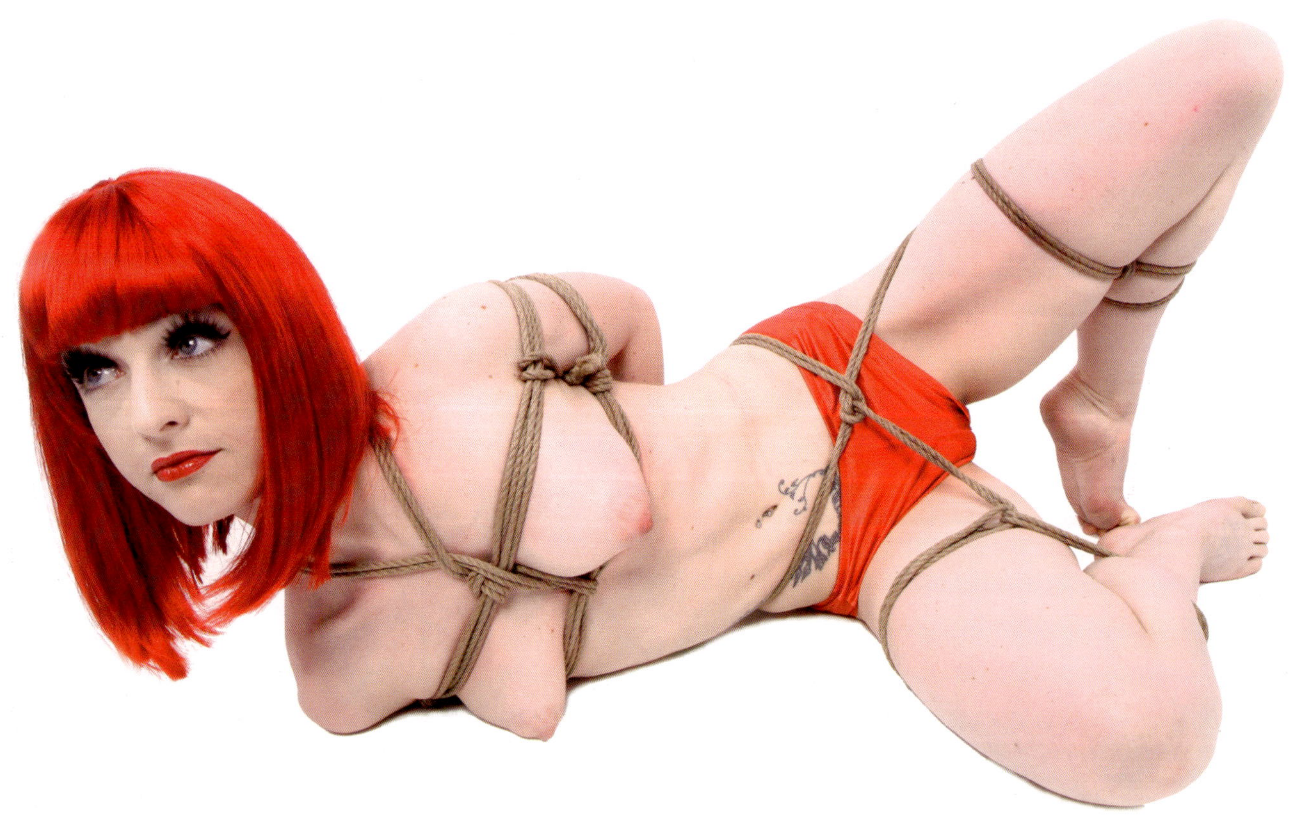

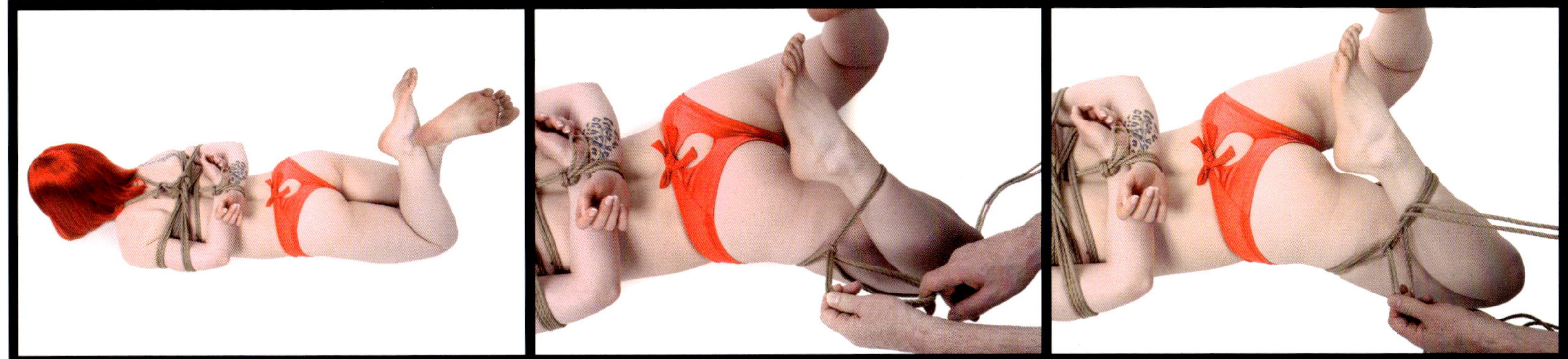

Le « hogtie » est une figure classique du shibari, basée sur une forte contrainte. Pour la réaliser, nous allons partir du travail déjà effectué sur la poitrine avec les bras pris (voir page 25).
Positionner le modèle à plat ventre.
Commencer par un nœud coulant sur la jambe repliée.
Faire un deuxième tour après avoir récupéré la contre-tension.

The hogtie is a classic in Shibari, and it's a strong, powerful method of restraint. To create a hogtie, we'll start the work at the chest with the arms put into bondage (see p. 25).
Have the model lie on her stomach.
Start with a lark's head on the folded leg.
Wrap the rope a second time after adjusting the counter-tension.

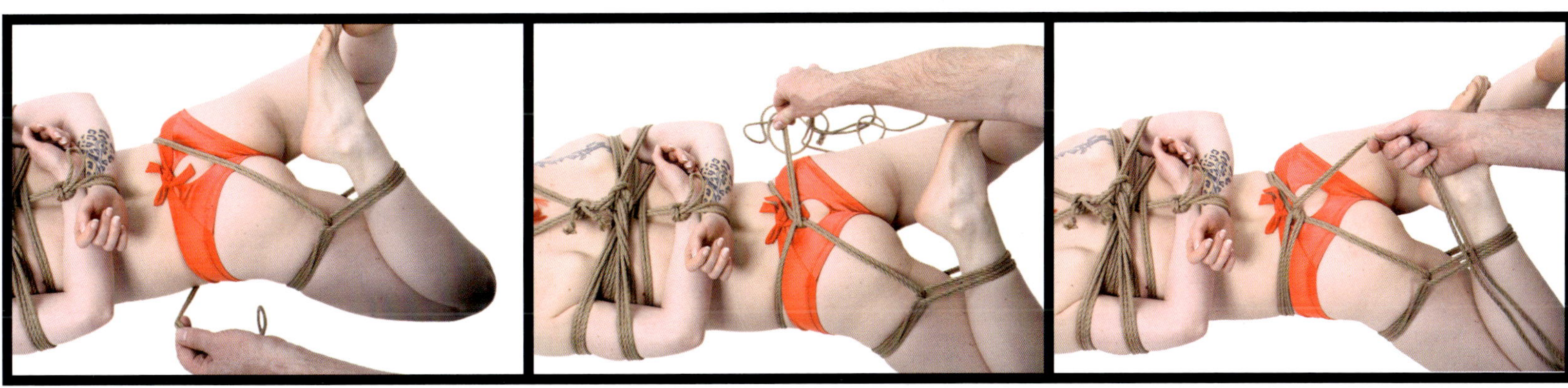

Partir vers la taille du côté opposé.
Reprendre la contre-tension et effectuer un deuxième tour.
Puis continuer vers la deuxième jambe.

Bring the rope up to the waist from the opposite direction.
Adjust the counter-tension and wrap the rope a second time.
Then bring the rope down to the other leg.

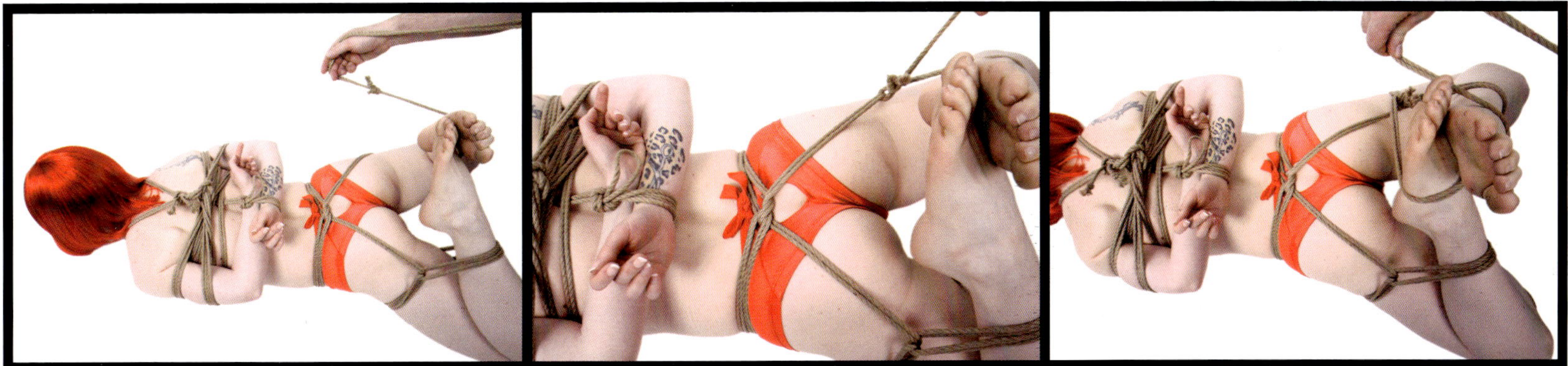

Prolonger votre corde si nécessaire.
Effectuer deux tours comme sur la première jambe.
Continuer vers les deux pieds.

Extend your rope if necessary.
Wrap it twice as you did on the first leg, then bring the rope up to the feet.

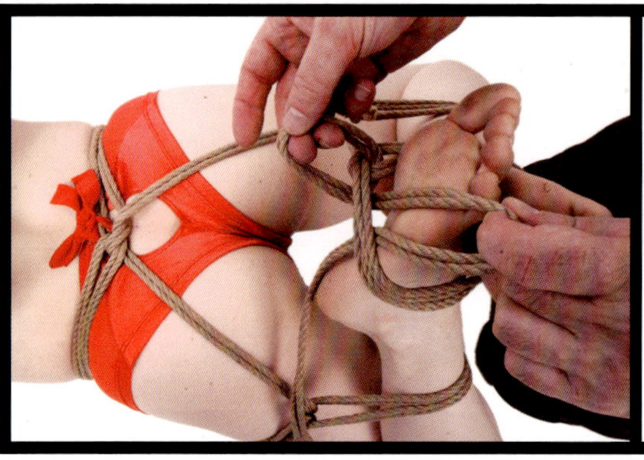
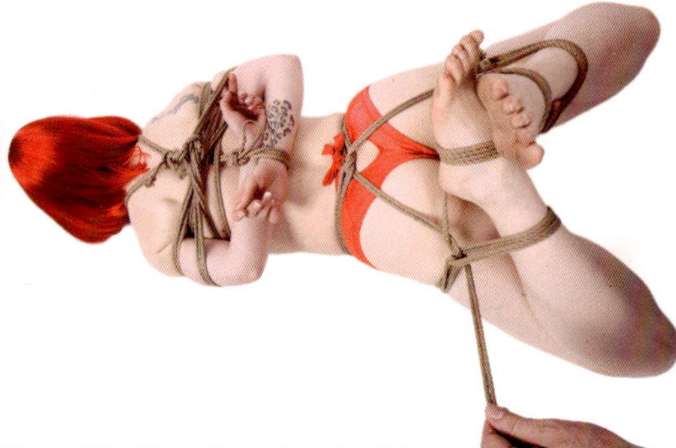
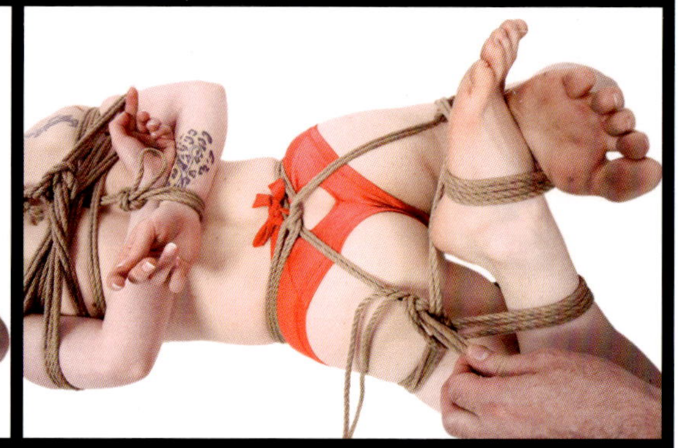

Lier les deux pieds ensemble avec deux tours.
Faire un nœud de blocage.
Repartir en tension vers le point d'attache de la jambe gauche, afin d'équilibrer votre réalisation.
Refaire un nouveau nœud de blocage à cet endroit.

Wrap the rope twice around both feet to tie them together.
Tie an overhand knot, and then bring the rope back in tension to the binding point on the left leg in order to balance your work.
Tie another overhand knot here.

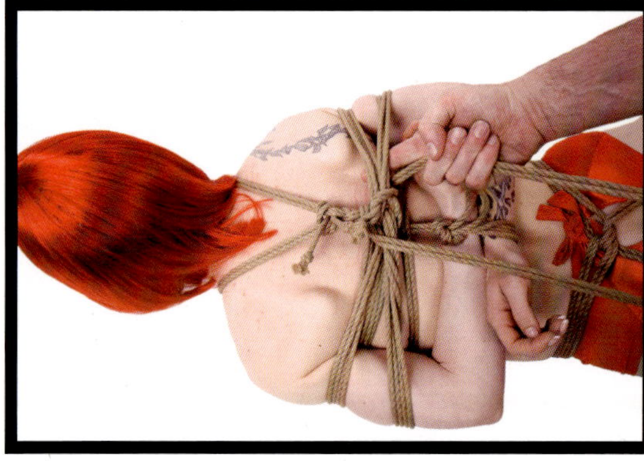
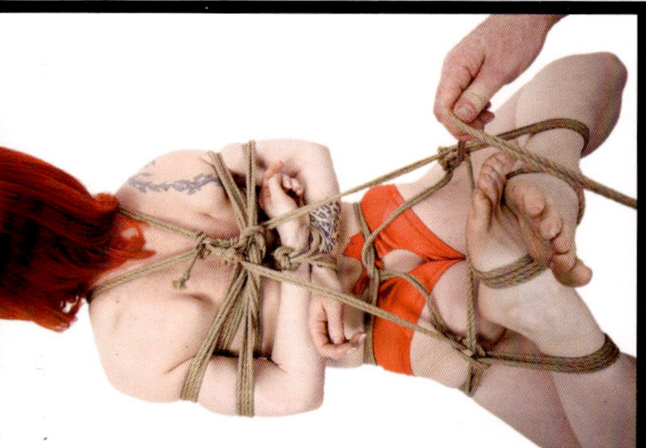
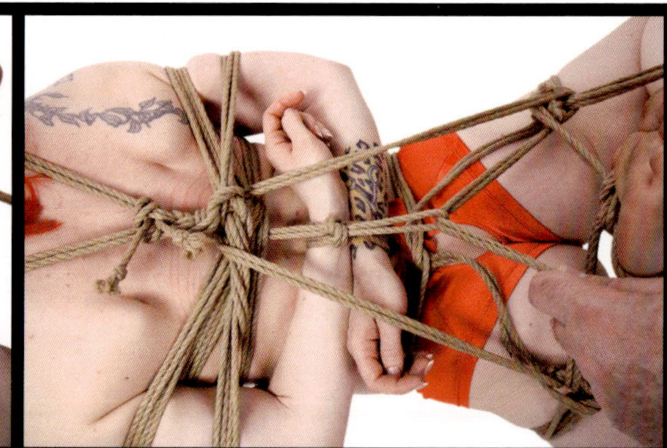

Venir chercher l'ensemble des cordes du dos pour mettre en tension le haut du corps avec les jambes.
Reprendre sur la jambe droite au point de tension.
Appliquer une tension égale à celle de l'autre jambe.
Venir récupérer la boucle de départ des poignets.

Adjust all the back wraps to get the model's upper body in tension with her legs.
Adjust on the right leg at the tension point, then apply an equal tension to the other leg.
Adjust the bight on the wrists.

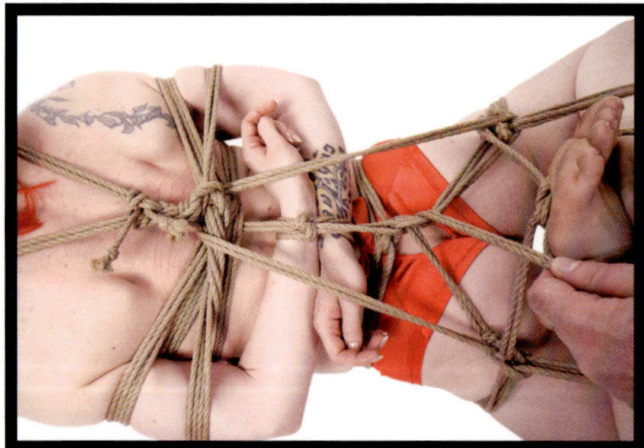
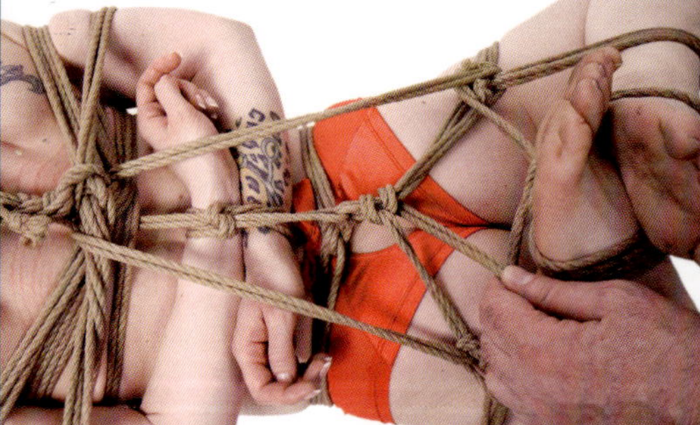
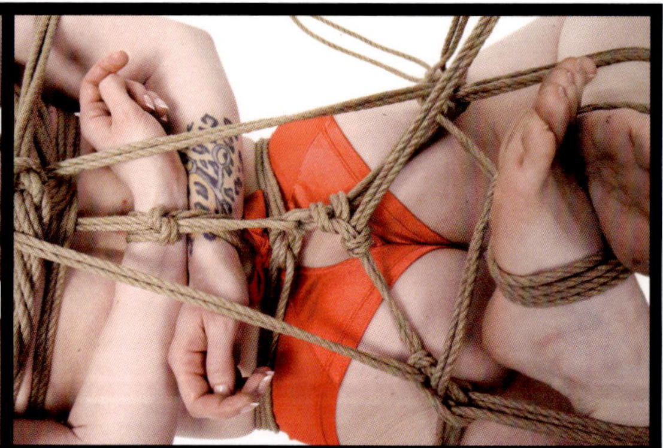

Continuer en reprenant sur la jambe gauche.
Étant donné la tension qui vient d'être appliquée, les cordes partant de la taille aux deux jambes se retrouvent flottantes, il est donc nécessaire de les remettre en tension à l'aide des autres cordes.

Now adjust on the left leg.
The tension you just added will have caused the ropes running between her waist and legs to become loose. So now you'll need to reduce slack by adjusting tension with the other ropes.

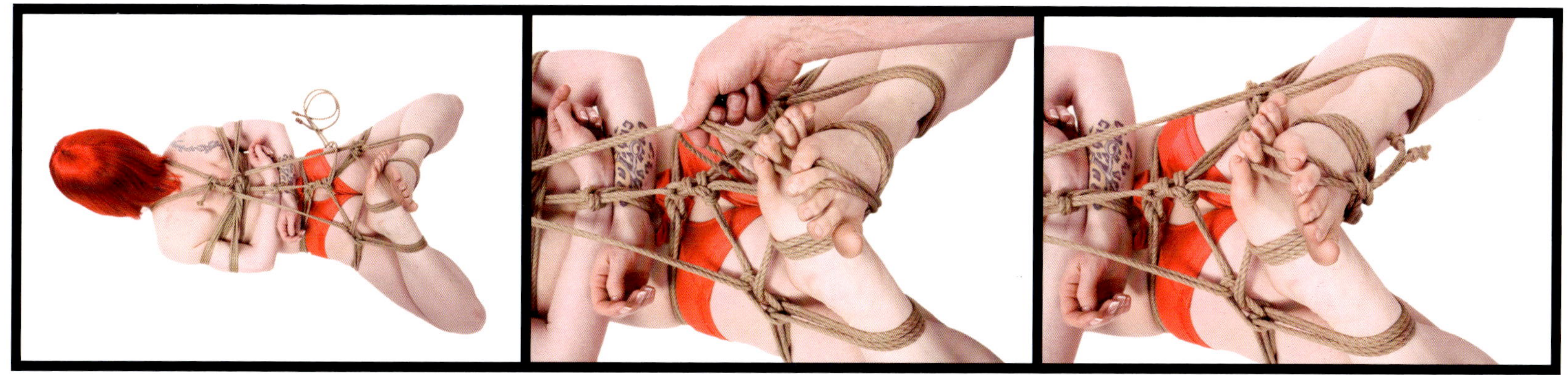

Terminer par un nœud simple.
Pour éliminer l'excès de corde, choisir une partie du corps en fonction de la longueur restante. Ici, la corde est passée entre les orteils pour finir par un dernier nœud.

*Finish the piece with an overhand knot.
To use the excess rope, choose a part body part according to the remaining length. As shown here, the rope runs between the toes and is completed with a final knot.*

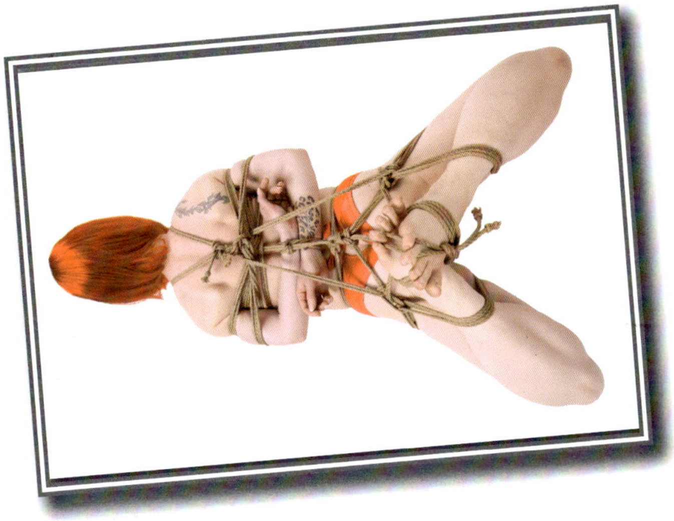

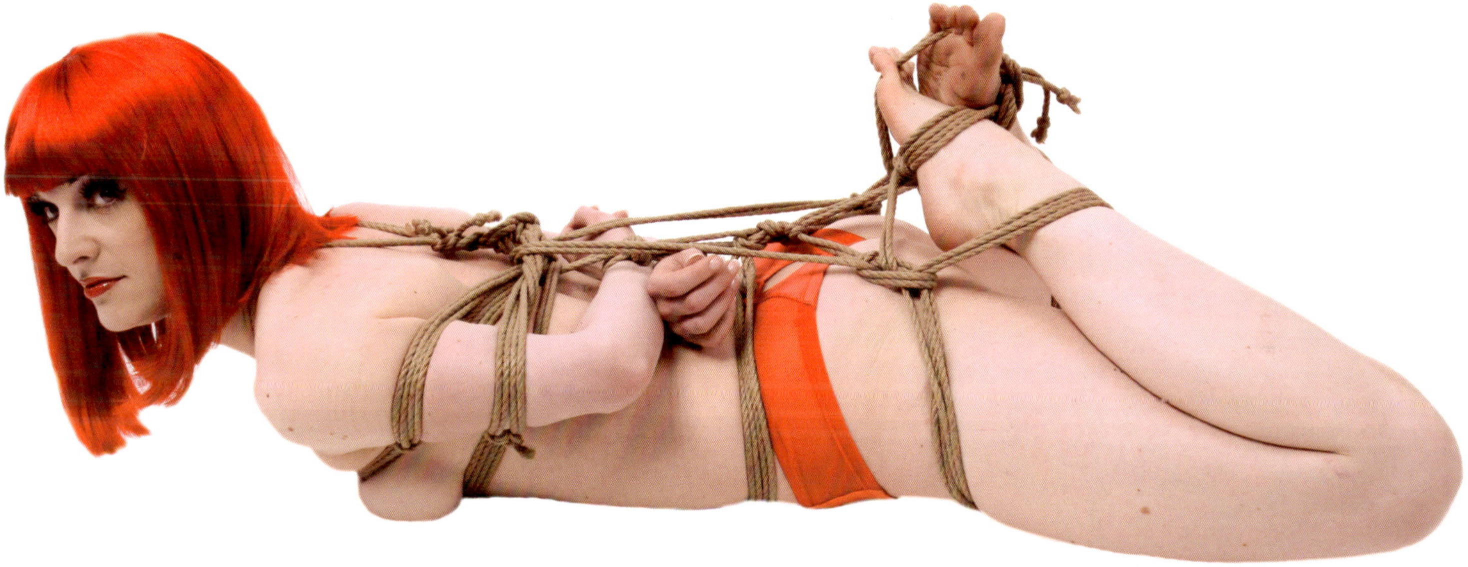

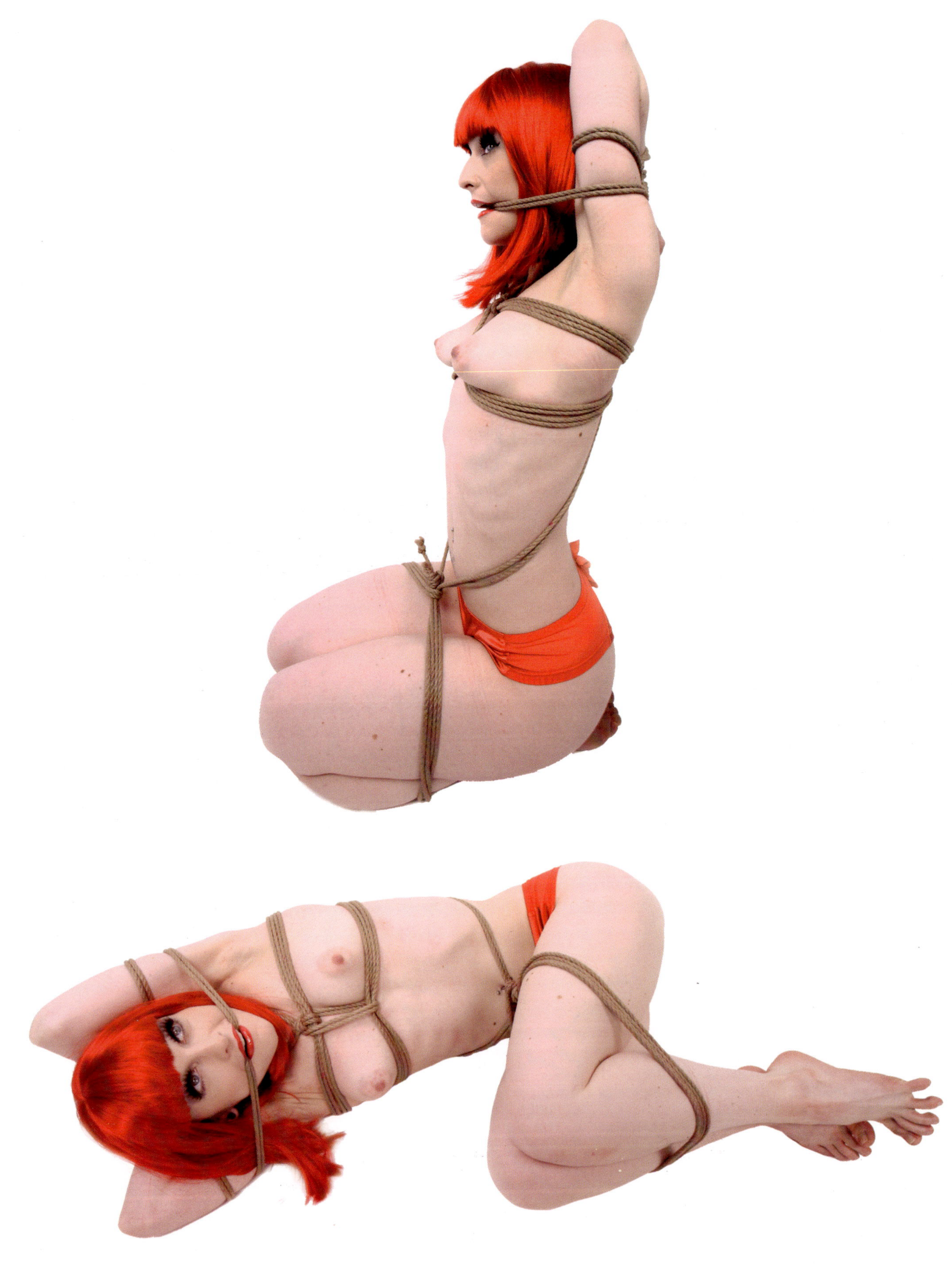

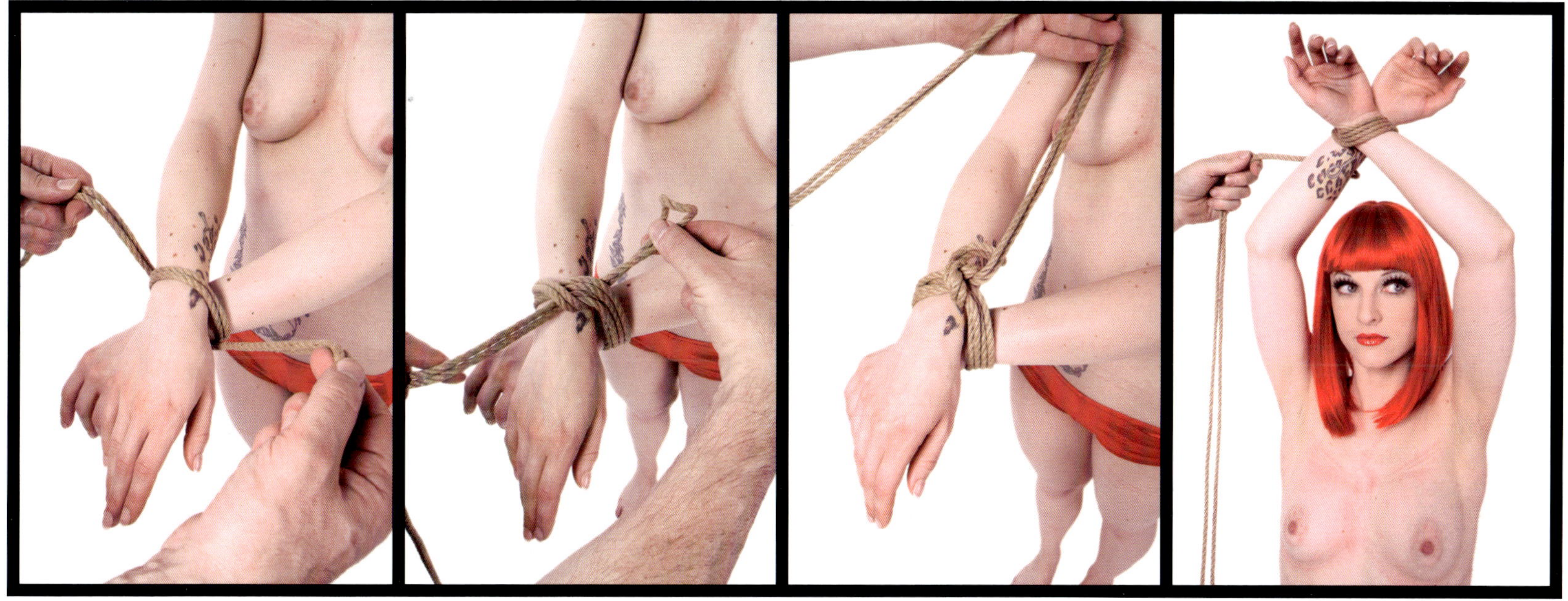

Commencer par lier les mains, poignets croisés et faire deux tours.
Faire le nœud en s'assurant qu'il reste un espace.
Faire ensuite passer les poignets derrière la tête.

Start with the model's hands in front and wrap the rope twice around her wrists.
Tie a square knot while making sure there's a two-finger space left.
Now have your model raise her arms and cross her wrists behind her head.

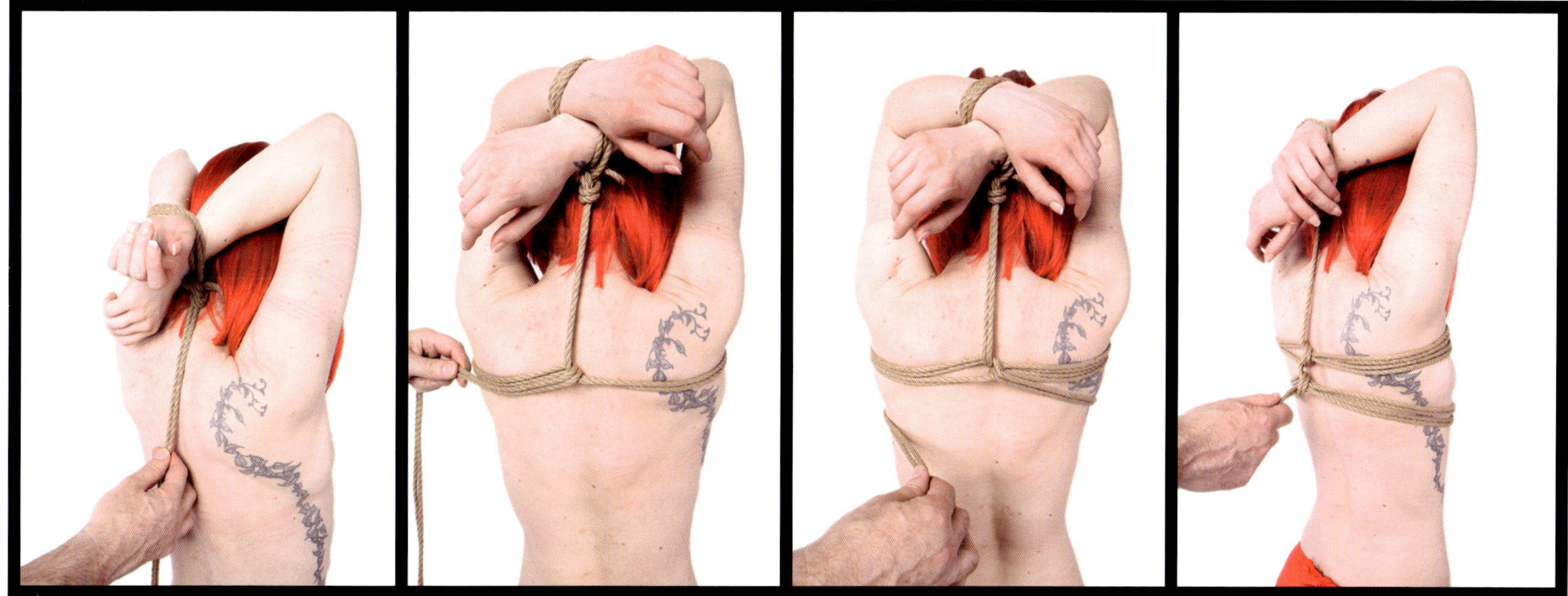

Maintenir la corde au milieu du dos, le temps de faire le tour au-dessus de la poitrine et venir reprendre la contre-tension.
Faire un deuxième tour, puis continuer de la même façon en dessous de la poitrine.
Effectuer deux tours et bloquer avec un nœud simple.

Hold the rope in mid-back while you wrap the rope around once above the breasts, then adjust the counter-tension.
Wrap the rope a second time, and again the same way under the breasts.
Wrap the rope twice, and cinch it with an overhand knot.

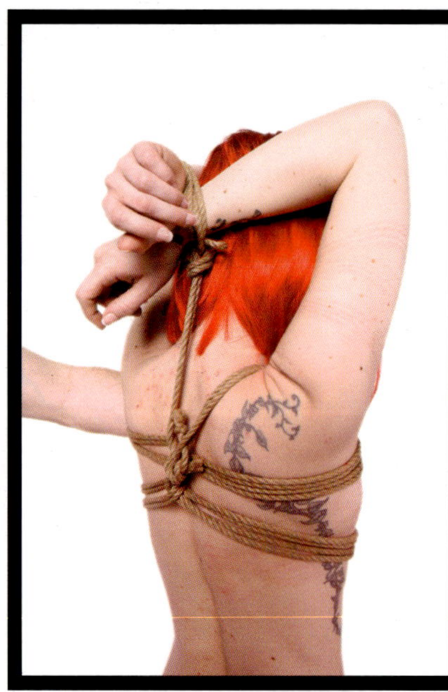
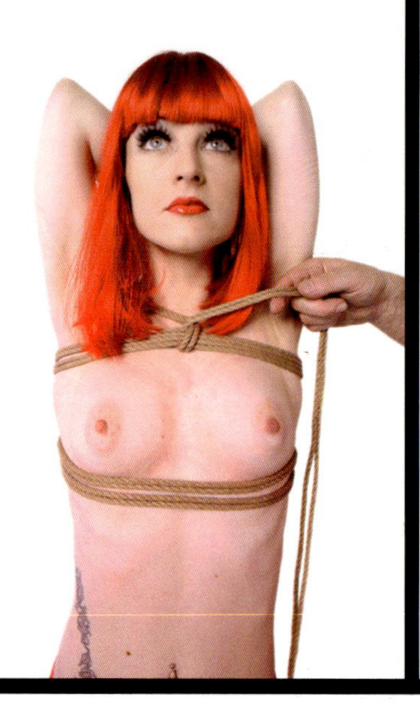
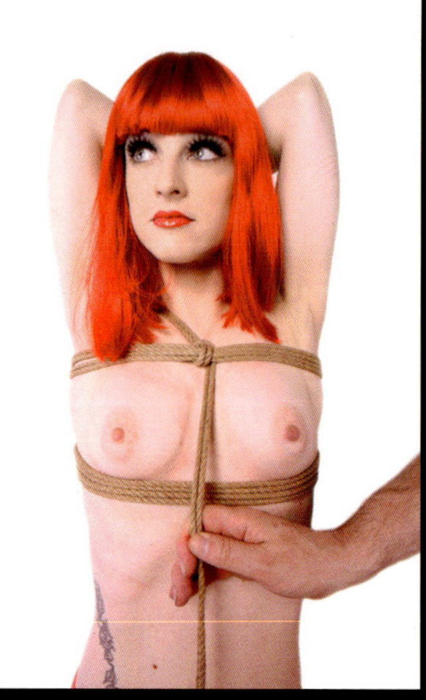
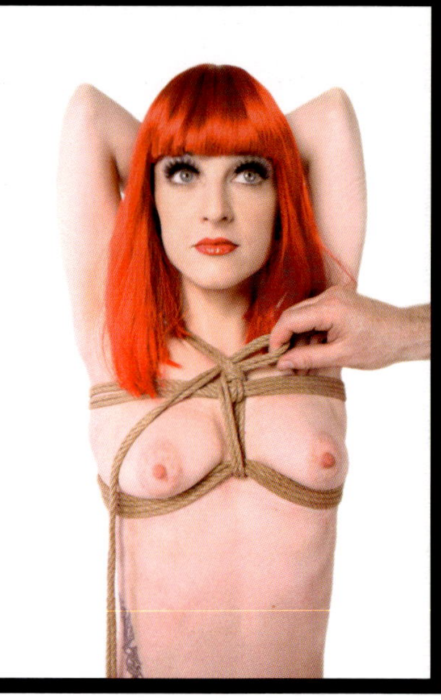

Passer sur l'épaule pour venir continuer devant.
Réaliser le passage de corde nommé « boucle de tension ».
Reprendre les cordes en dessous de la poitrine.
Passer sous la corde qui arrive de l'épaule et mettre en tension.
Repartir vers le dos en passant par l'autre épaule.

Create the first shoulder strap and create a coil of rope (the "tension loop") in front.
Choose the lower wrap; tuck the rope under the first shoulder strap and give it tension.
Return to the back as you create the second shoulder strap.

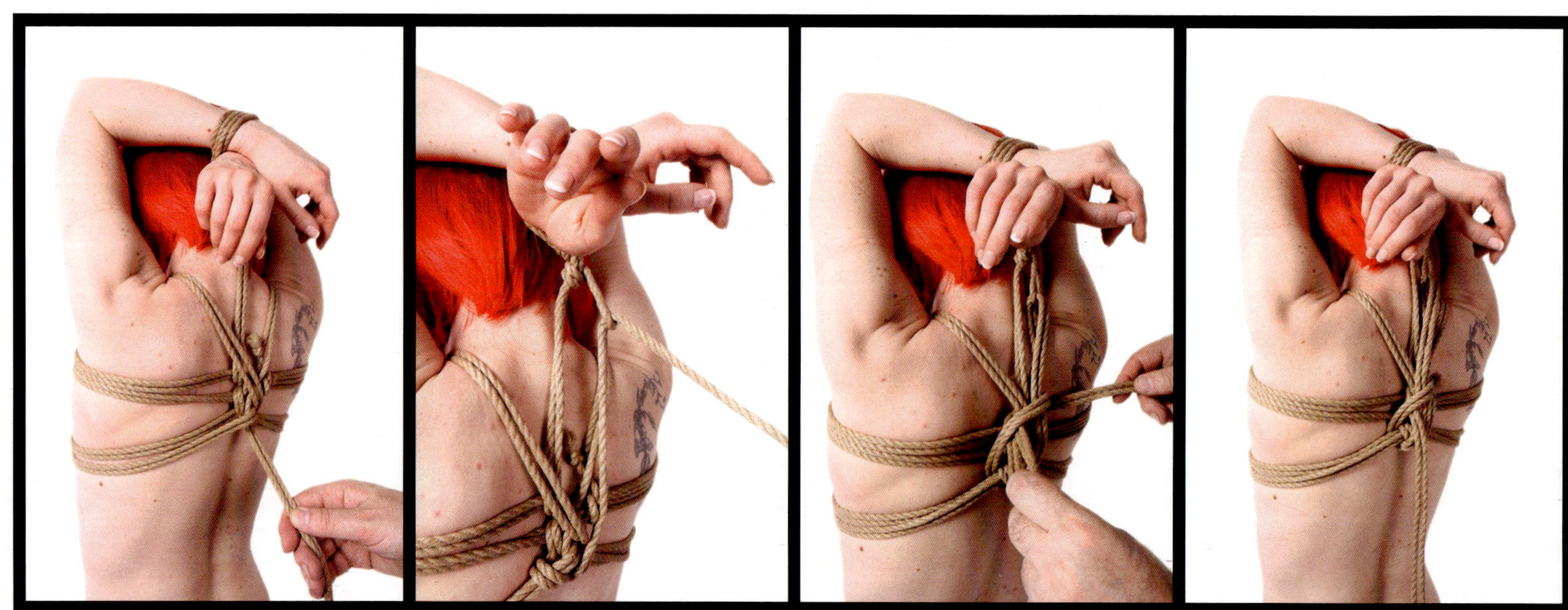

Passer sous les cordes en bas du dos.
Reprendre la boucle des poignets.
Mettre en tension.
Finir par un nœud simple.

Tuck the rope under the lower wrap behind the back.
Use the bight on the wrists and give it tension.
Finish this section with an overhand knot.

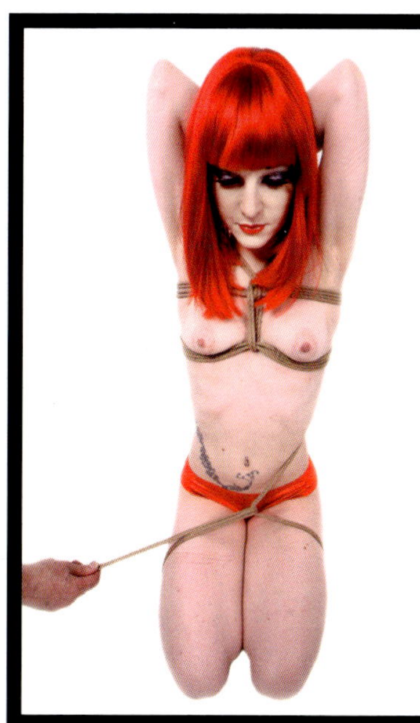
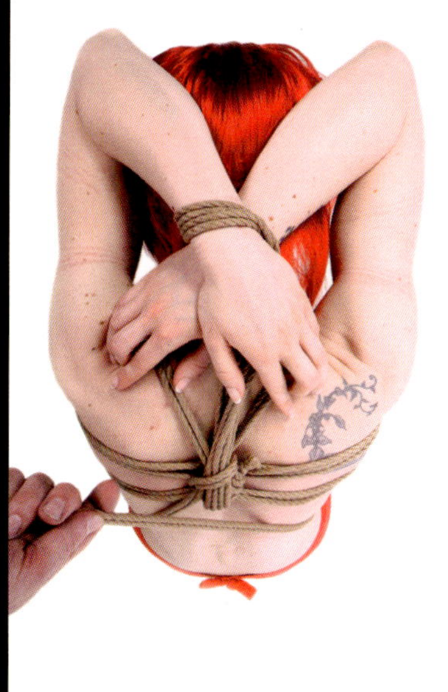
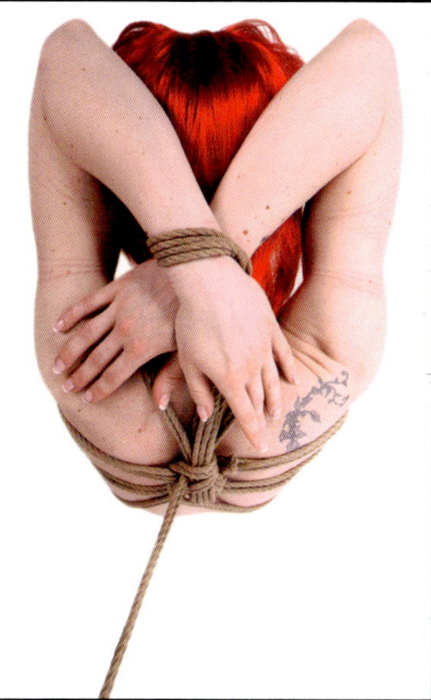
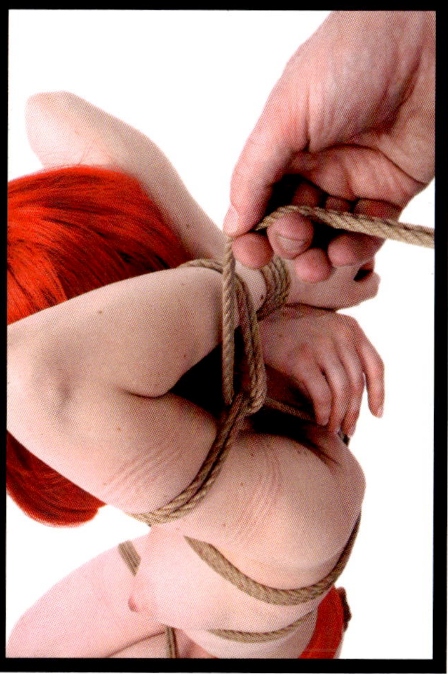

Passer à la corde suivante si nécessaire.
Positionner le modèle à genoux.
Descendre la corde vers la taille, puis faire un premier tour sur les jambes en positionnant le point de contre-tension au centre.
Faire un second tour.
Remonter par l'autre côté et faire un nœud de blocage dans le dos.
Partir travailler cette fois sur les avant-bras. Faire un tour, toujours en choisissant le point de tension entre les deux parties du bras.

Move on to the next rope if necessary.
With the model in a kneeling position, bring the rope to her waist and wrap it around the legs a first time while positioning the counter-tension point in the middle.
Wrap the rope a second time.
Bring the rope up the other side and tie an overhand knot behind the back.
For the forearms, wrap the rope once here, and always select a tension point between the two parts of the arm.

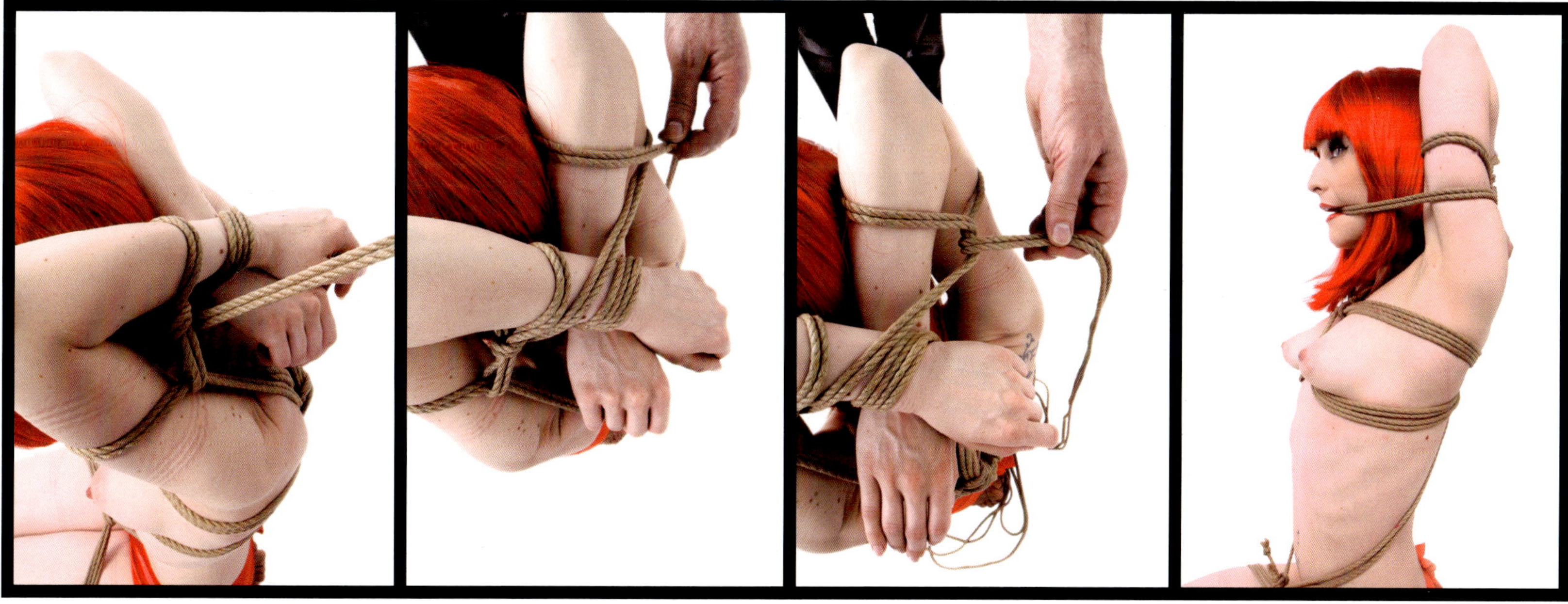

Sécuriser l'avant-bras en reprenant la corde située entre la tête et celui-ci.
Partir vers l'avant-bras opposé et réaliser la même opération.
Finir enfin en prenant la bouche délicatement.

Secure the forearm by taking the rope located between this one and the model's head.
Bring the rope to the right forearm and do the same.
Finally, you can delicately slip the rope across her mouth.

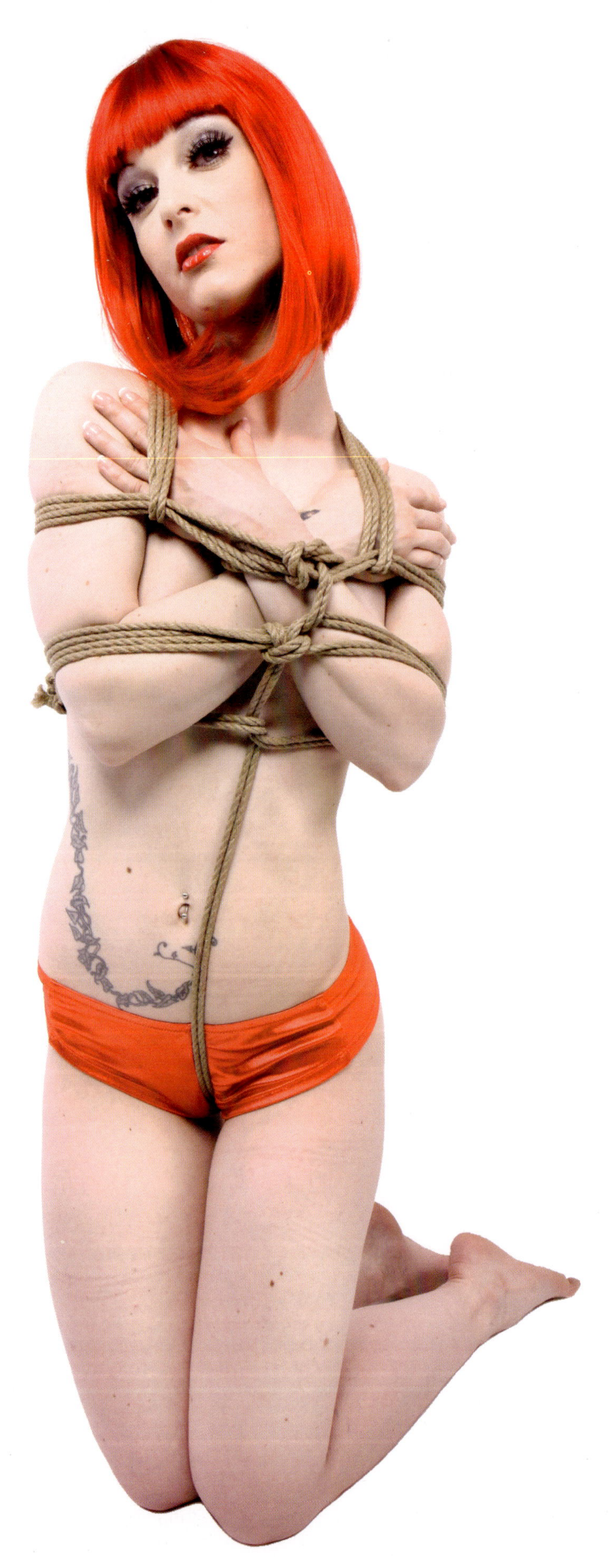

Mains en croix sur poitrine 7 *Hands crossed on chest*

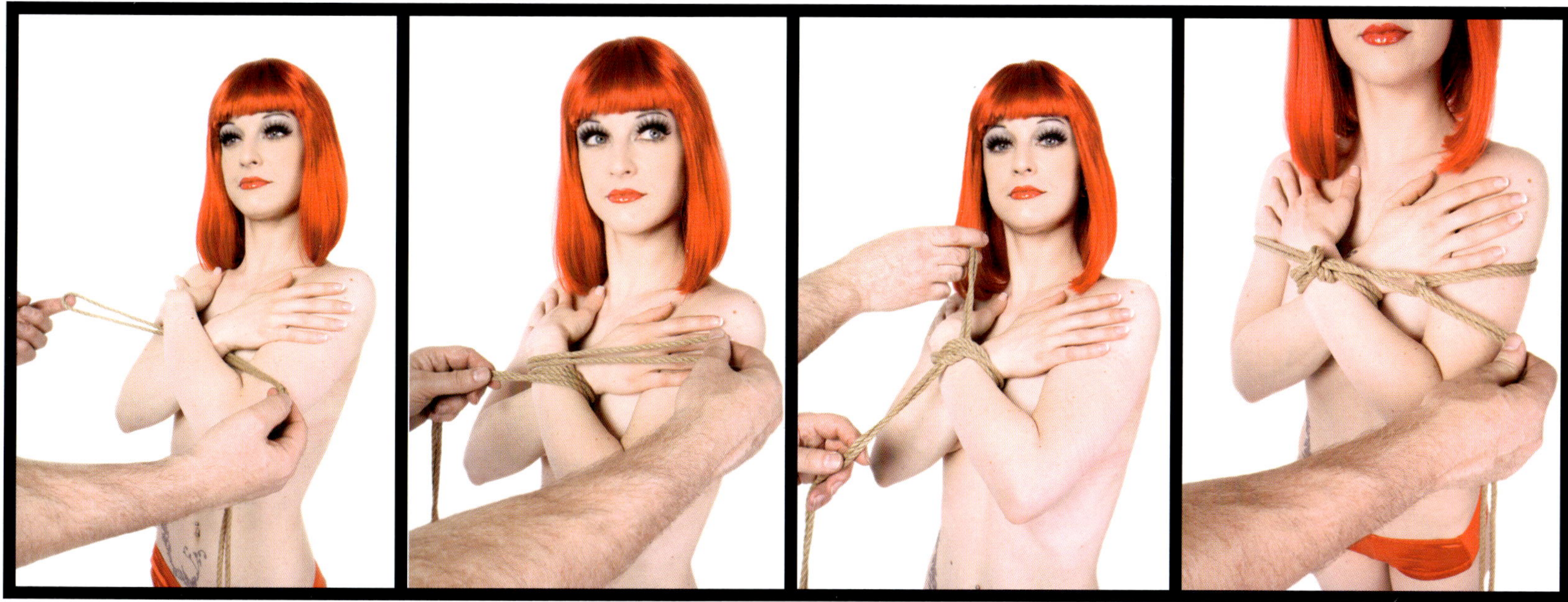

Positionner le modèle les mains croisées sur la poitrine.
Faire deux tours sur les poignets.
Puis faire un nœud simple après avoir repris l'ensemble des cordes.
Prendre le corps avec les bras et revenir prendre la contre-tension dans la boucle des poignets.

Wrap the rope twice around her wrists.
Use the whole wrap to tie a square knot.
Wrap the rope around the body and the wrists, then adjust the counter-tension through the bight on the wrists.

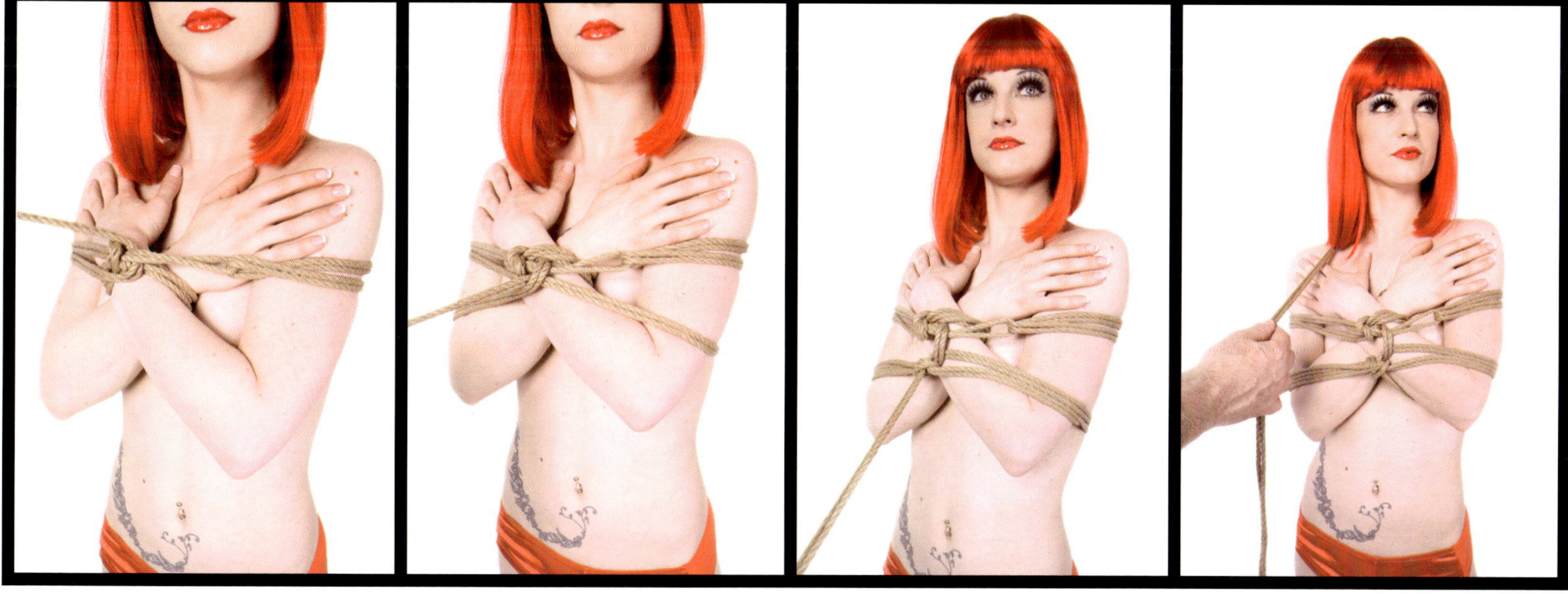

Faire un deuxième tour. Reprendre la tension, mais cette fois au niveau des poignets.
Repartir dans le sens opposé et effectuer deux tours un niveau en dessous, plus près des coudes. Terminer avec un nœud de blocage. Partir dans le dos en passant sous le coude et revenir par l'épaule.

Wrap the rope a second time. Adjust the tension, this time on the wrists.
Bring the rope around her body a little lower in the opposite direction, wrapped twice, closer to the elbows. Finish this part with an overhand knot. Bring the rope behind her back by passing it under the elbow and create the first shoulder strap as you return to the front.

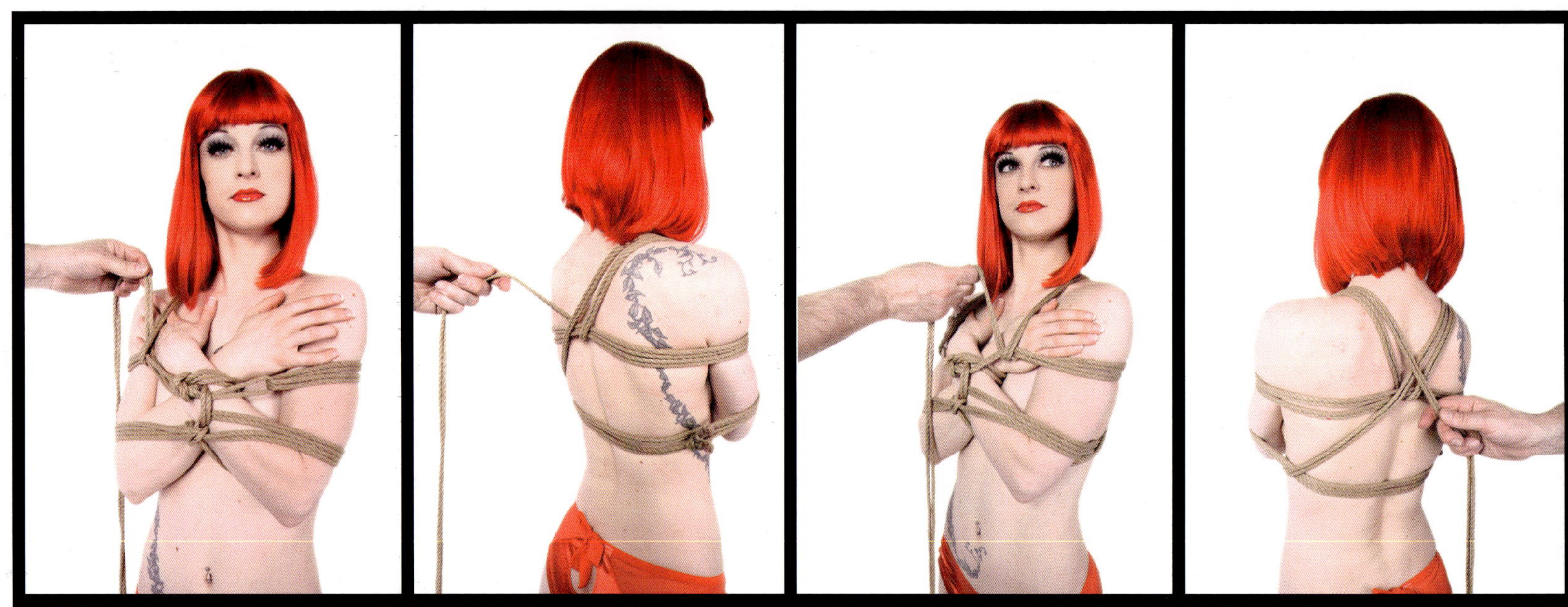

Reprendre les cordes qui entourent le corps pour les mettre en tension vers le haut, en repartant dans le dos.
Repasser sous les cordes du dos et revenir devant pour prendre l'autre côté.
Puis repartir dans le dos.

Take the wraps around the body and apply tension upward as you return to her back.
Tuck the rope through the back wraps once more, and return to the front to take the other side.
Then return to the back.

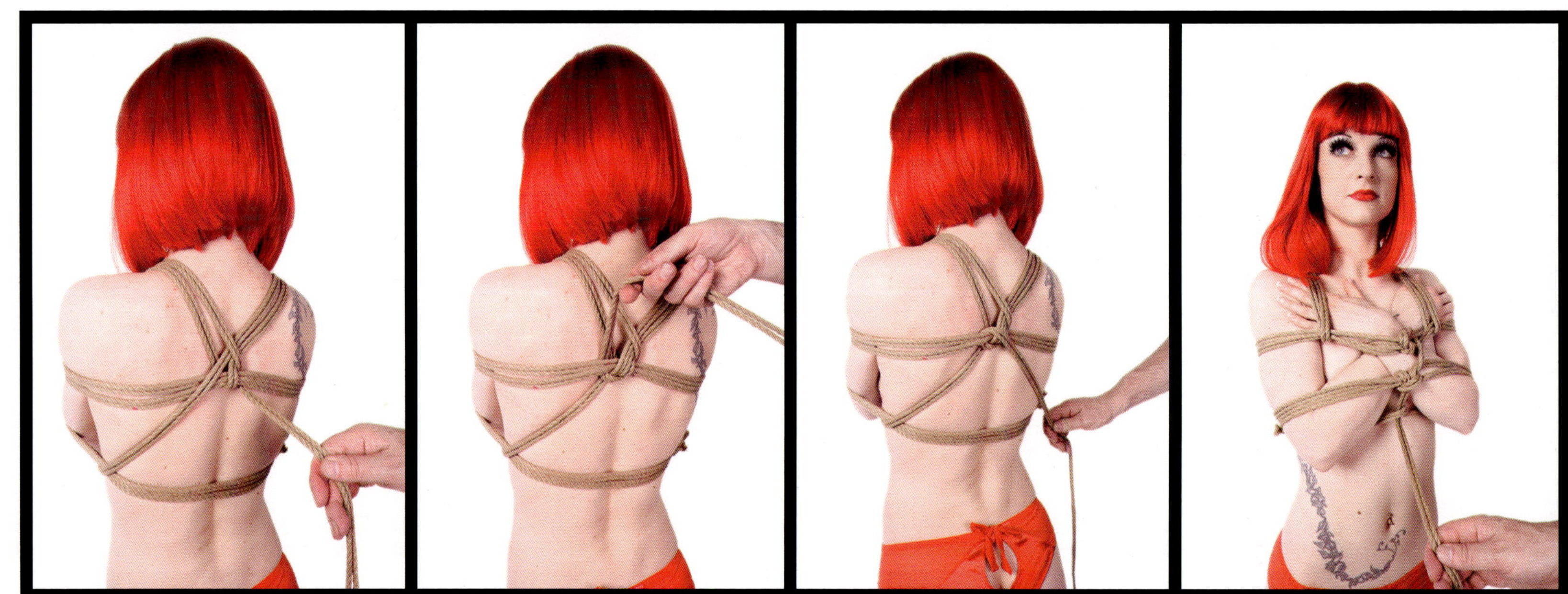

Faire un passage en tension dans le dos.
Repartir par-devant en passant sous le coude et en reprenant la tension sur la corde qui passait au même endroit, côté opposé.

Applying tension behind the back, bring the rope back around to the front by passing it under the elbow and adjust the tension on the other rope on the opposite side.

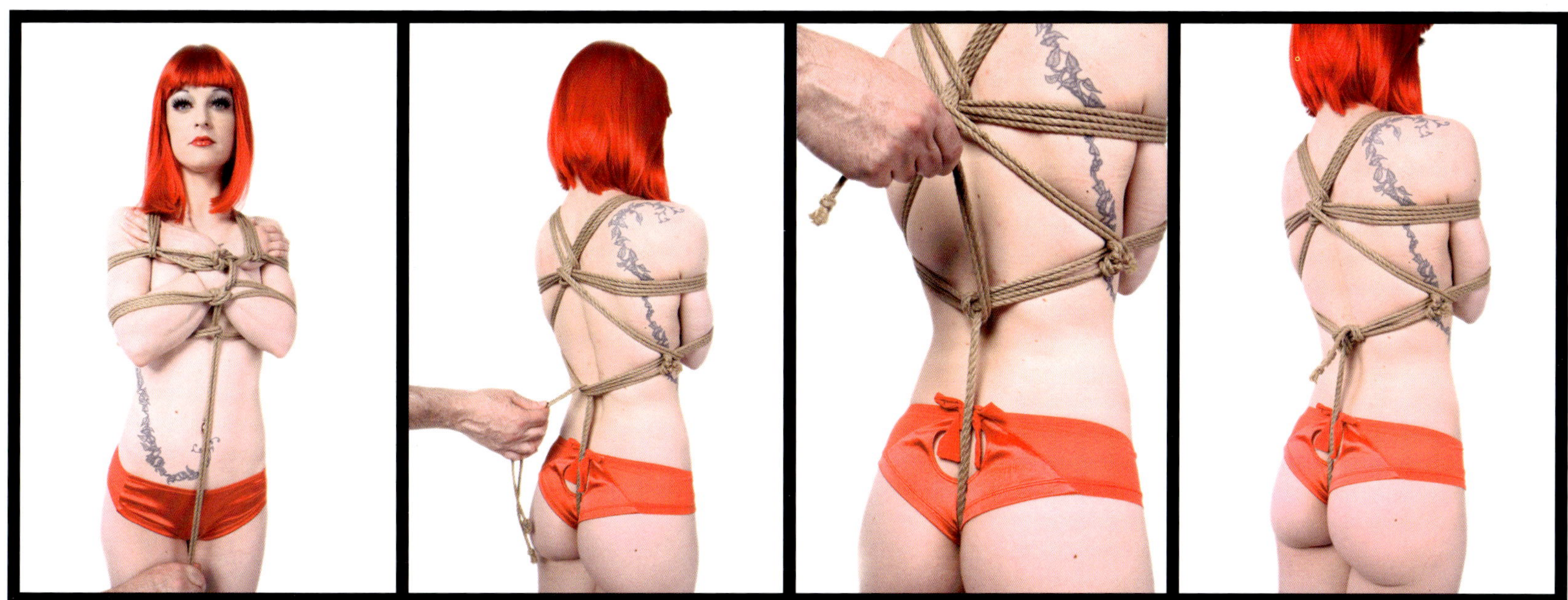

Passer dans l'entrejambe.
Reprendre une dernière fois la tension sur les cordes en bas du dos.
Finir avec nœud simple.

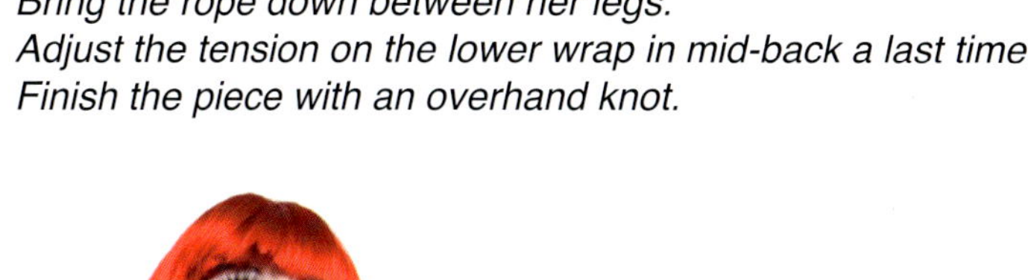

Bring the rope down between her legs.
Adjust the tension on the lower wrap in mid-back a last time.
Finish the piece with an overhand knot.

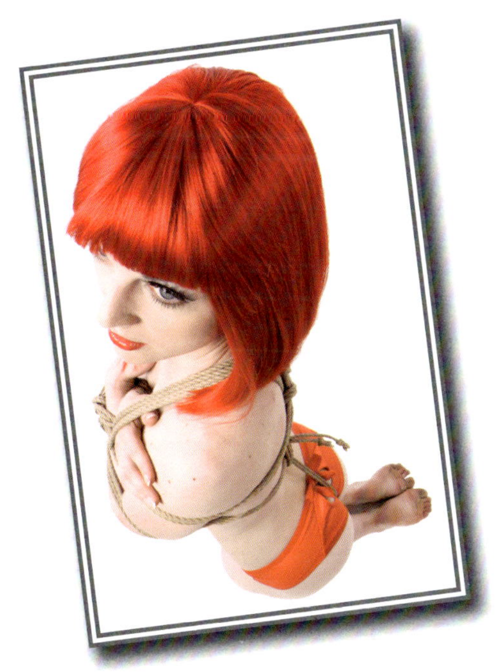

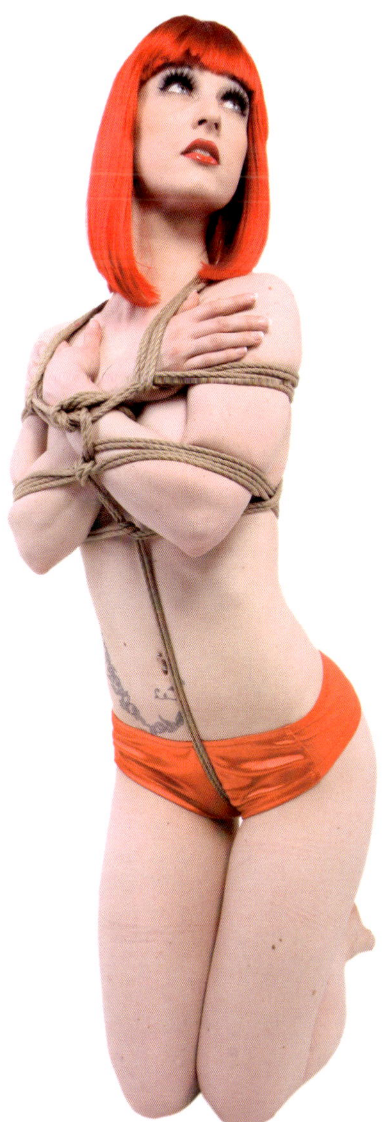

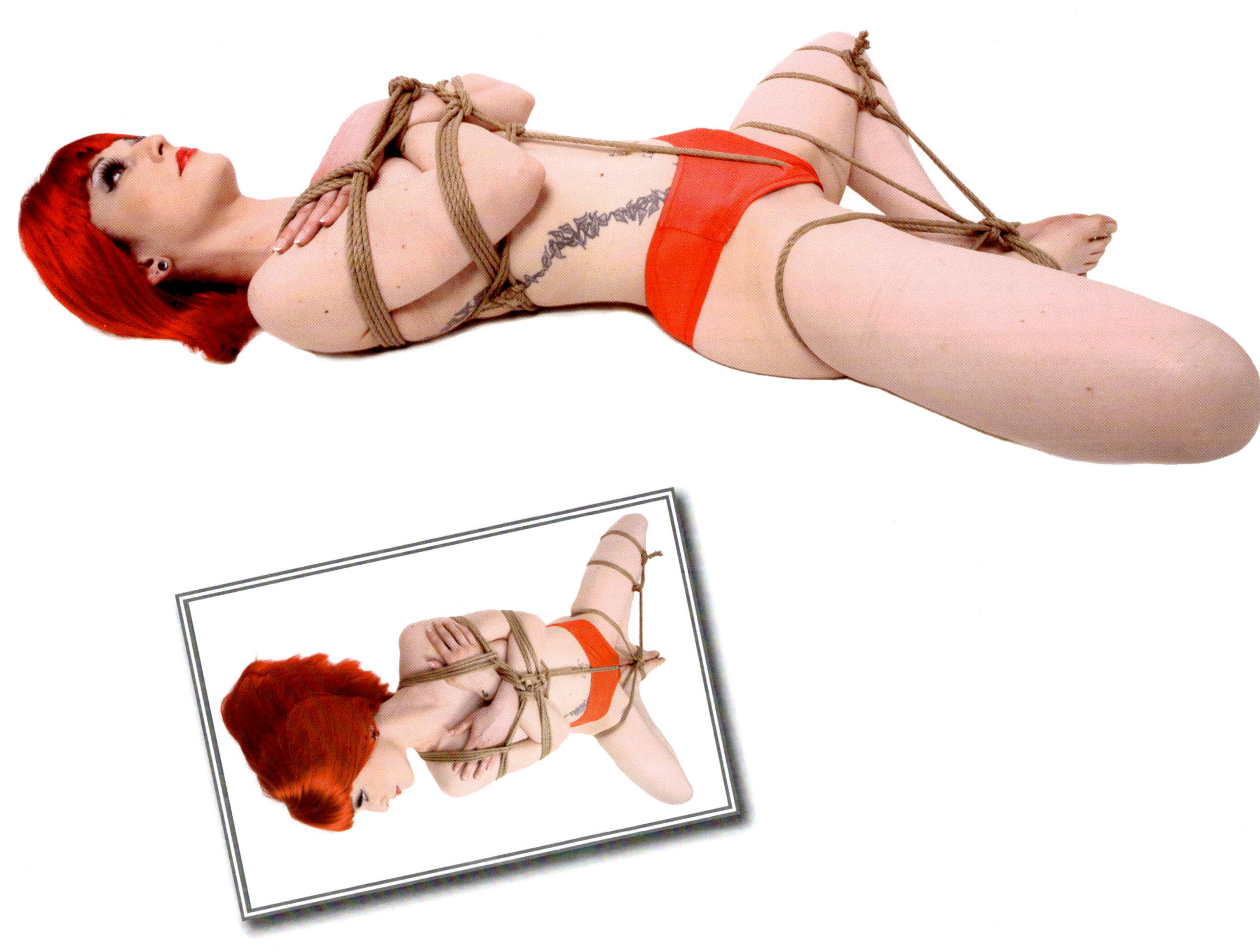

Finition sur les jambes

8

Finishing work on the legs

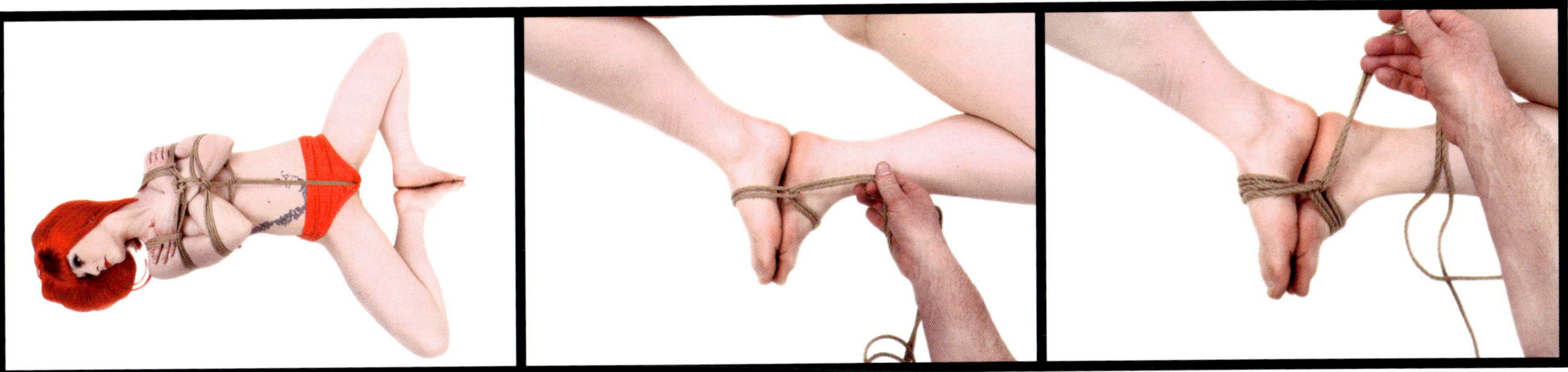

Positionner votre modèle les jambes repliées, genoux écartés et la plante des pieds l'une contre l'autre.
Démarrer avec un nœud coulant sur les pieds.
Faire un deuxième tour en contre-tension.

Position your model with her legs folded open, with the soles of her feet facing together.
Start with a lark's head.
Wrap the rope a second time in counter-tension.

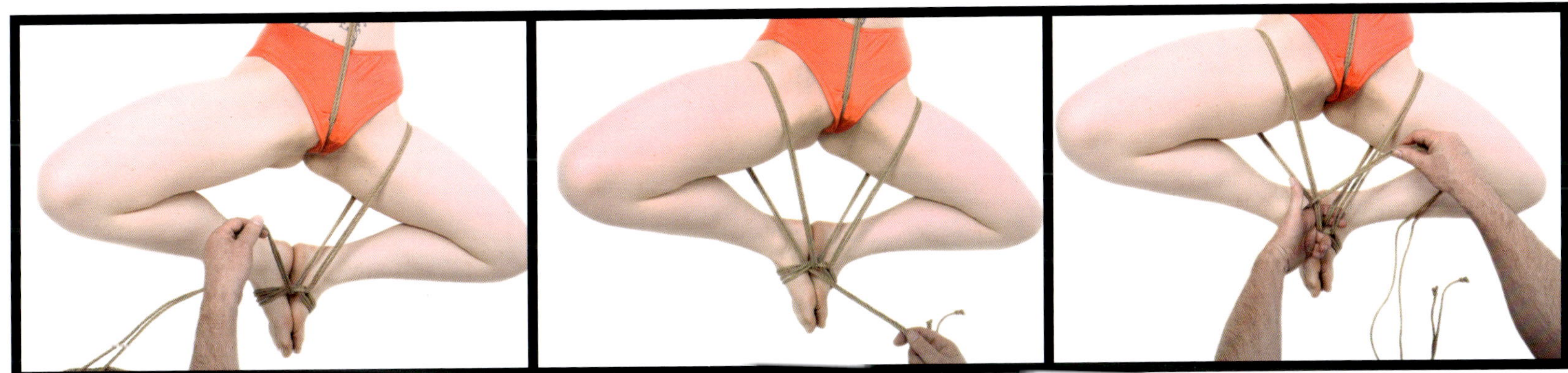

Venir prendre la jambe au plus haut de la cuisse pour maintenir la position en contrainte. Repasser par le point central des pieds, puis faire la même chose sur l'autre jambe. Bloquer avec un nœud simple en reprenant toutes les cordes, en s'aidant de la main gauche.

Take Wrap the leg at the upper thigh to maintain the restraint position. Bring the rope back through the middle point on the feet, then do the same on the other leg. Cinch it with an overhand knot while you take all the ropes using your left hand.

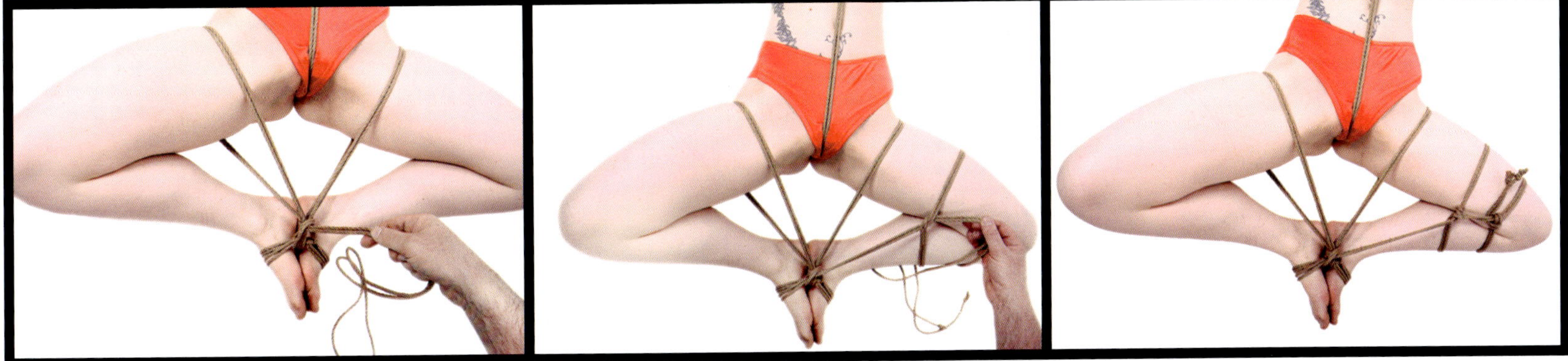

Partir avec le reste de la corde vers un des deux genoux. Faire un tour et repartir au bout du genou en utilisant la « boucle de tension ». Faire un autre tour à ce niveau afin de terminer la corde et bloquer.

Bring the rest of the rope to one thigh. Wrap it once and bring it to the knee by using the "tension loop". Wrap the rope once more here in order to finish it, and cinch.

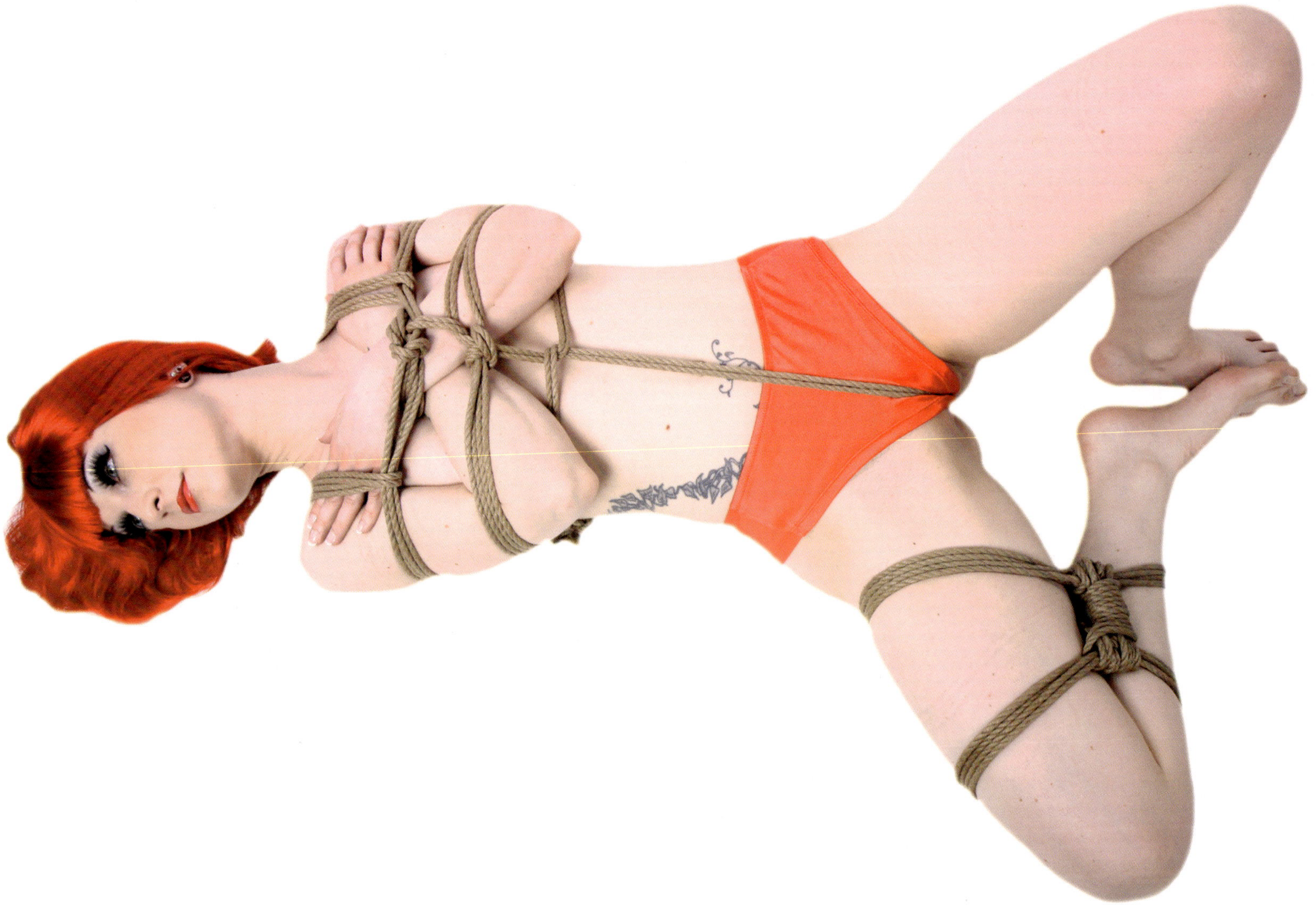

Deuxième variante / *Second variant*

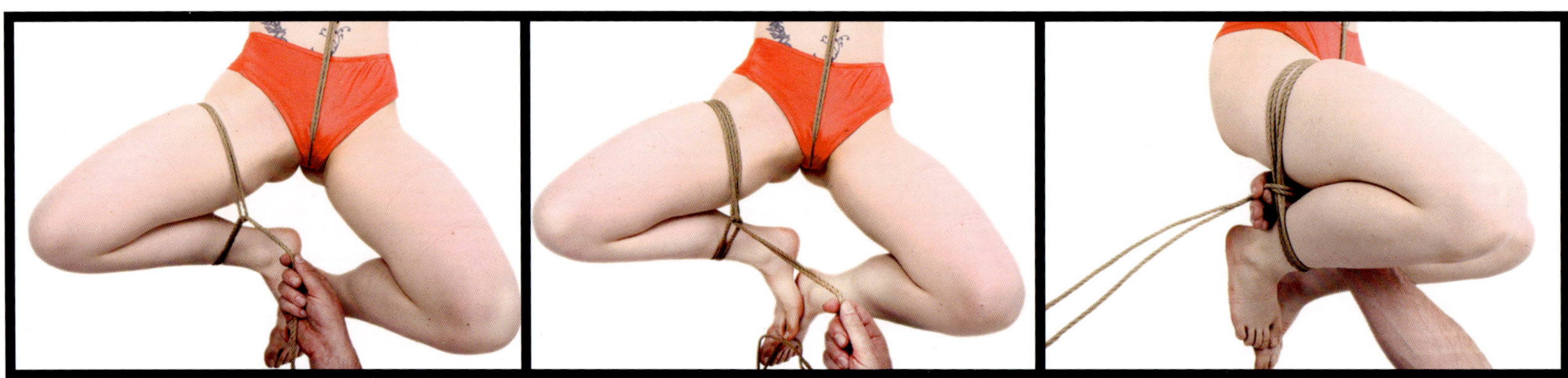

Démarrer par un nœud coulant sur la jambe repliée.
Effectuer un deuxième tour en reprenant la tension au centre.
Venir sécuriser en passant la corde entre les deux parties de la jambe.

Start with a lark's head on the folded leg.
Wrap the rope a second time as you adjust its tension in the middle.
Secure it by passing the rope between the two parts of the leg.

L'idée de ce travail sur la jambe étant de la bloquer indépendamment du reste du shibari, il faut donc utiliser la totalité de la longueur en une fois, et ce, le plus esthétiquement possible.

The aim is to cinch the leg apart from the rest of your piece, so you must use the whole length in one go, doing so as aesthetically as possible.

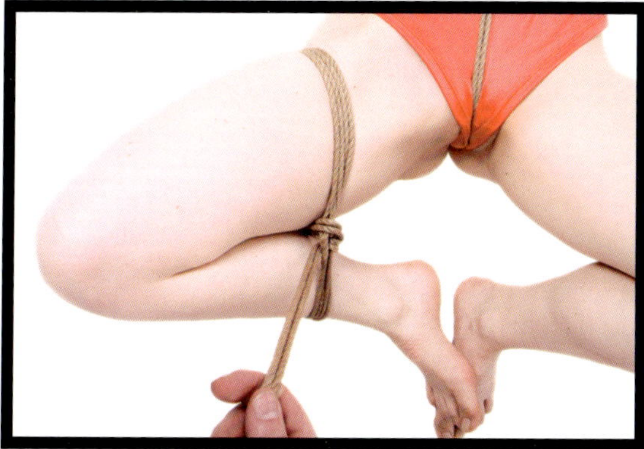
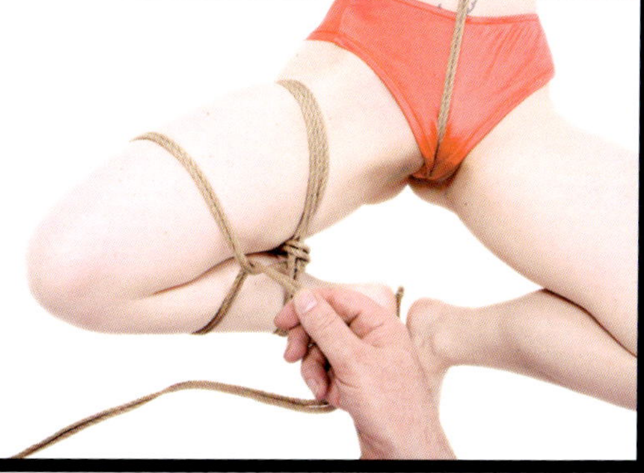
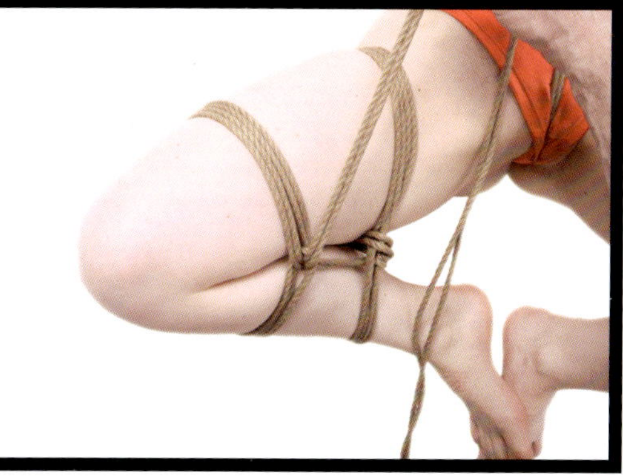

Reprendre la tension au centre, puis partir vers le genou.
Faire un premier tour.
Prendre la contre-tension, puis faire un deuxième tour.

Adjust tension in the middle, then bring the rope to the knee. Wrap the rope a first time, adjust in counter-tension, then wrap the rope a second time.

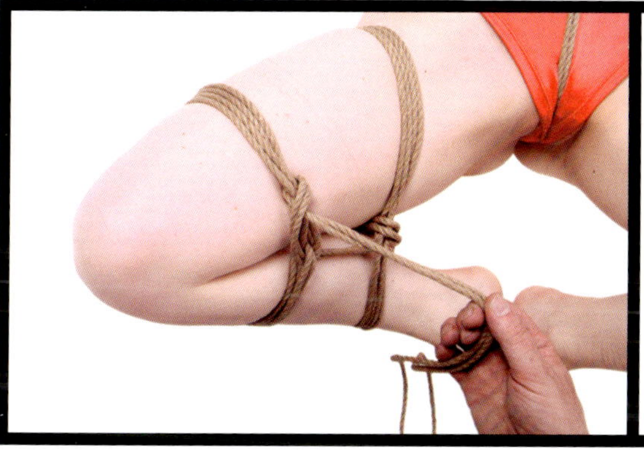
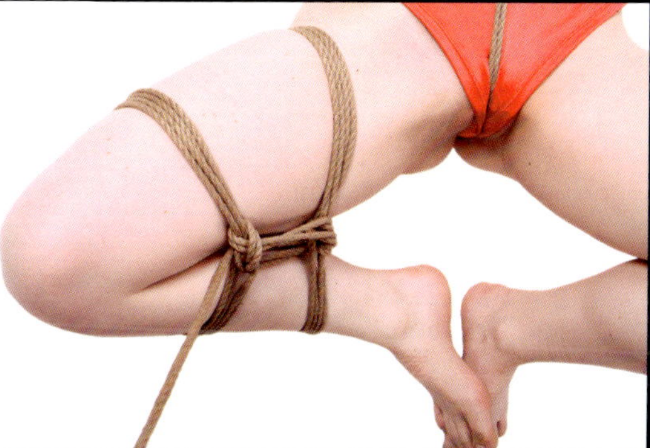
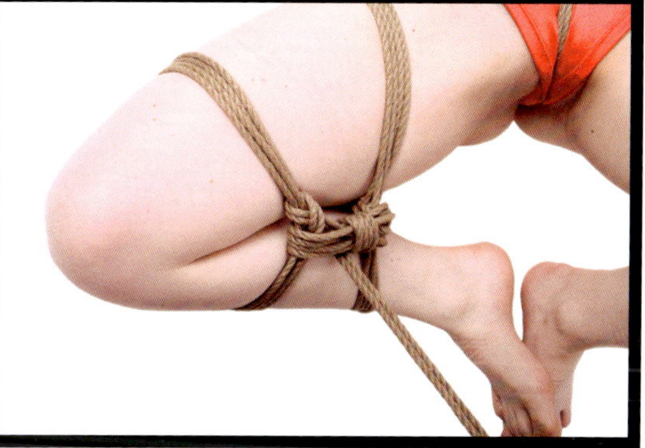

Faire un nœud simple, puis enrouler la corde sur deux ou trois passages selon la longueur dont vous disposez, entre les deux parties qui enserrent la jambe.
Finir en enroulant la corde sur l'ensemble des passages que vous venez d'effectuer.
Finir avec un dernier nœud de blocage.

Tie an overhand knot, then wrap the rope between the two parts that fit the leg tightly two or three times, depending on the length you have.
Finish this part by wrapping the rope around the whole tie you just made.
Tie a last overhand knot.

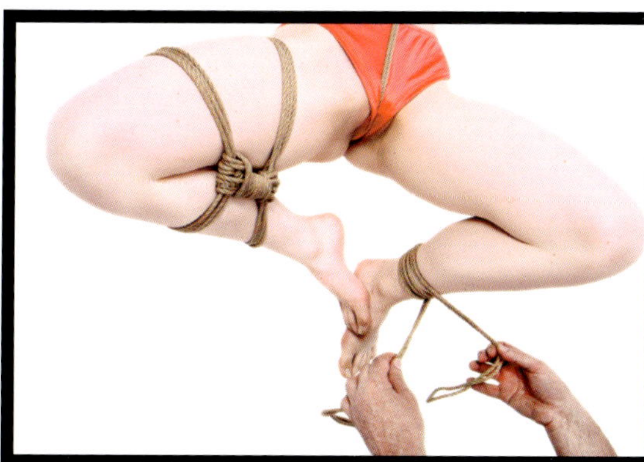
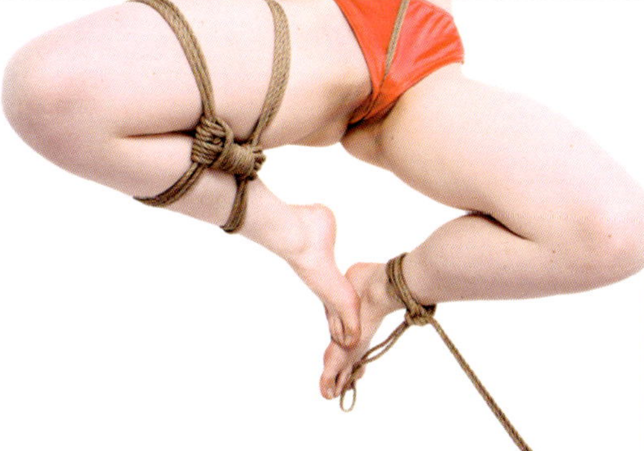
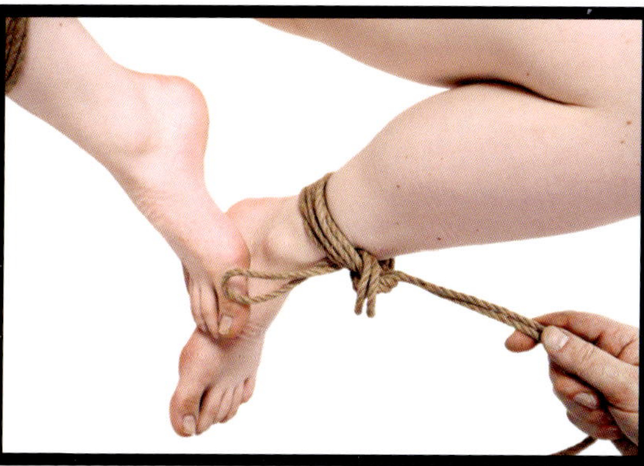

Effectuer trois tours sur la cheville.
Reprendre l'ensemble des cordes et faire un nœud.
Reprendre une deuxième fois l'ensemble et refaire un autre nœud.
Le fait de reprendre une deuxième fois permet de sécuriser au mieux le glissement des cordes entre elles, et ainsi d'éviter le blocage de la circulation sanguine.
Ce point est particulièrement important pour les suspensions.

Wrap the rope three times around the ankle.
Tie a square knot with the entire wrap.
Using the whole wrap a second time, tie another knot.
Taking it a second time allows you to restrict the ropes from sliding, and to avoid cutting off the blood circulation.
This is particularly important for suspensions.

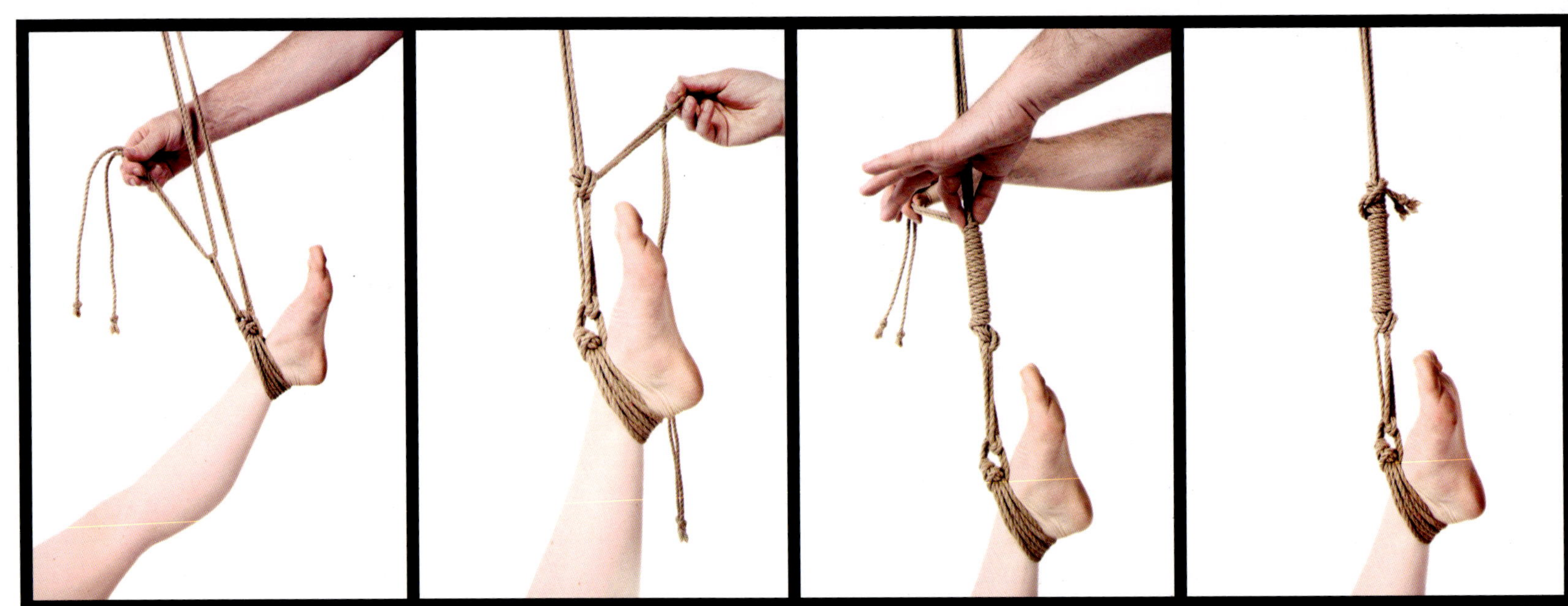

Utiliser un point de suspension pour pouvoir lever la jambe.
Venir reprendre la boucle formée précédemment par le nœud.
Bloquer par un nœud simple.
Finir le reste de la corde en l'enroulant.
Terminer par un dernier nœud.

Use a suspension point to lift the leg.
Use the bight on the ankle; cinch it with an overhand knot.
Finish the rest of the rope by winding it up, and a final overhand knot.

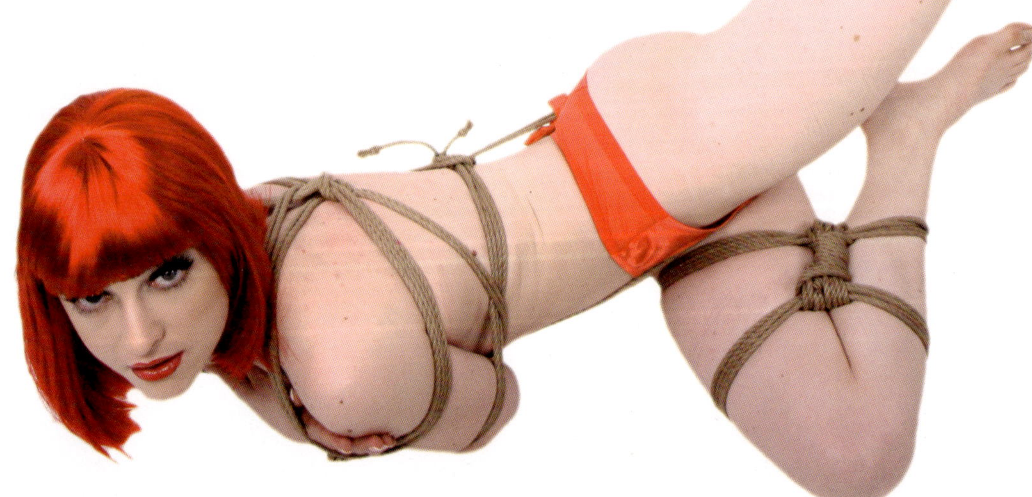

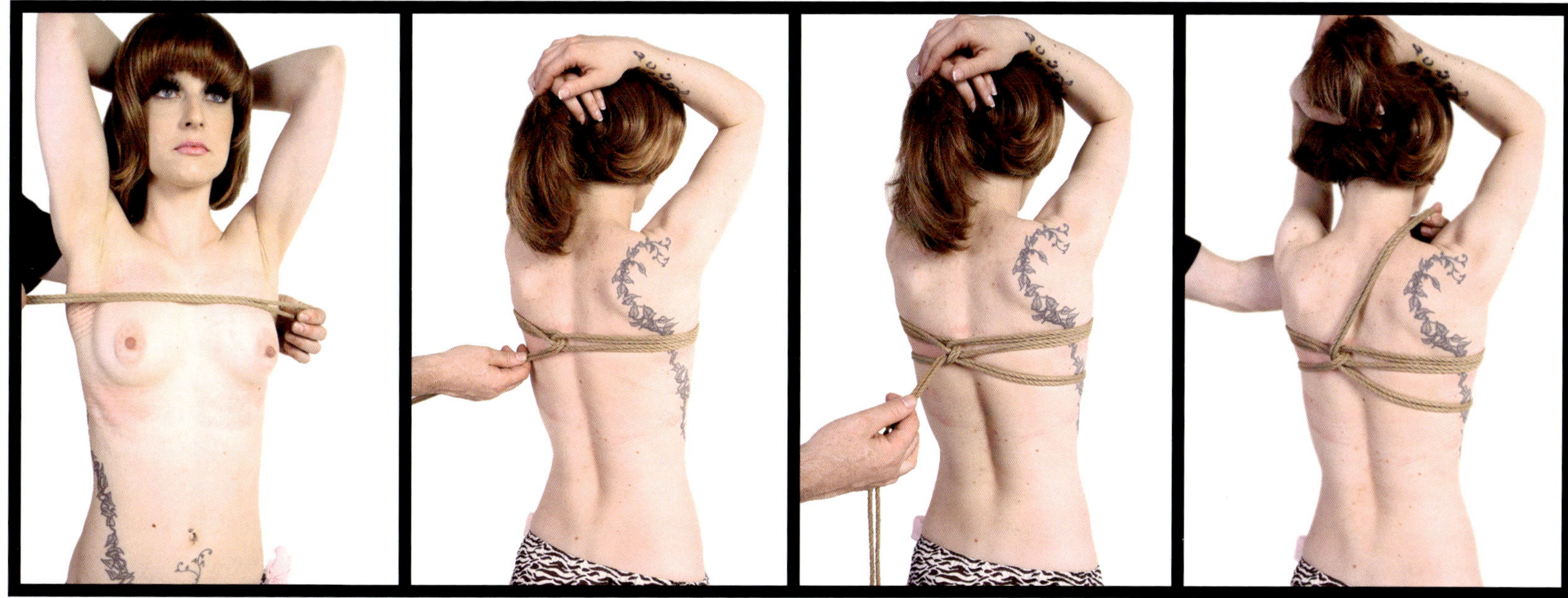

Démarrer au-dessus de la poitrine et venir faire un nœud coulant dans le dos.
Faire un deuxième tour au-dessus, puis un en dessous, toujours en appliquant le principe des tensions / contre-tensions.
Remonter la corde vers le cou pour la passer sur le devant.

Place the rope above the breasts and create a lark's head behind the back.
Wrap the rope again above, then once below, always using the tension and counter-tension method.
Bring the rope up to her neck to create the first shoulder strap.

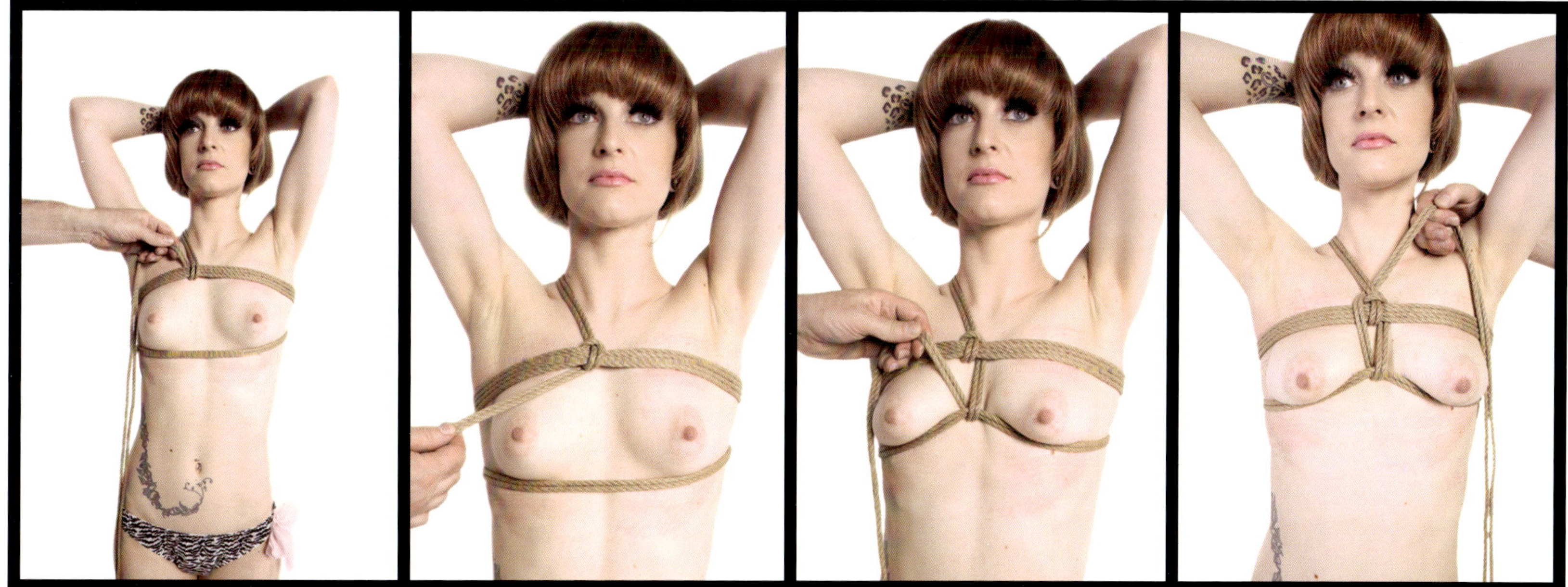

Faire un passage sur les cordes en haut de poitrine en utilisant la « boucle de tension ».
Reprendre la corde du dessous de poitrine et mettre en tension.
Repasser sous la corde venant de l'épaule, et du côté opposé à celui où on va aller, afin d'équilibrer la tension au centre.

Use the "tension loop" on the upper wrap.
Run it under the lower wrap to give it tension.
Then tuck the rope under the first shoulder strap and create a second one to balance the middle tension.

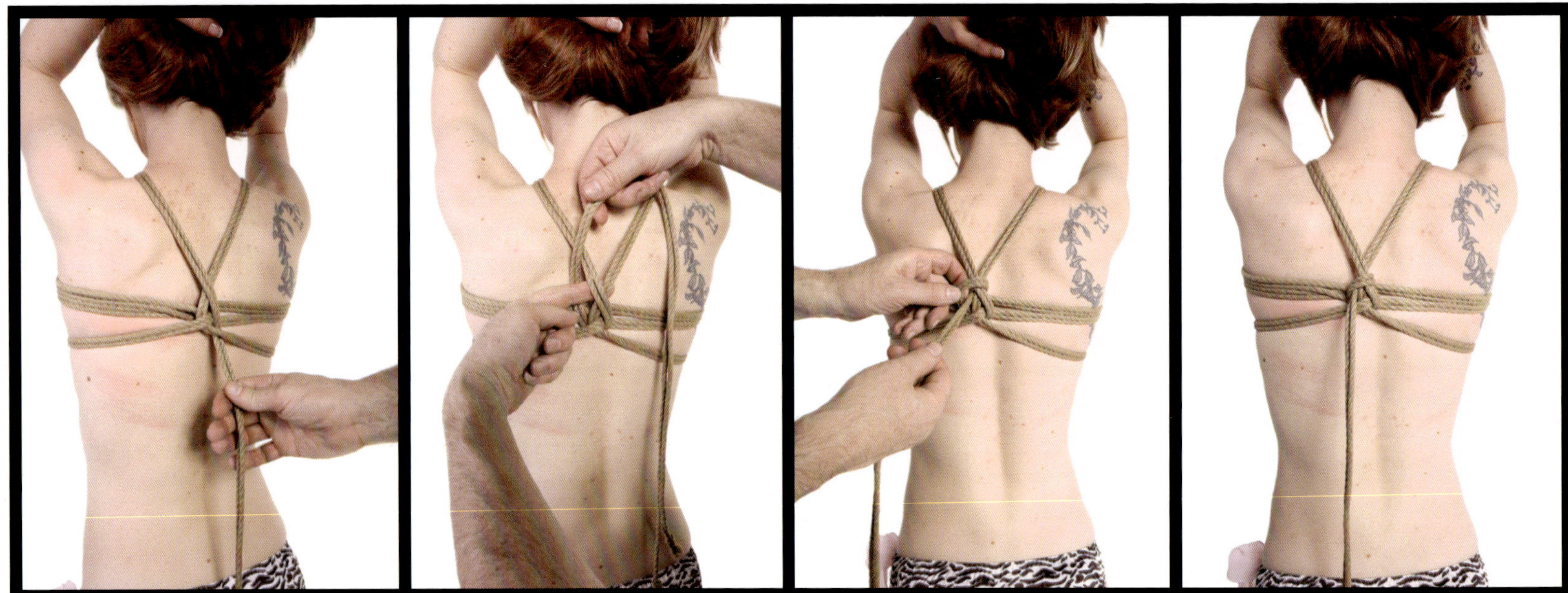

Venir reprendre au niveau du départ dans le dos, en passant sous les cordes.
Finir cette partie par un nœud de blocage sur les cordes arrivant des épaules.
Laisser le reste de corde en attente, il sera repris dans la continuité.

Bring the rope back to the starting point in mid-back as you pass under the ropes.
Finish this section with an overhand knot on the shoulder straps.
Drop the excess rope for the moment; you will use it afterwards.

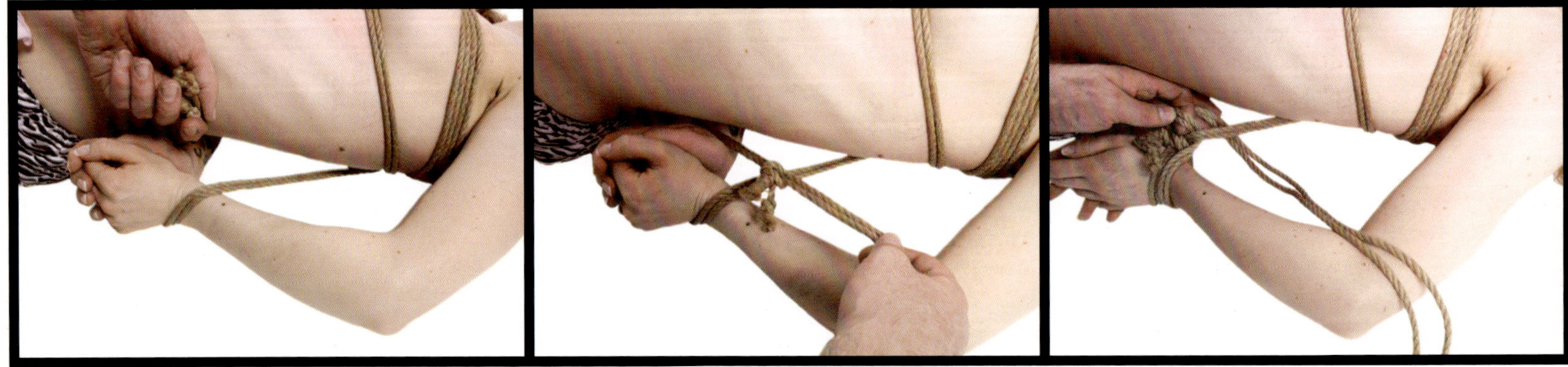

Positionner votre modèle au sol sur le dos, les mains légèrement sur le côté.
Faire un premier tour sur les mains, puis un deuxième, tout en prolongeant votre corde si nécessaire.
Venir reprendre l'ensemble des cordes du poignet et faire un nœud de blocage.
Le but étant d'appliquer la technique apprise au chapitre 2 pour ne pas bloquer la circulation, mais cette fois dans la continuité du travail.

Position your model on the floor, lying on her back, with her hands slightly aside.
Wrap the rope around the hands twice, while extending your rope if necessary.
Using the whole wrap on the wrist, tie an overhand knot.
Use the technique from chapter 2 to avoid cutting off her circulation.

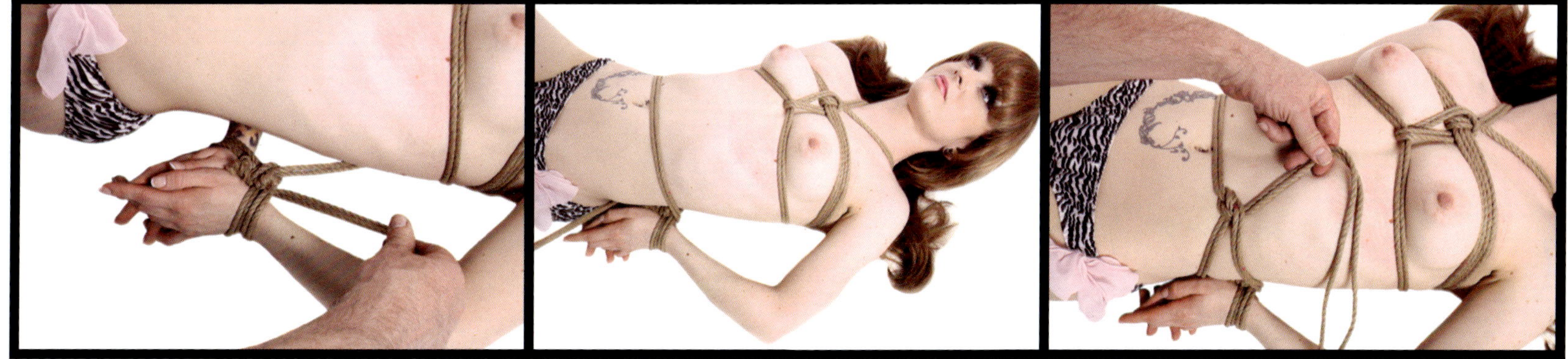

Appliquer une tension dans le sens qui maintient les mains sur le côté.
Faire un tour sur la taille.
Puis reprendre le tour de taille avec la « boucle de tension », en repartant vers la poitrine.

Apply tension upward, then wrap the rope around her waist.
Bring this wind around the waist with its "tension loop" up to the chest.

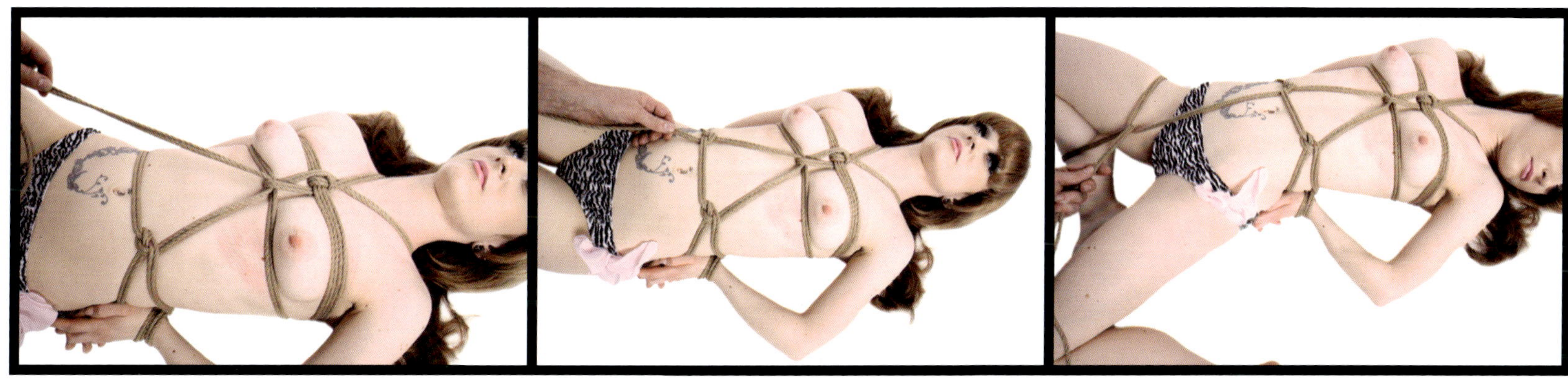

Passer dans la boucle au niveau de la poitrine.
Mettre en tension, puis refaire un passage au niveau de la taille, toujours en utilisant la « boucle de tension ».
Descendre vers la cuisse et effectuer un tour dessus, avant de remonter vers la corde située entre les poignets et la taille.

Tuck the rope through the loop on the chest.
Apply tension by taking the wind around the waist on the other side, always using the "tension loop".
Bring the rope down to her thigh and wrap it around once. Bring the rope up to the wind located between the wrists and the waist.

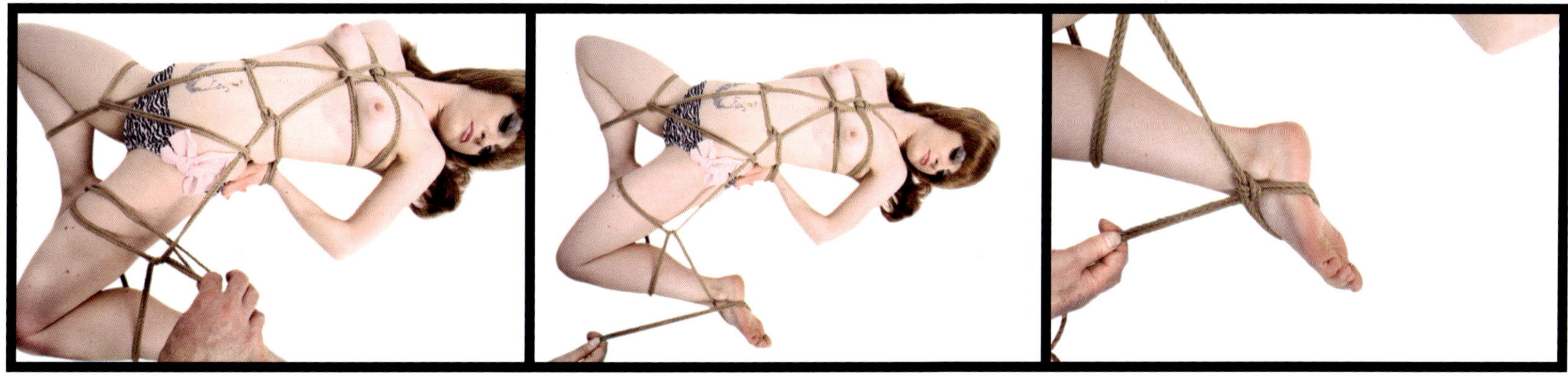

Prendre l'autre jambe de la même façon en travaillant dans la continuité.
Faire un tour sur le pied, tout en utilisant la « boucle de tension ».

Bind the other leg the same way.
Finish this part by wrapping the rope once around the foot using the "tension loop".

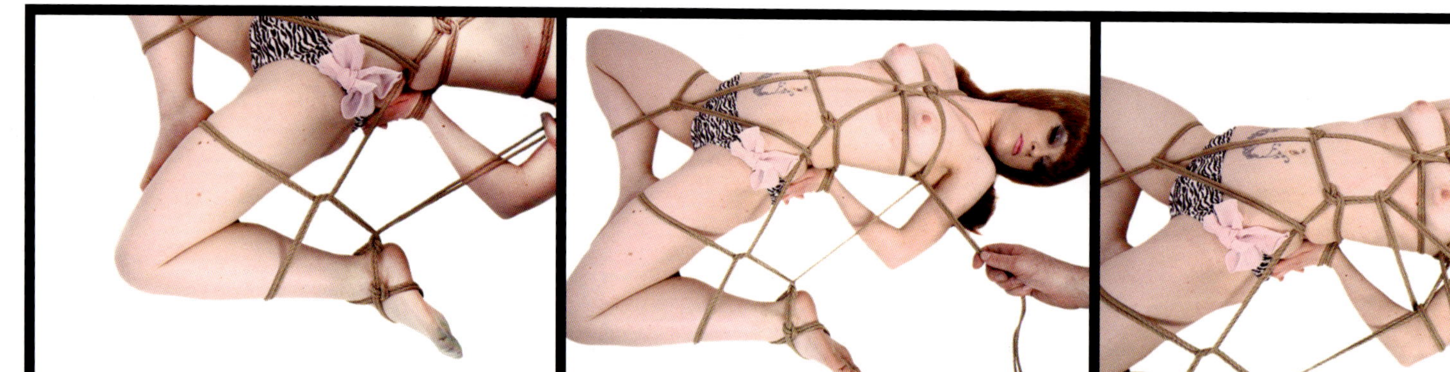

Venir reprendre un autre point de tension en passant derrière la cheville.
Remonter jusqu'à la corde de dessus de poitrine.
Faire un premier tour sur le bras, puis un deuxième un peu plus bas, tout en reprenant la corde qui montait jusqu'à la poitrine.
Continuer en reprenant une tension dans la corde entre la taille et la poitrine.

Create another tension point behind the ankle.
Bring the rope up to the upper wrap on the chest.
Wrap the rope once around the arm, then again a little lower, while utilizing the rope that went up the chest.
Apply tension on the rope between her waist and breasts.

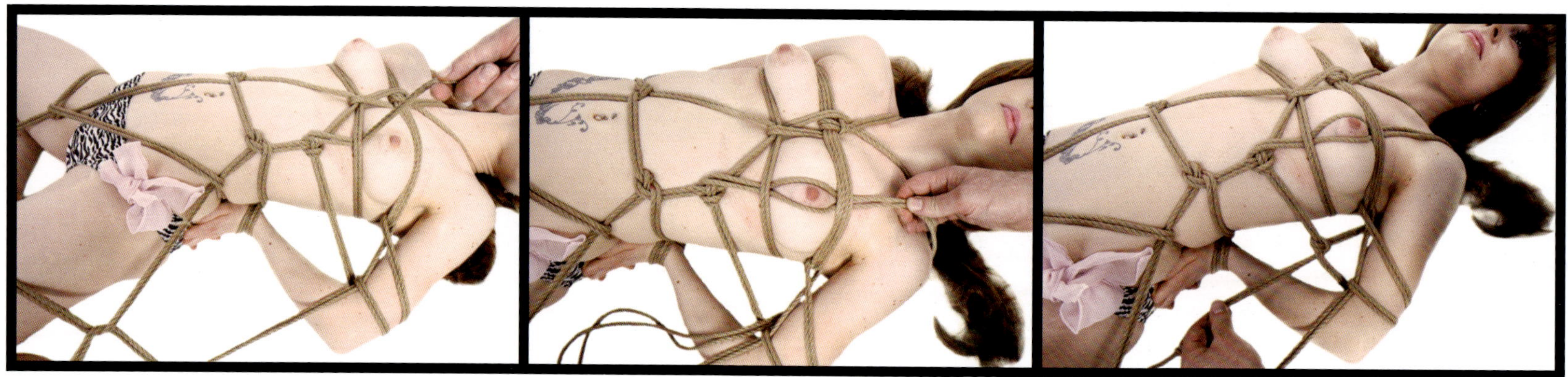

Remonter sur le sein en passant sous les cordes de dessous et dessus de poitrine.
Passer derrière l'épaule.
Venir reprendre la corde entre le coude et le corps avec une « boucle de tension ».

Bring the rope over her breast as you tuck it under the lower and upper wraps on the chest.
Bring the rope over the shoulder.
Take the rope between the elbow and the body with a "tension loop".

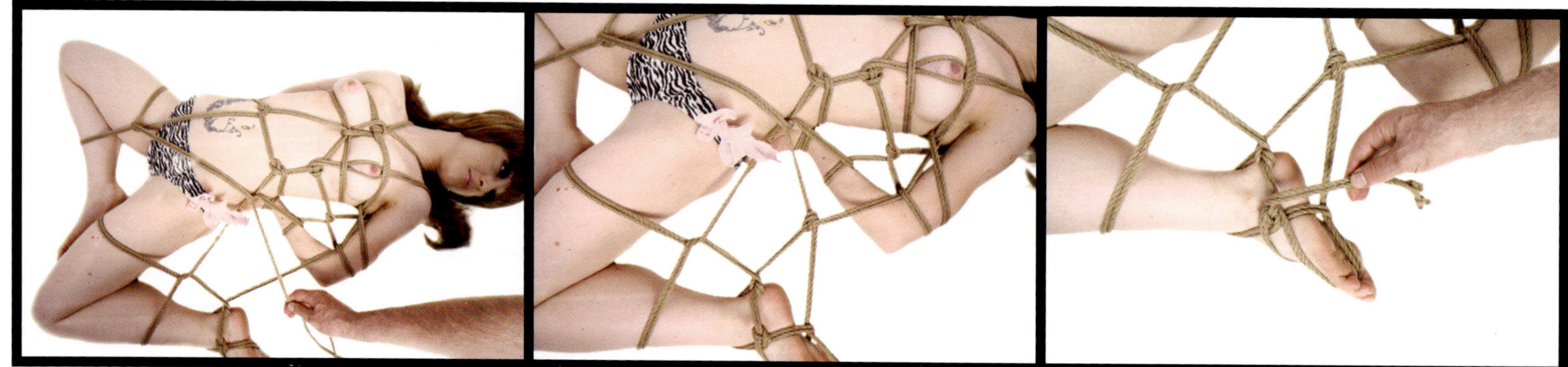

Faire un tour sur le poignet et repartir en tension sur la corde située sous la taille. Prendre une nouvelle tension avec une « boucle de tension » sur la corde entre le coude et le pied. Passer sous la corde au niveau de la voûte plantaire, puis entre les doigts de pied. Reprendre une tension sur le côté du pied puis finir par un dernier nœud de blocage.

Wrap the rope once around the wrist and bring the rope back in tension using the rope running along the hip. Create a new "tension loop" on the rope between the elbow and the foot. Tuck this rope under the one located at the arch of the foot, then run it between the toes. Adjust the tension on the ankle then finish the piece with an overhand knot.

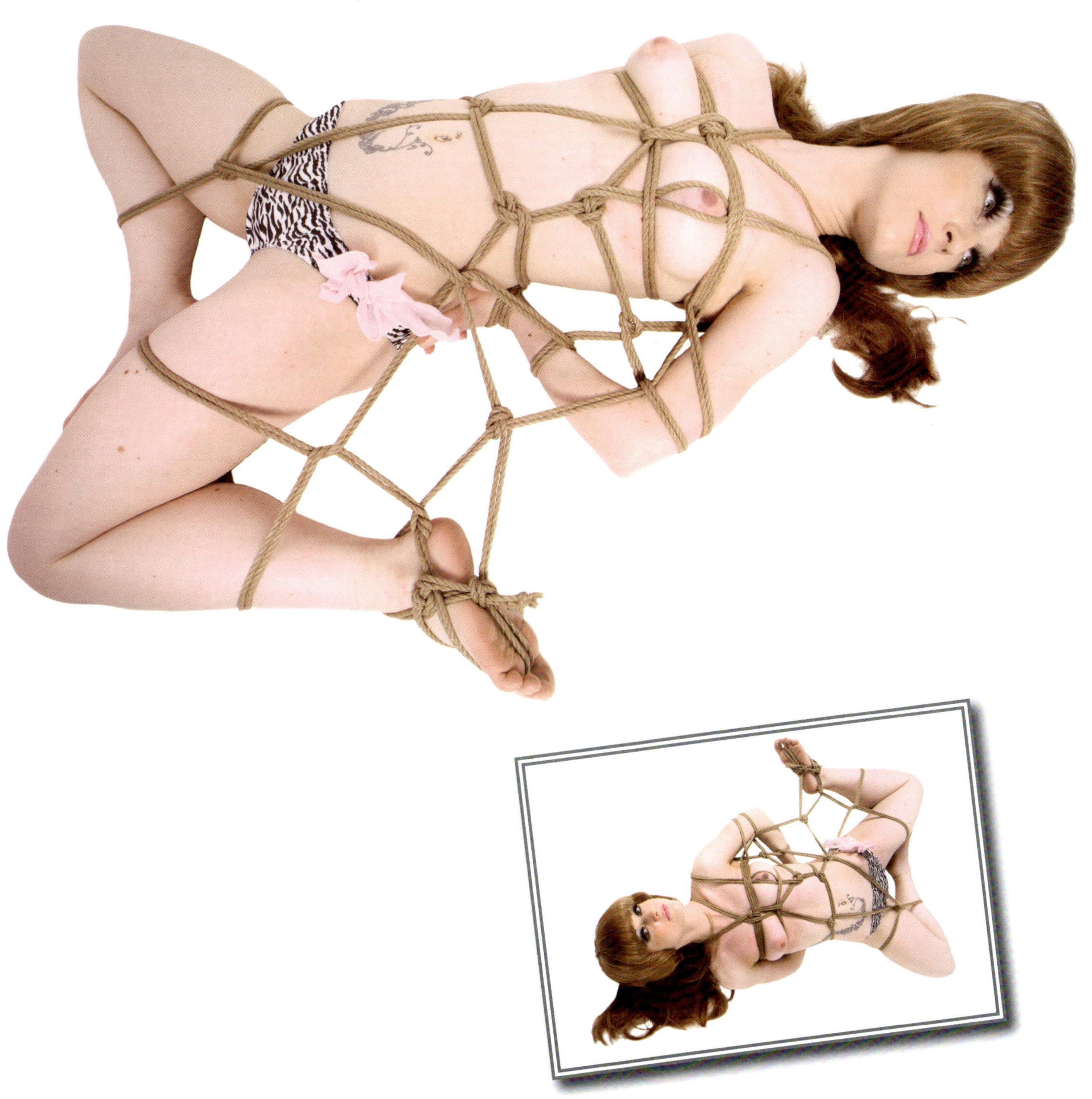

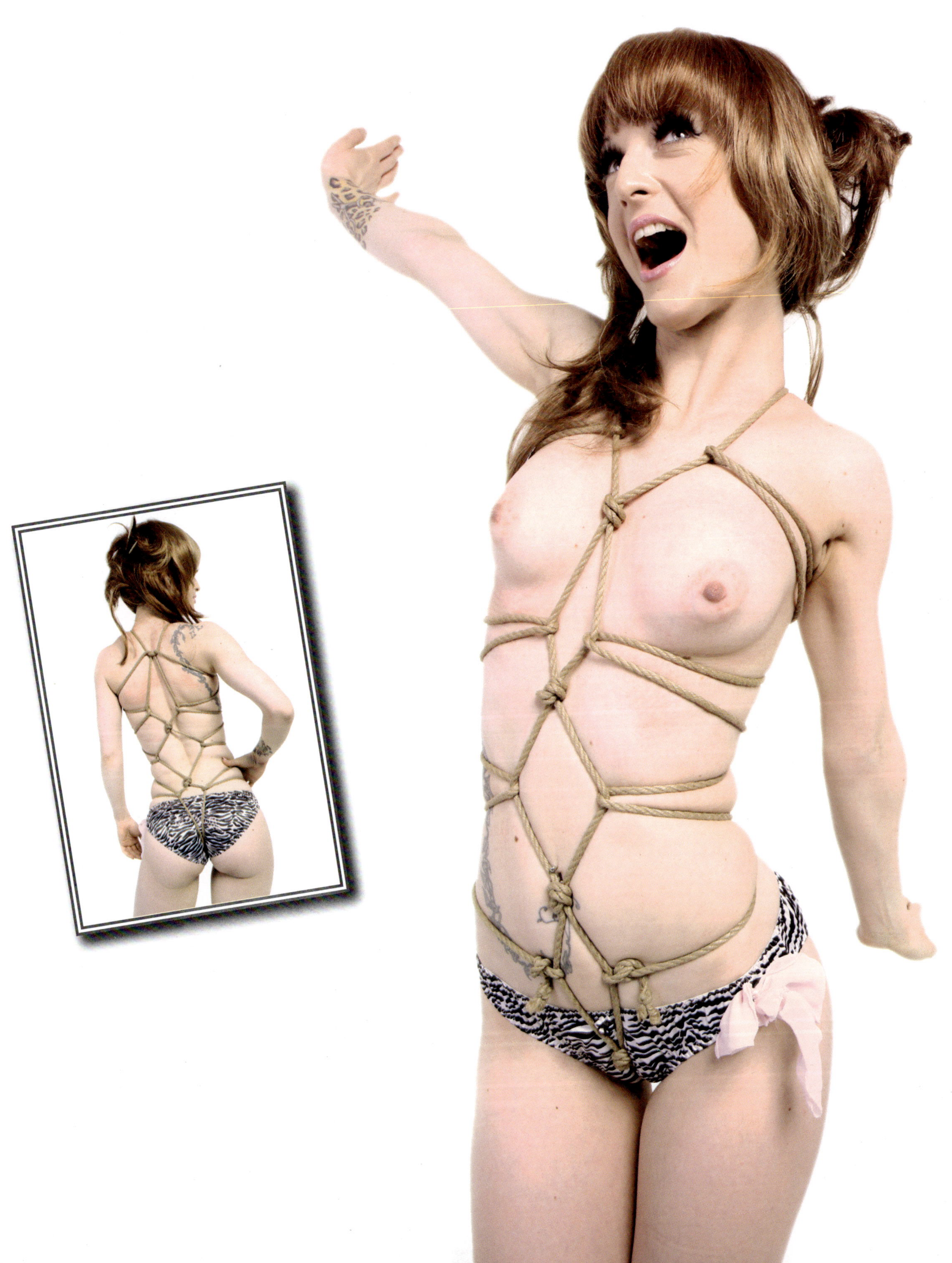

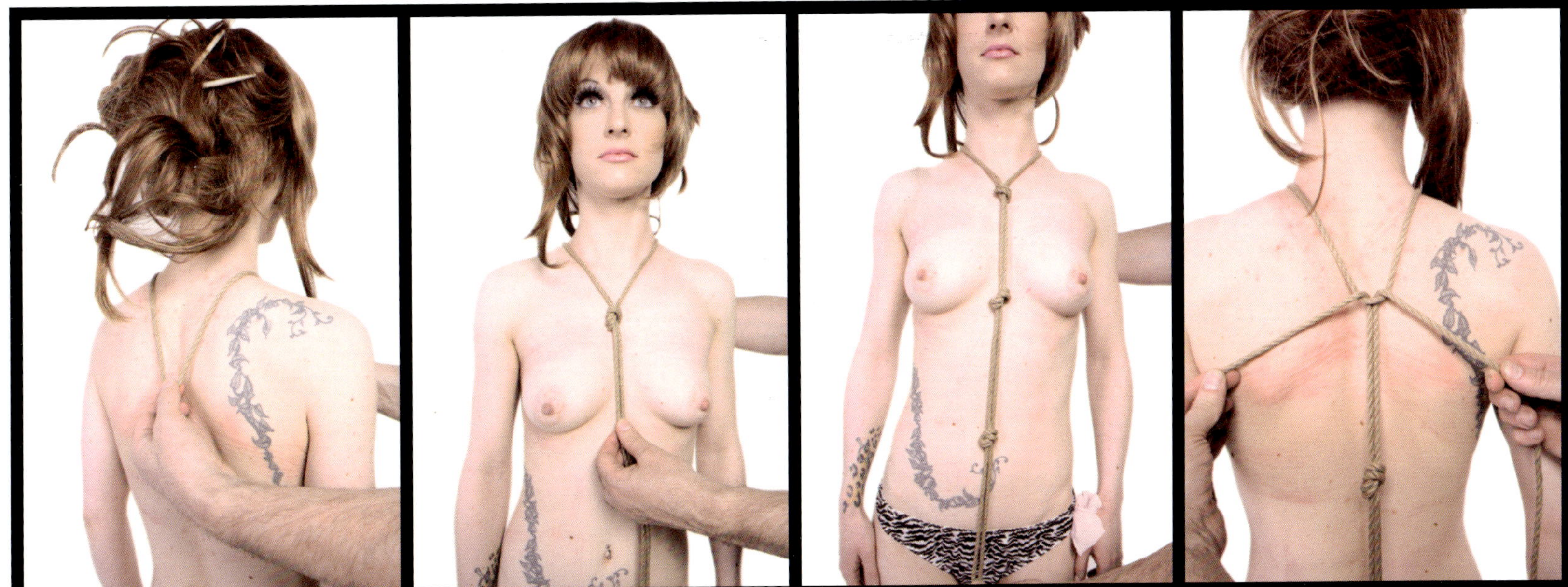

Partir du milieu de corde en le maintenant au niveau des dessous de bras. Faire un premier nœud simple sous le cou, un second en dessous de la poitrine, puis un troisième à égale distance entre l'entrejambe et celui du dessus. Passer dans l'entrejambe et remonter la corde dans le dos. Faire un nouveau nœud au niveau de la taille puis un dernier entre la taille et le point de départ. Mettre la corde en tension tout en séparant les 2 brins.

Start at the rope's center point while holding it between the shoulder blades, level with the armpits. Tie an overhand knot below the neck, a second one below the bust, then a third one midway between the crotch and bust. Run the rope down between her legs and bring it up along the back. Tie another knot at waist level, then a final one between the waist and starting point. Get the rope in tension by splitting its ends apart.

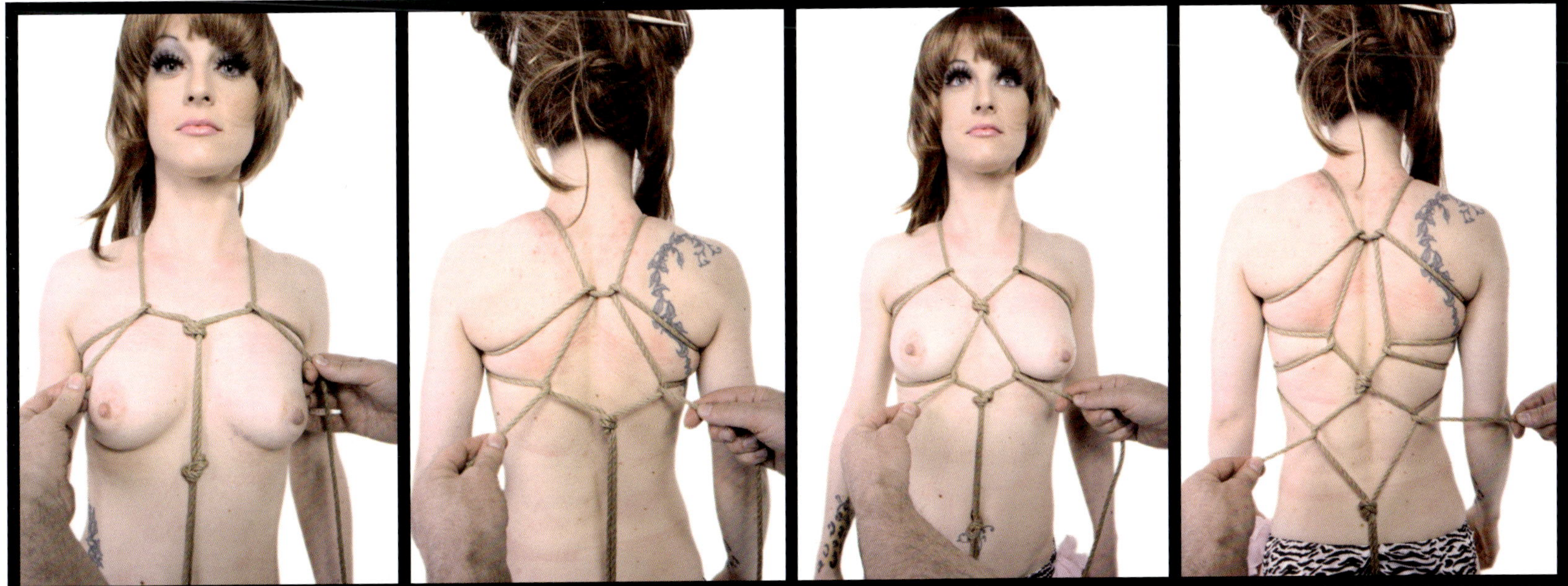

Passer chaque corde symétriquement sous la corde arrivant des épaules. Mettre en tension, puis repartir dans le dos en venant prendre la corde pour en séparer les 2 brins. Répéter l'opération devant et ainsi de suite. Finir chaque corde individuellement par un simple nœud de blocage.

Tuck each rope symmetrically under the "necklace". Apply tension, then return to the back to split the rope's ends apart. Do the same on the front, and repeat. Finish each rope separately with an overhand knot.

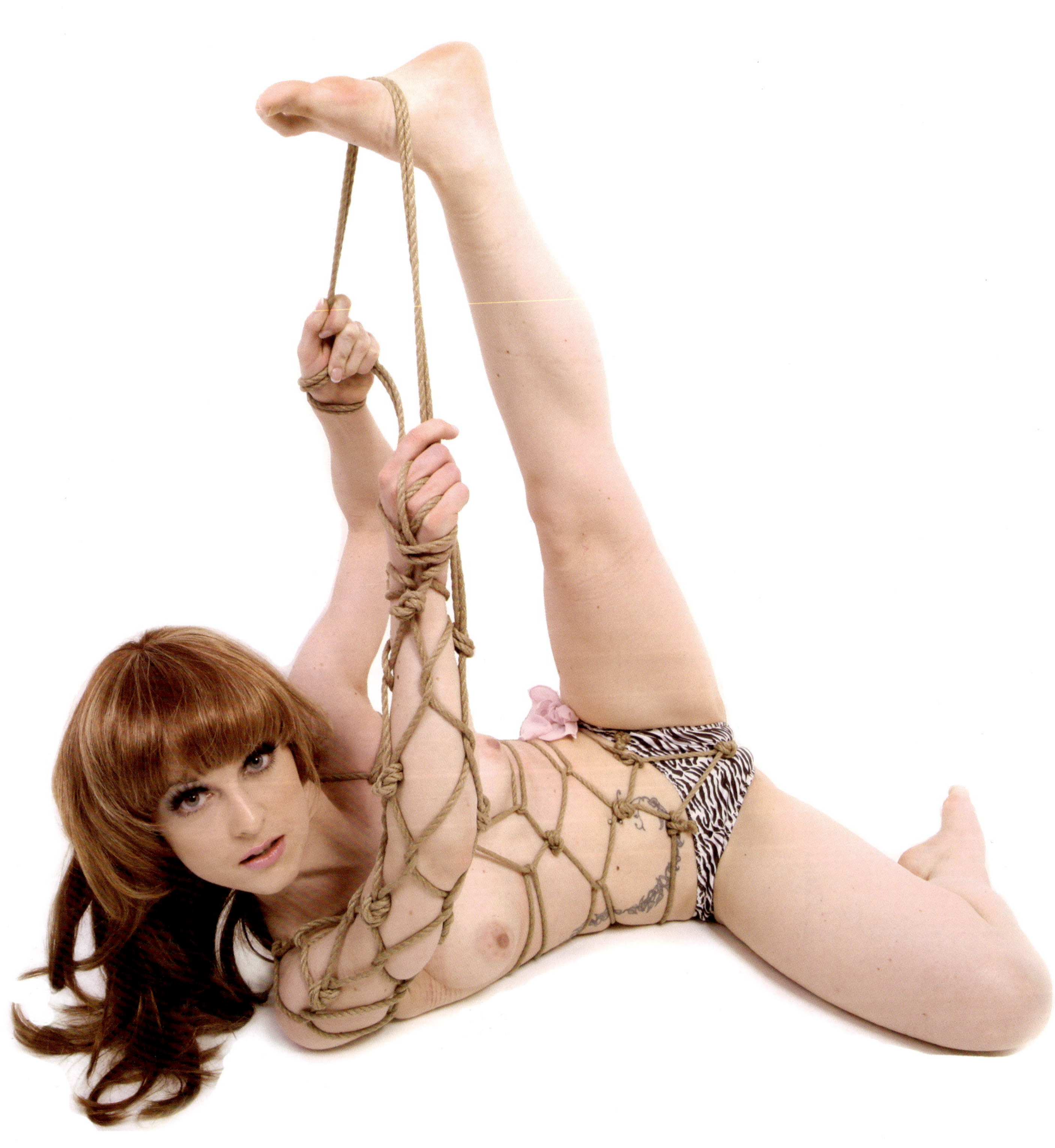

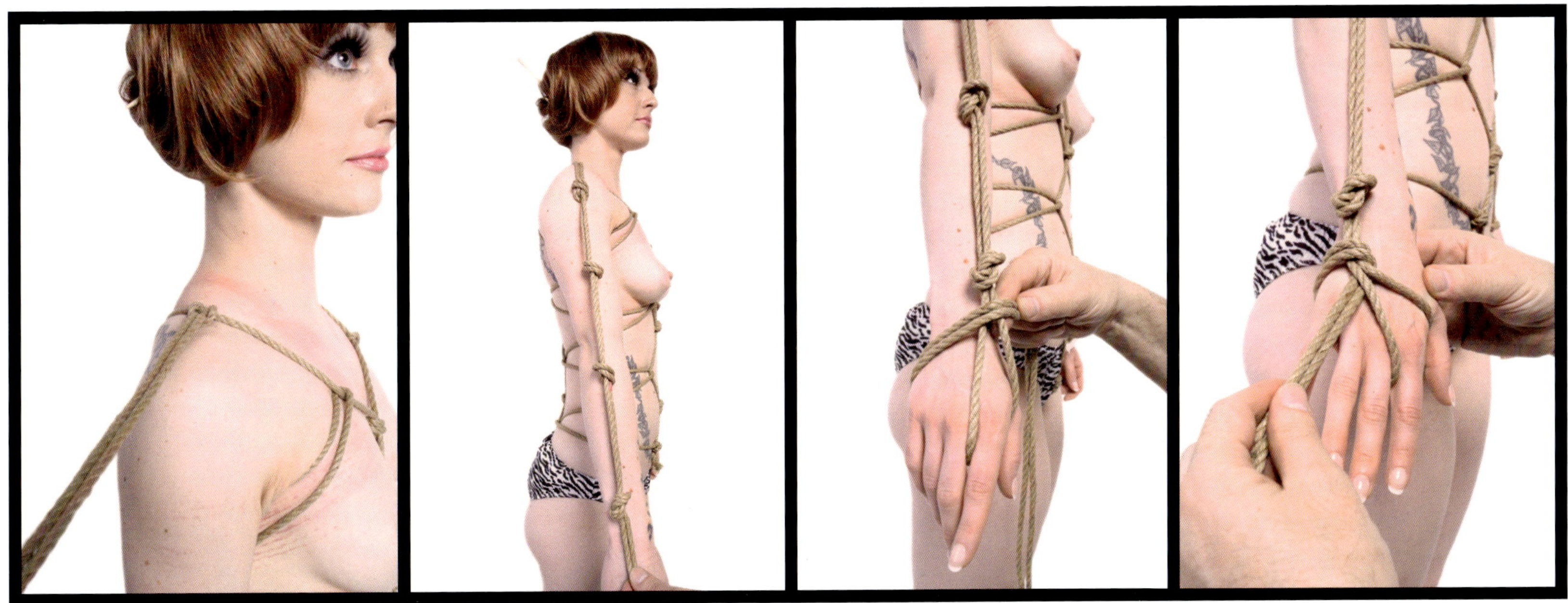

Démarrer par un nœud coulant en reprenant sur le « karada de base » (voir page 61) au niveau de l'épaule.
Faire une série de quatre nœuds en les espaçant régulièrement.
Séparer les 2 brins de la corde autour de l'index, faire le tour au niveau du poignet pour reprendre la corde en tension.

Begin with a lark's head using the previous Karada (see p. 61) on the shoulder.
Tie a series of four regularly-spaced knots.
Split the rope ends around her index finger, wrap the rope around the wrist, and adjust its tension.

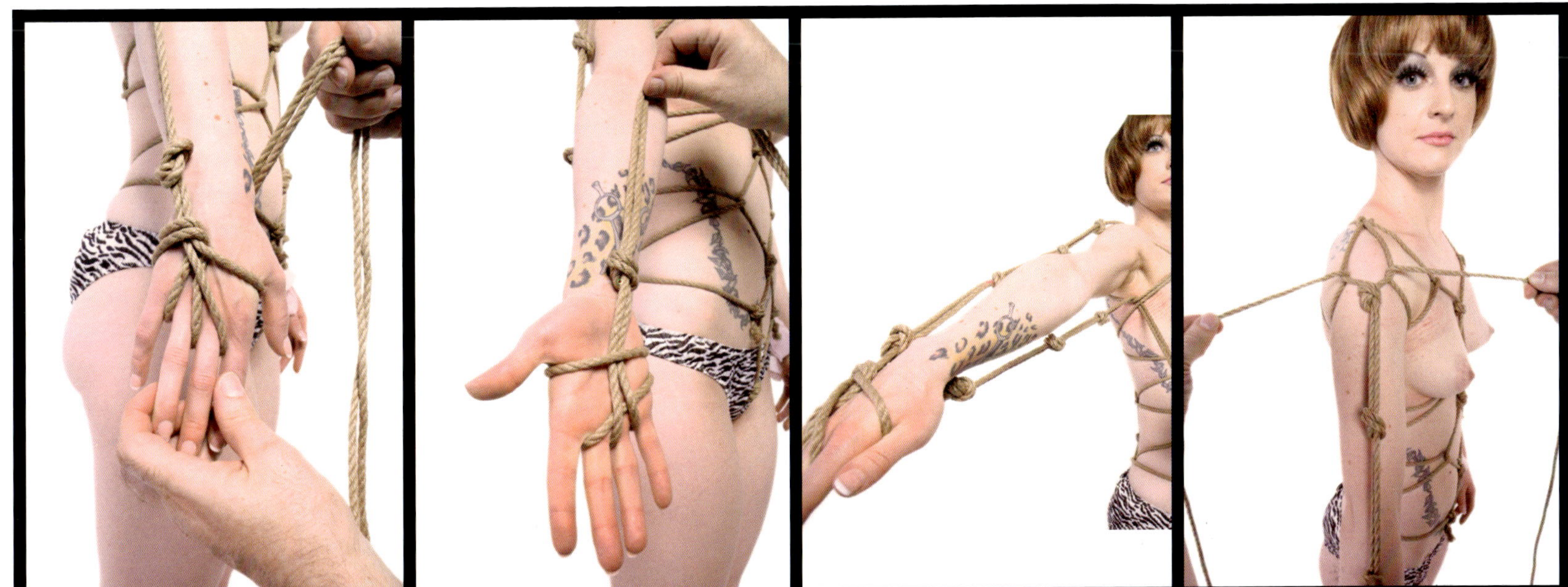

Prendre les deux derniers doigts.
À l'intérieur de la main, passer sous la corde avant de continuer la série de nœuds. Reprendre dans les cordes du « karada de base » en dessous de bras.
Séparer les 2 brins de la corde et mettre en tension en commençant au niveau de l'épaule.

Using her remaining two fingers, tuck the rope under the wind across the palm of her hand, and then continue the series of knots.
Use the ropes of the previous Karada below the armpit.
Split the ends apart and apply tension as you start on the shoulder.

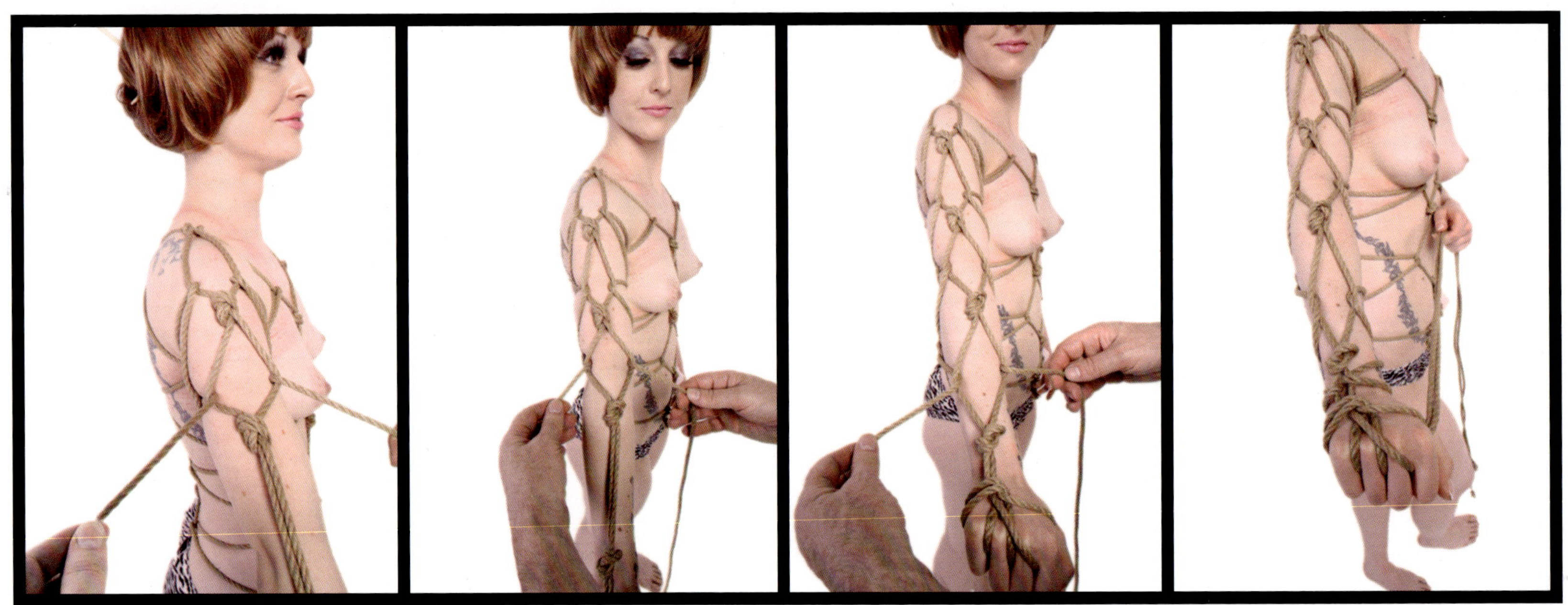

Continuer ainsi jusqu'au niveau du poignet.

Continue this technique all the way to the wrist.

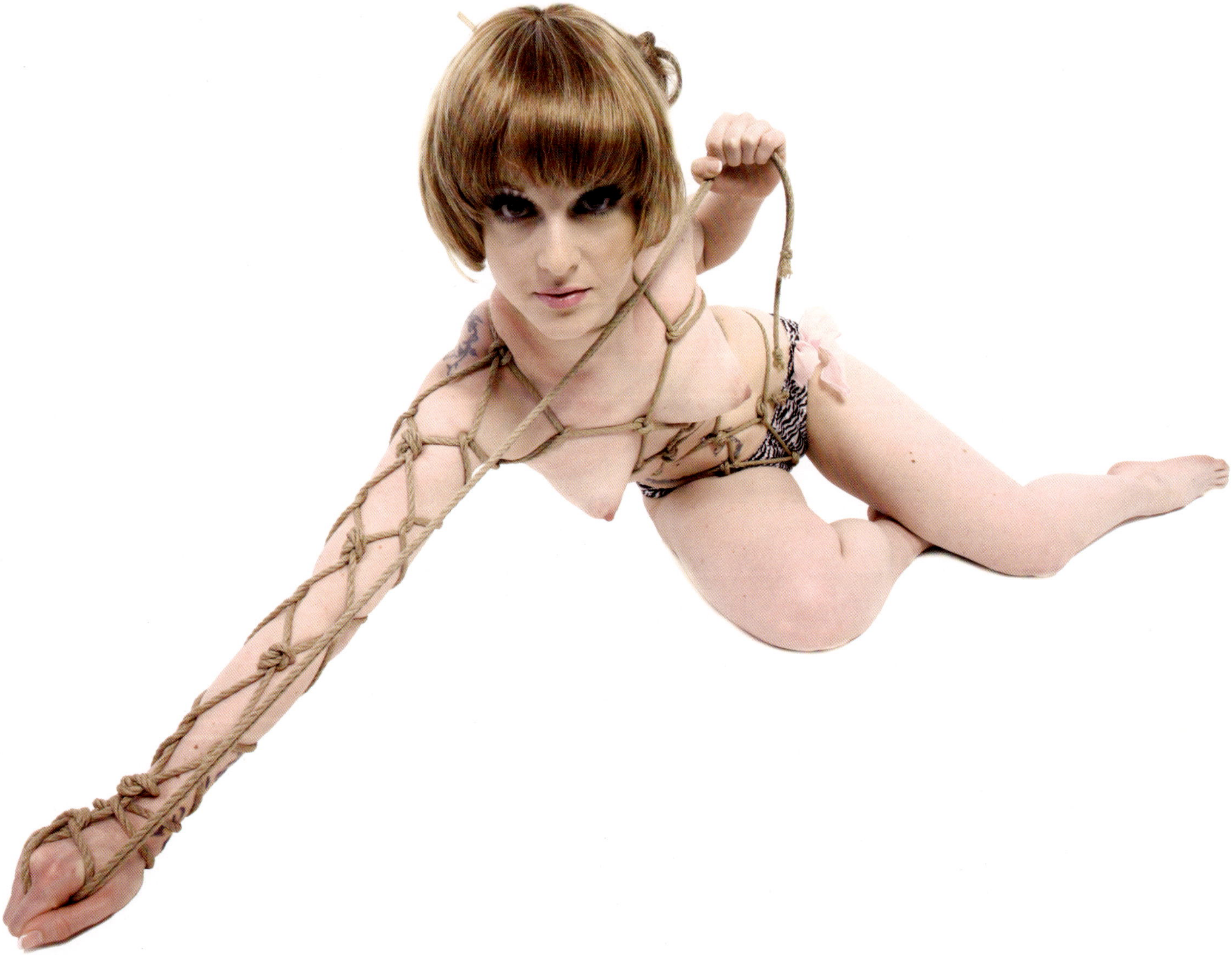

Assise, yeux et bouche pris

12

Sitting with eyes and mouth bound

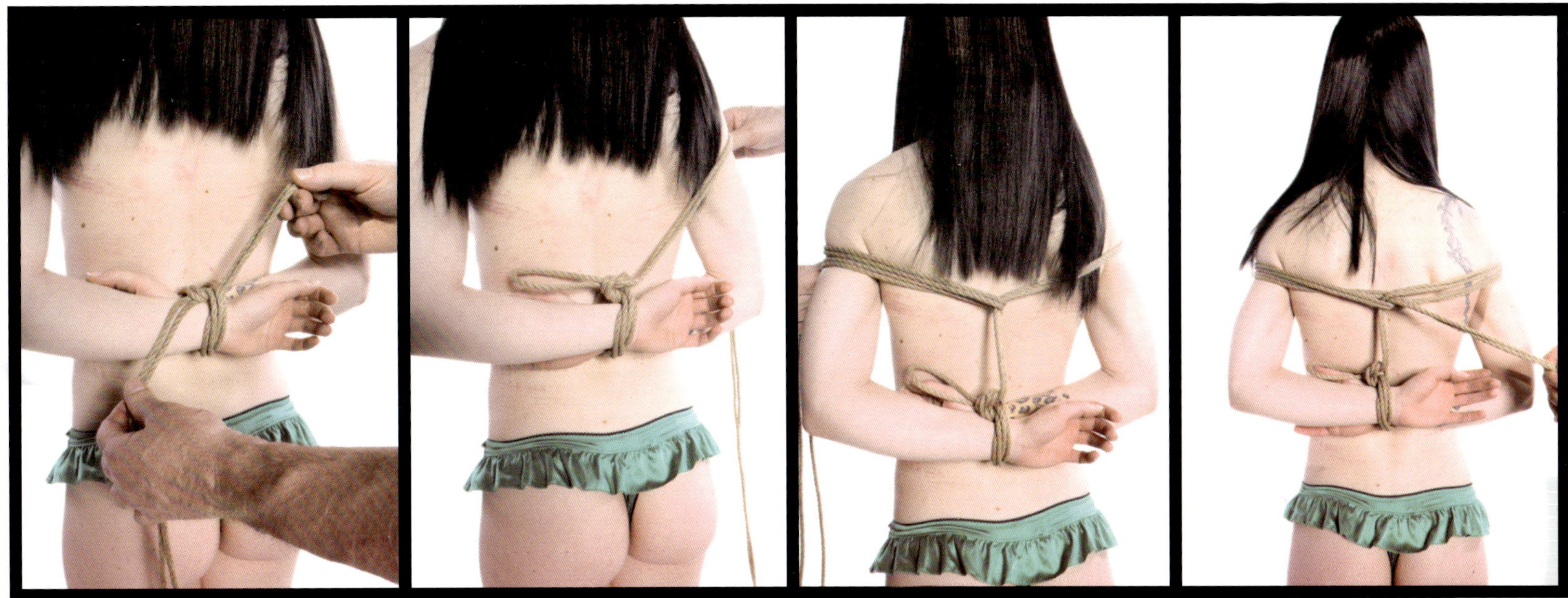

Commencer par deux tours sur les poignets, sans bloquer la circulation.
Remonter au milieu du dos, puis faire deux tours en dessus de poitrine en reprenant les tensions.

Start by wrapping the rope twice around her wrists, careful not to cut off the circulation.
Bring the rope up to her mid-back, then wrap it twice above the breasts while applying tension.

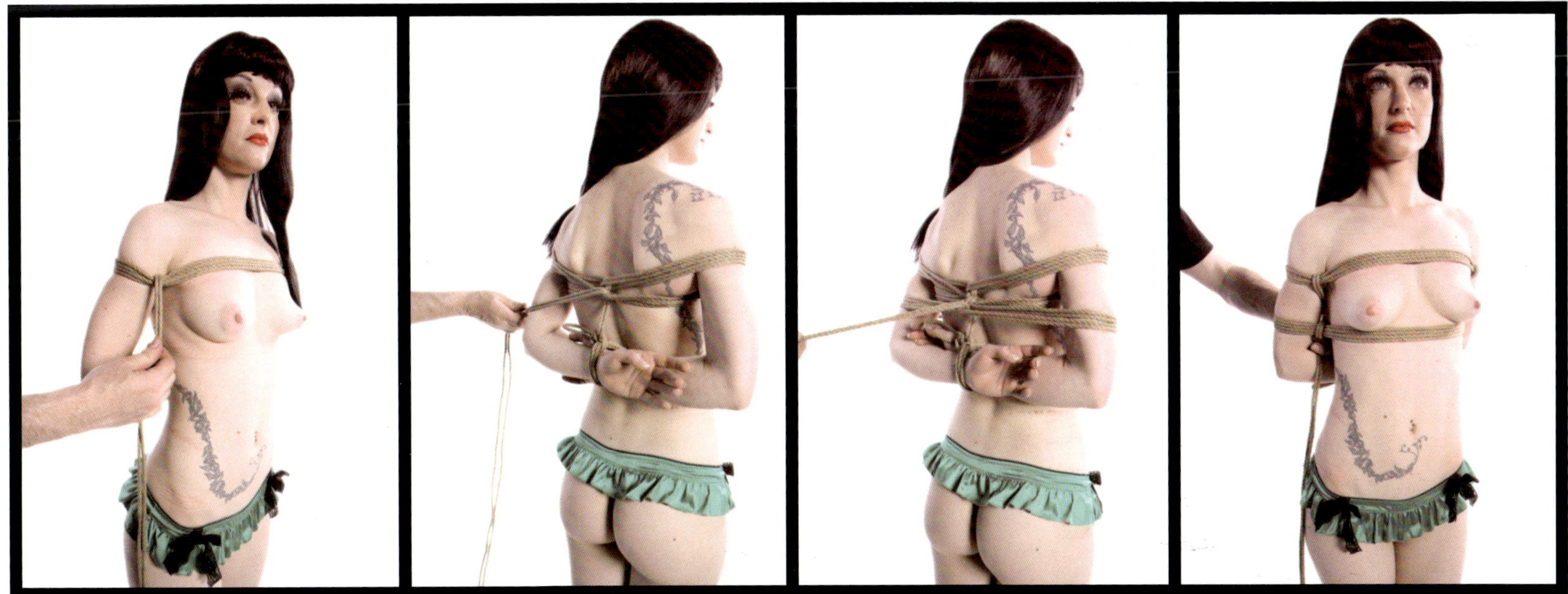

Venir sécuriser avec un passage du haut vers le bas et des deux côtés.
Continuer avec deux tours en dessous de poitrine.
Sécuriser de nouveau cette partie du travail.

Secure the rope by tucking it from top to bottom on both sides.
Wrap the rope twice below the breasts, securing it again.

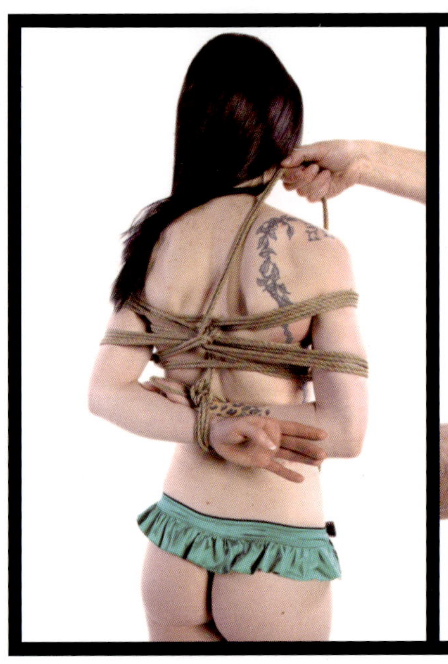
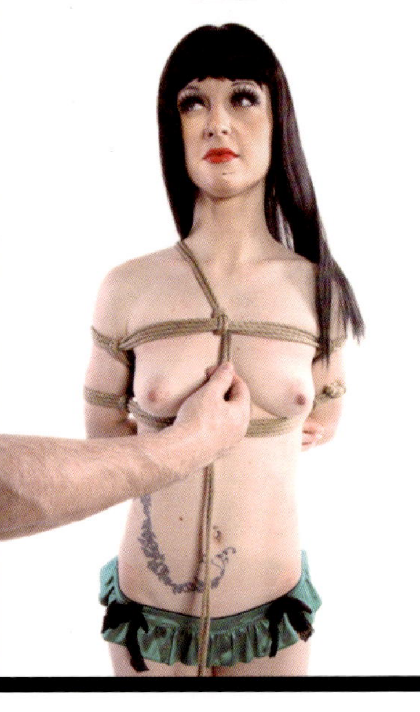
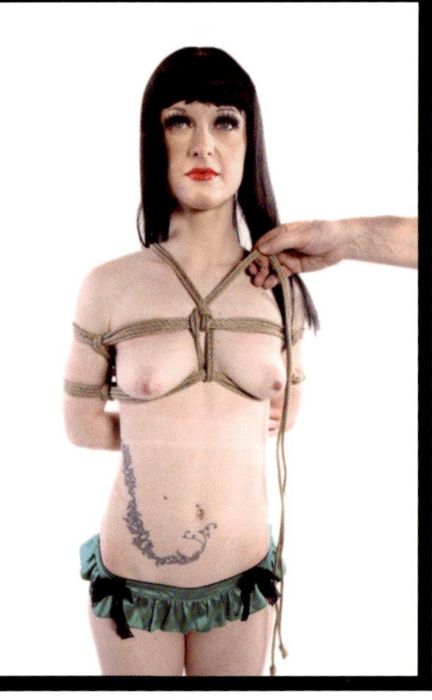
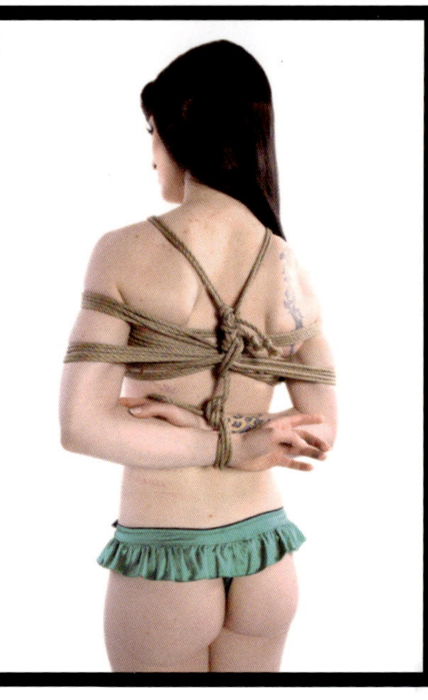

Reprendre la contre-tension au centre du dos, puis partir du côté opposé par dessus l'épaule.
Créer une « boucle de tension » sur la corde du haut de poitrine. Passer sous celle du bas de poitrine et remonter vers l'épaule sans oublier de repasser au niveau du point de tension.
Bloquer la fin de corde dans le dos.

Adjust the counter-tension in mid-back and bring the rope over her shoulder create the first strap.
Create a "tension loop" on the upper wrap. Tuck the rope under the lower wrap and create the second shoulder strap. Be sure to pass it under the first one, against the tension point.
Cinch the end of the rope behind her back.

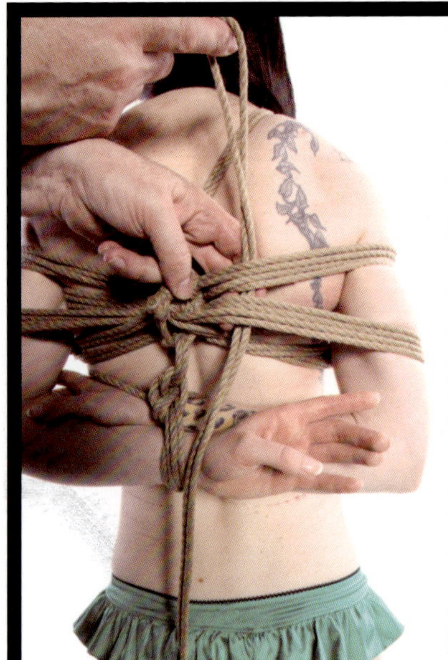
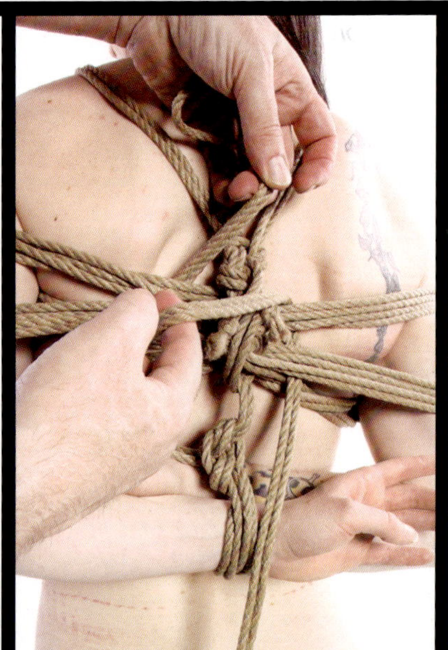
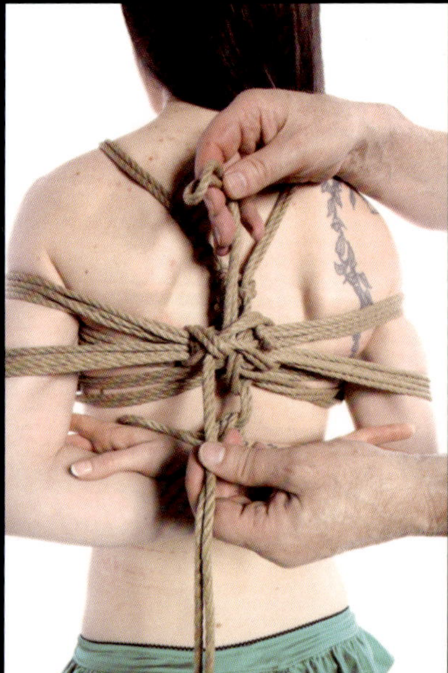
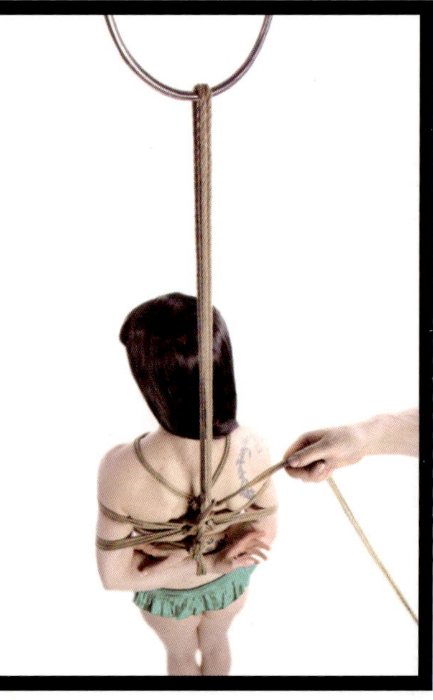

Partir avec une nouvelle corde et faire un passage en huit, c'est-à-dire sous les cordes de droite du bas vers le haut, puis de nouveau du bas vers le haut sur celles de gauche.
Reprendre l'ensemble des cordes formant le huit et faire un simple nœud, tout en laissant une boucle suffisamment grande pour être réutilisée.
Monter la corde vers le point de suspension puis venir reprendre la boucle que l'on vient de laisser en attente.

Using a new rope, create a figure eight that begins under the right-side ropes, working from bottom to top. Then once again from bottom to top over the left ropes.
Take all the ropes forming the figure eight and tie a square knot while leaving a long bight.
Bring the rope up to the suspension point then bring it back down and take the bight.

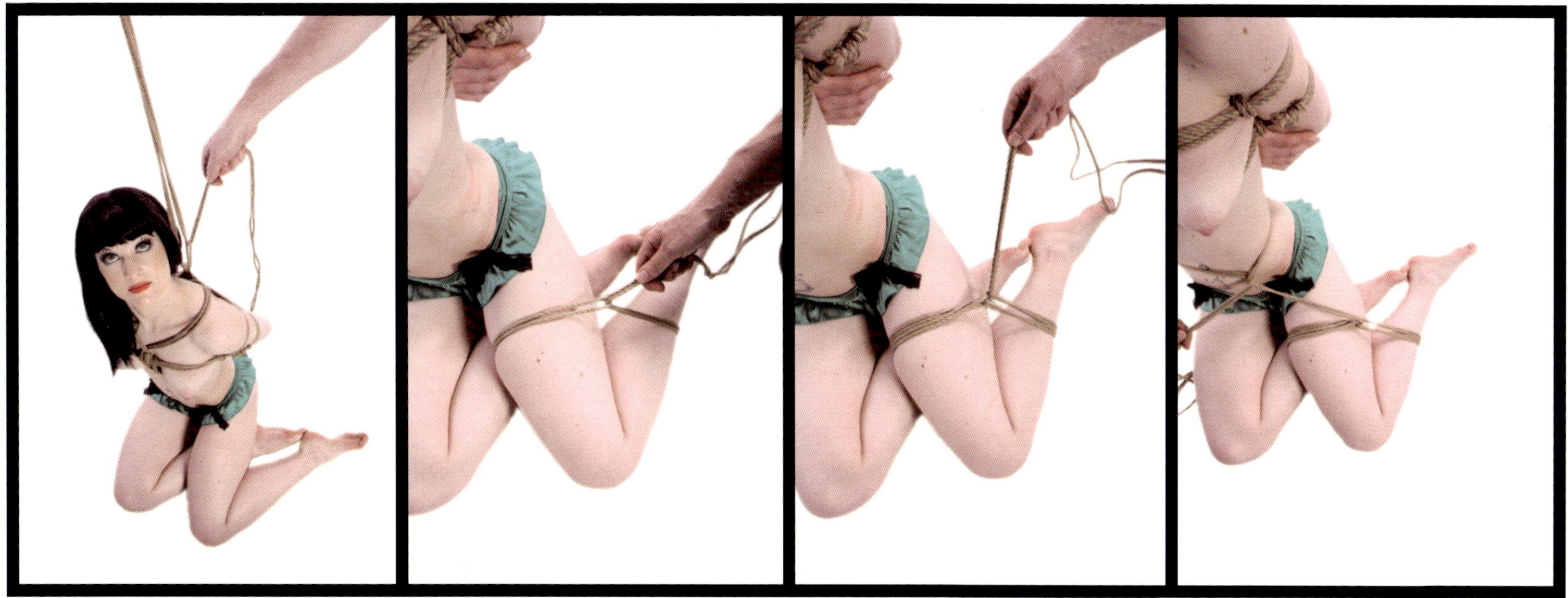

Faites asseoir votre modèle et bloquer la corde de maintien vers le point de suspension.
Faire un nœud coulant sur la jambe repliée.
Faire un deuxième tour.
Partir vers la taille, puis vers l'autre jambe.

Have your model sit down so you can cinch the retaining rope toward the suspension point.
Create a lark's head on the folded leg and wrap the rope twice.
Bring the rope around her waist, then down around the other leg.

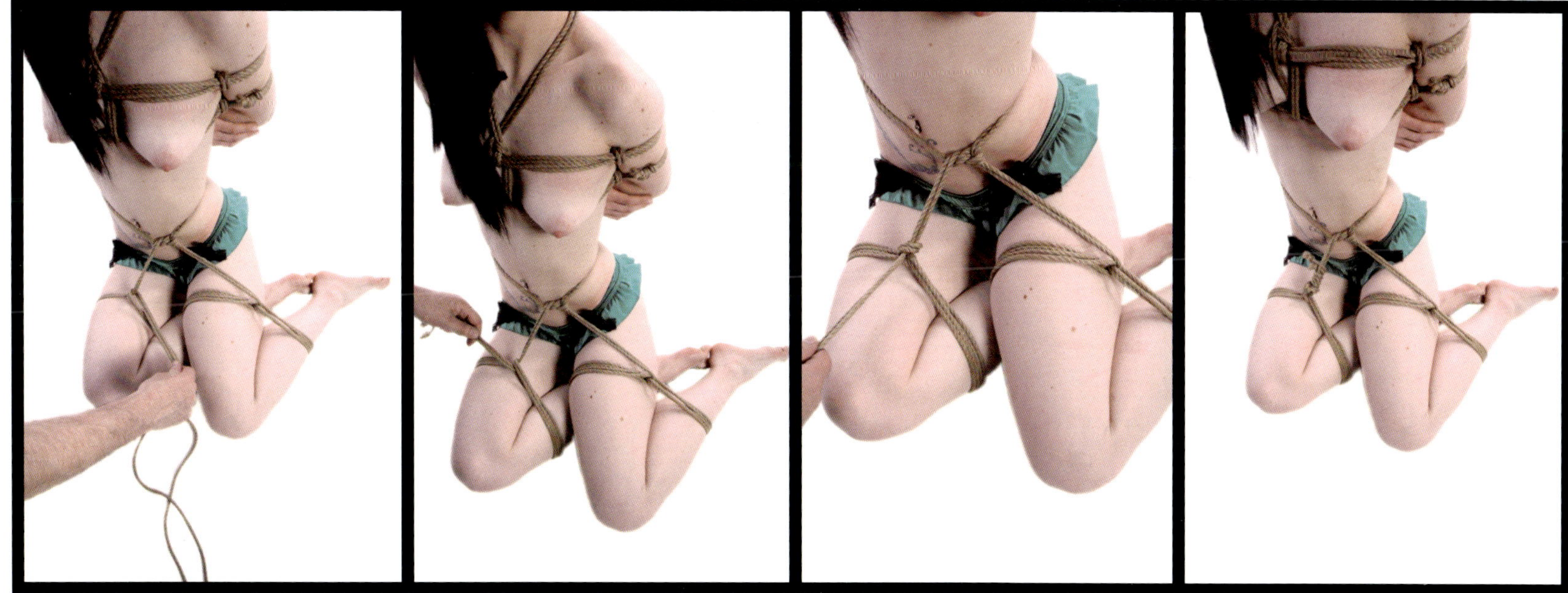

Faire un premier tour sur la seconde jambe repliée, puis un second, en appliquant les contre-tensions à chaque fois.
Faire un nœud de blocage.
Terminer votre corde en l'enroulant.

Wrap the rope around the other leg twice, applying counter-tension at each wind.
Tie an overhand knot, then finish your rope by winding it up.

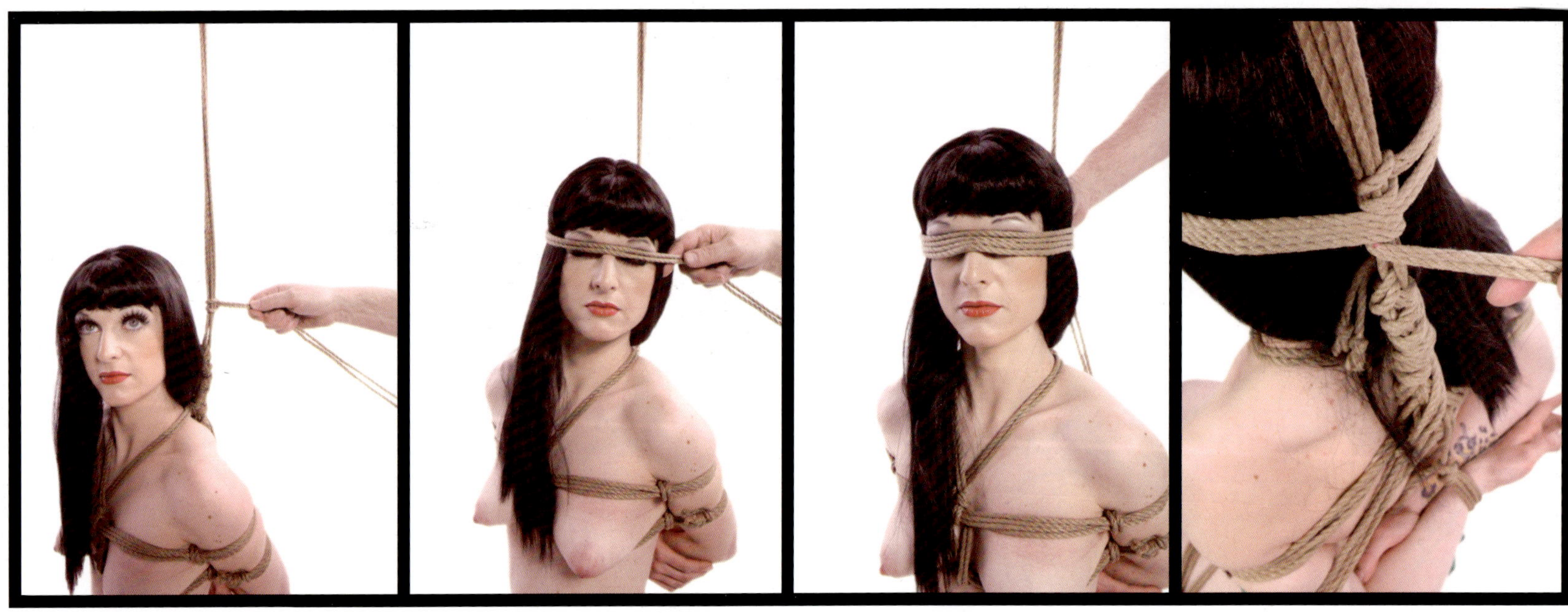

Redémarrer une nouvelle corde par un nœud coulant pris sur la corde allant au point de suspension, et ce, à hauteur des yeux du modèle.
Faire un premier tour, puis un deuxième, tout en reprenant les tensions entre deux.

On the rope that goes to the suspension point, use a new piece of rope and create a lark's head at the model's eye-level.
Wrap the rope very gently over her eyes twice, adjusting the tension between the two.

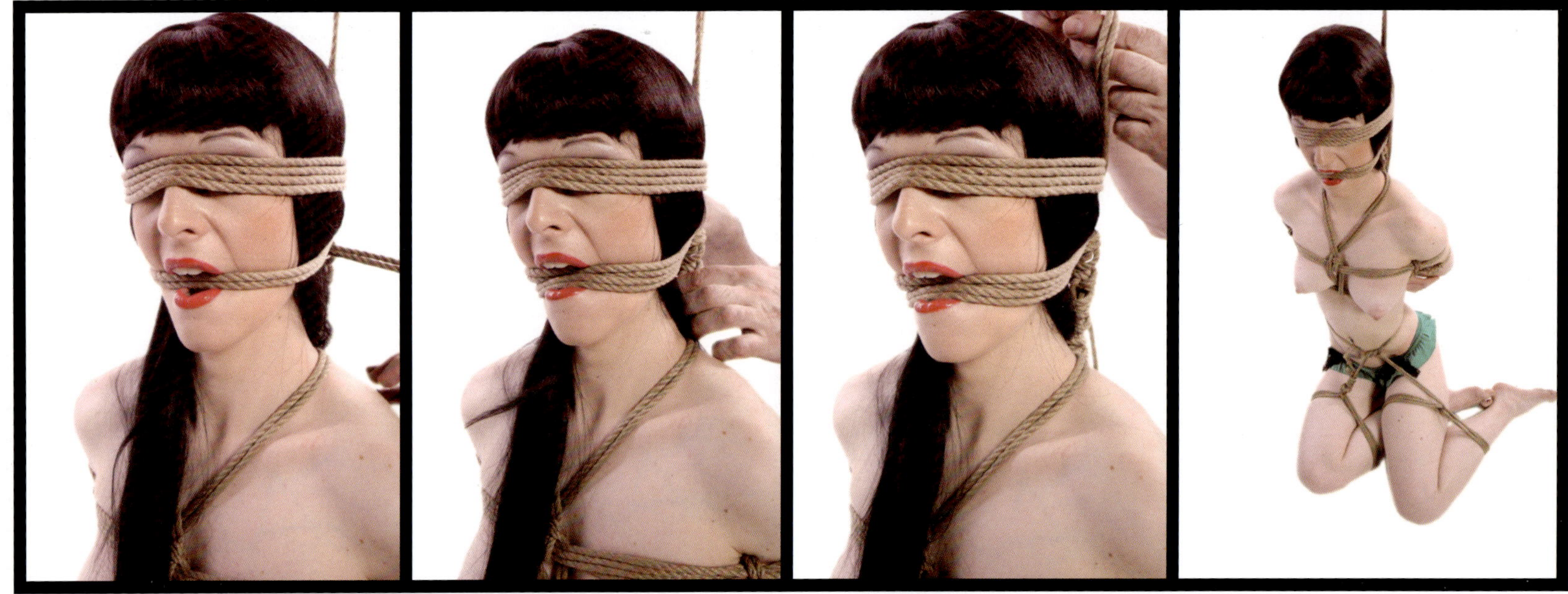

Continuer cette fois avec la bouche, deux tours également
Finissez en bloquant le reste de la corde.

Tout le travail sur cette partie du corps doit évidemment être effectué en douceur et avec la plus grande précaution.

Wrap the rope around her head and carefully between her lips (to open her mouth) twice. You'll finish by cinching the rest of the rope.

It's extremely important that all the work on and around her head, face and neck must be done gently and with great care.

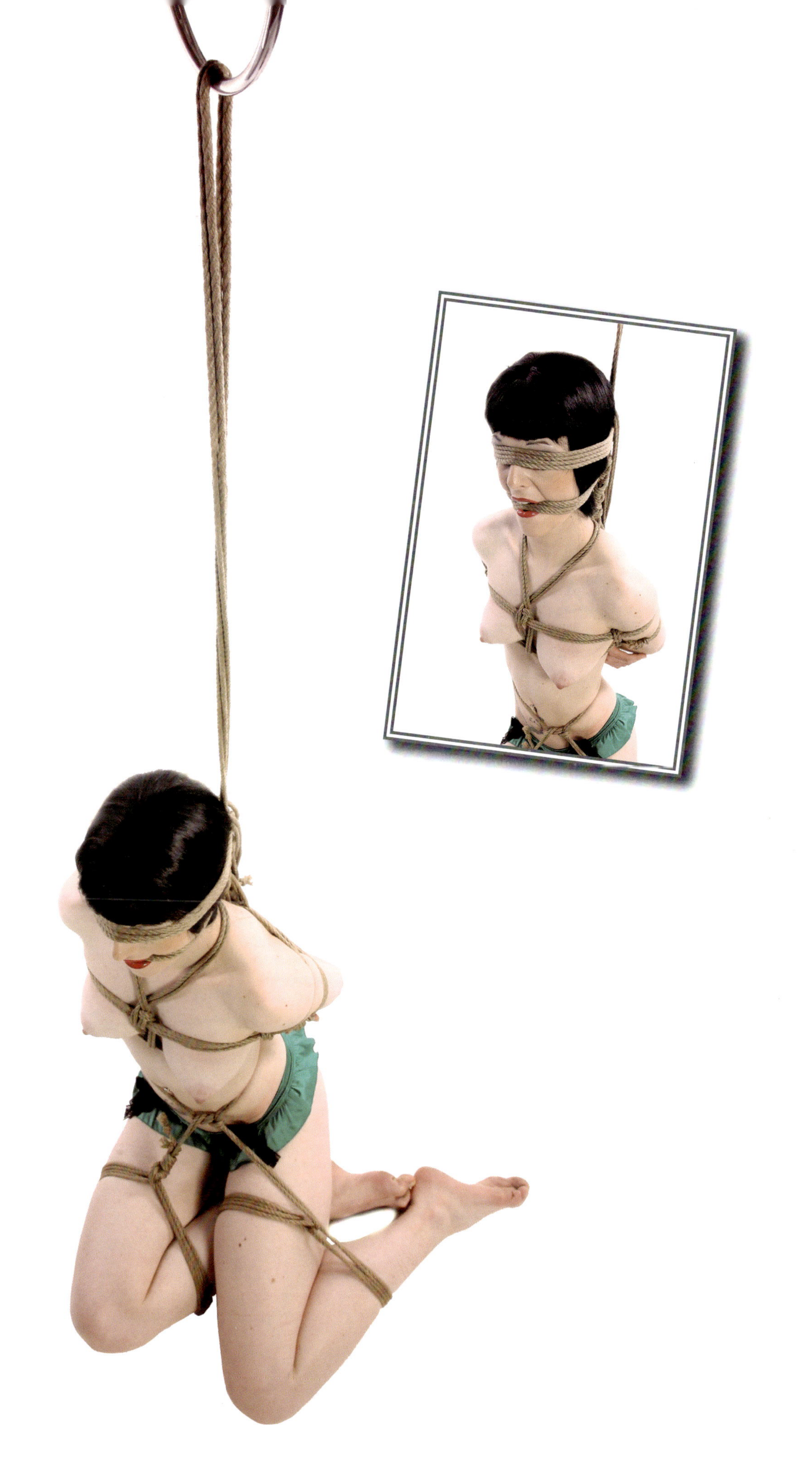

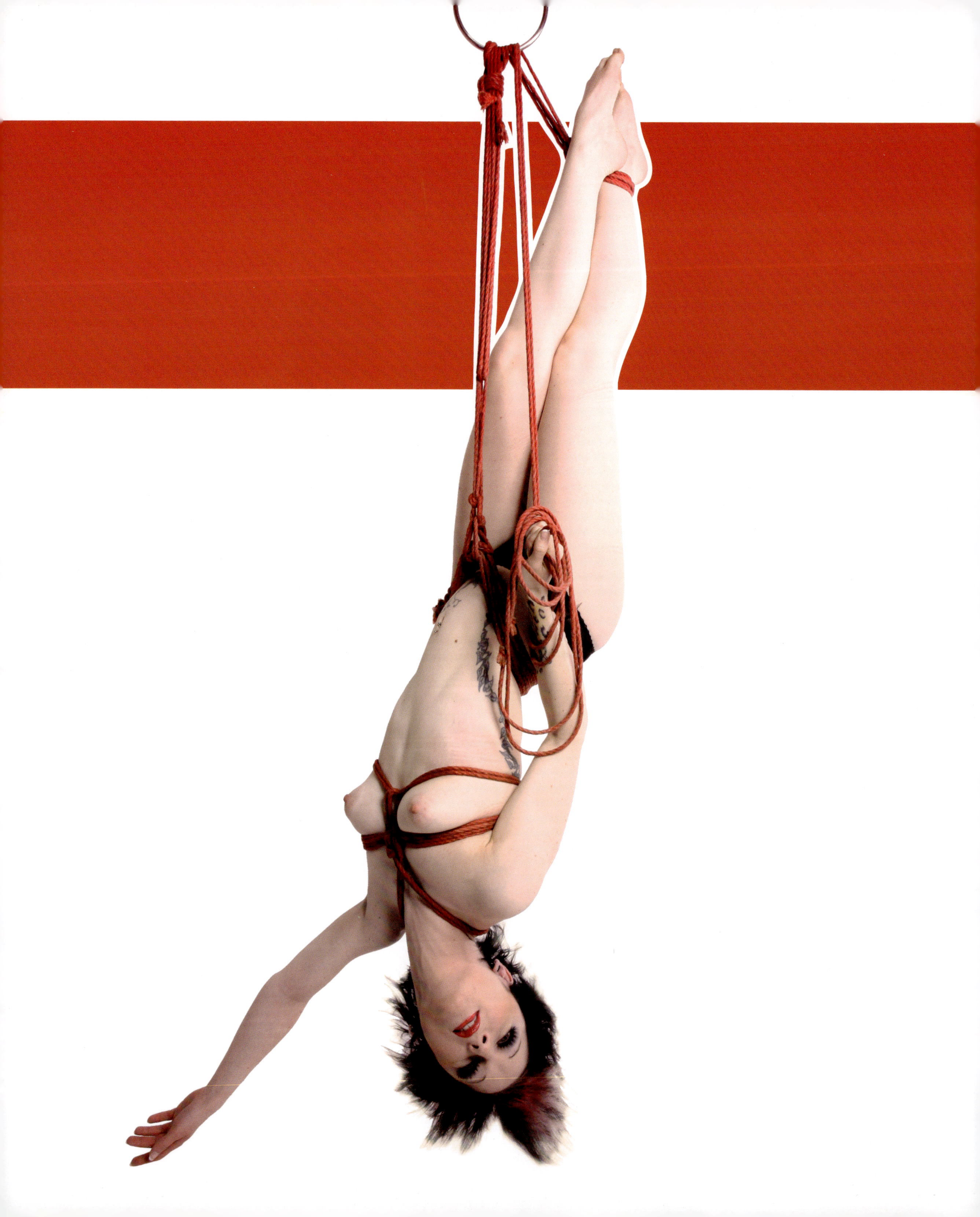

les suspensions

Rope suspensions

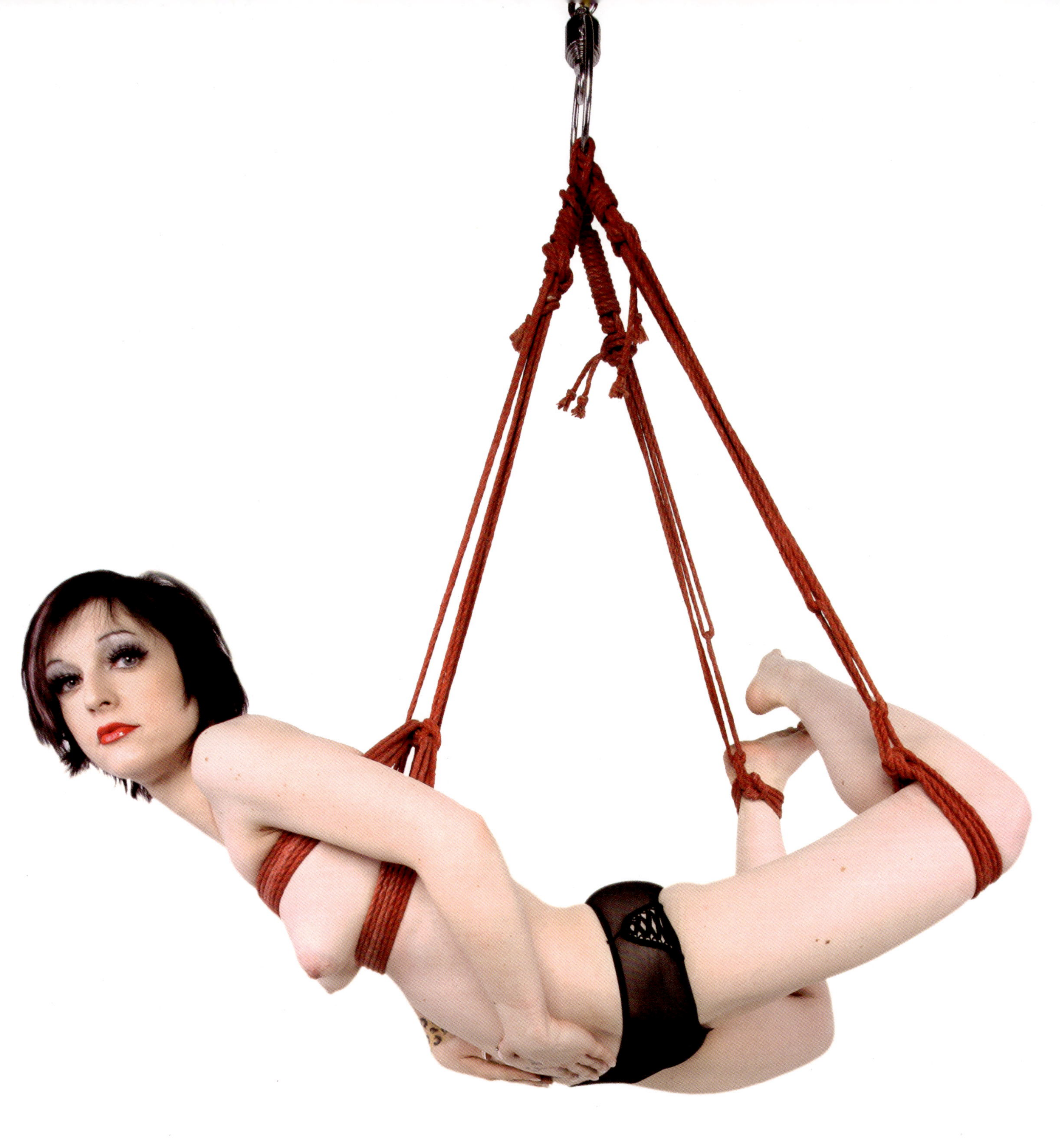

Suspension dos

13

Back suspension

Avant de réaliser les suspensions, relire le paragraphe « Sécurité et conseils » en page 14.

Before you attempt any suspension Shibari, re-read the "Safety and advice" section on page 14.

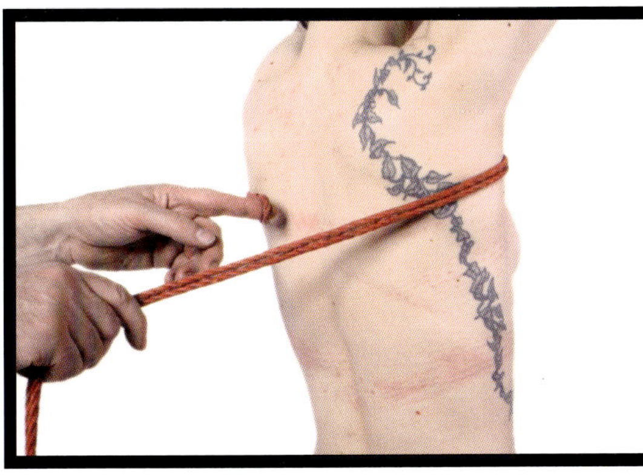
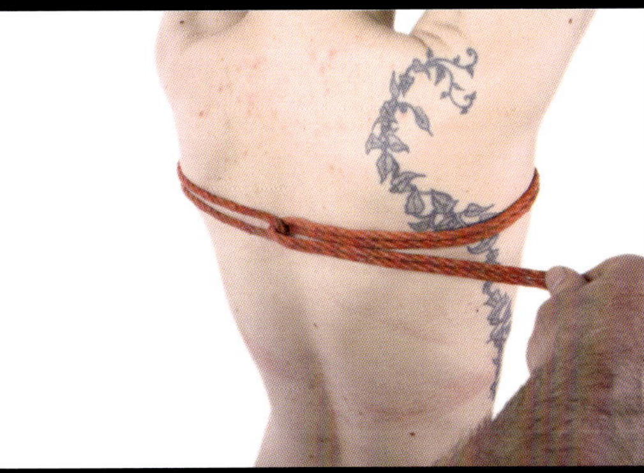
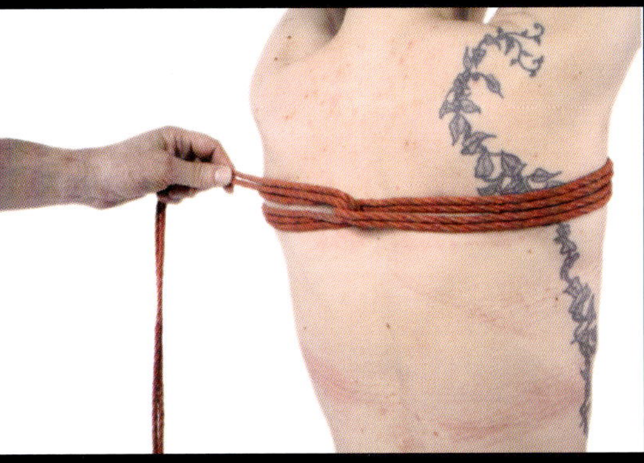

Commencer au-dessus de la poitrine avec un nœud coulant dans le dos.
Reprendre la tension et effectuer un deuxième tour.

Start above the breasts, and create a lark's head behind her back. Adjust the tension and wrap the rope a second time.

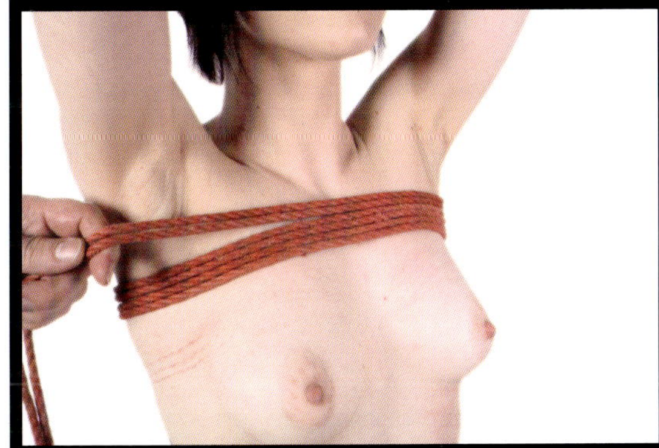
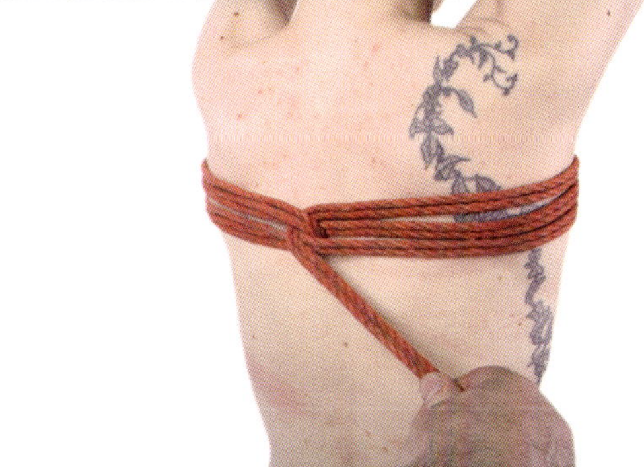
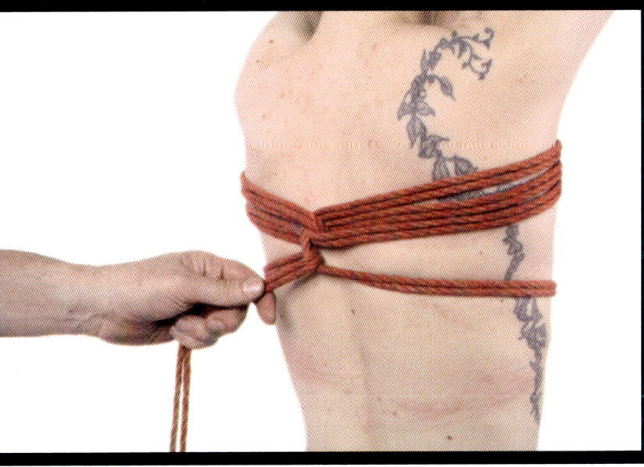

Faire un troisième tour.
Reprendre la tension et partir cette fois-ci en dessous de la poitrine.
Effectuer un premier tour et reprendre la tension pour continuer.

Wrap the rope a third time then adjust the tension and wrap again, below the breasts.
Wrap the rope again and adjust the tension.

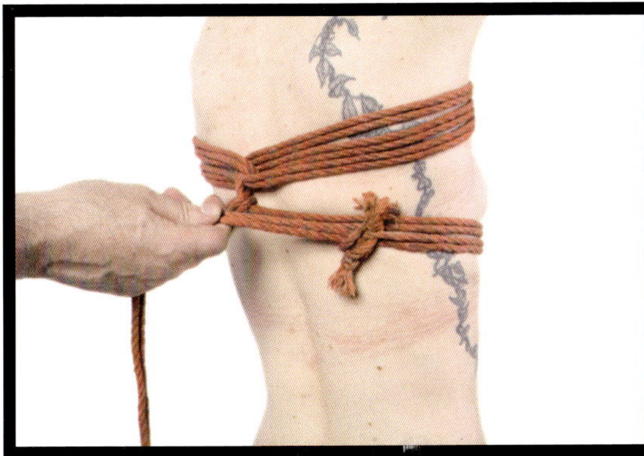
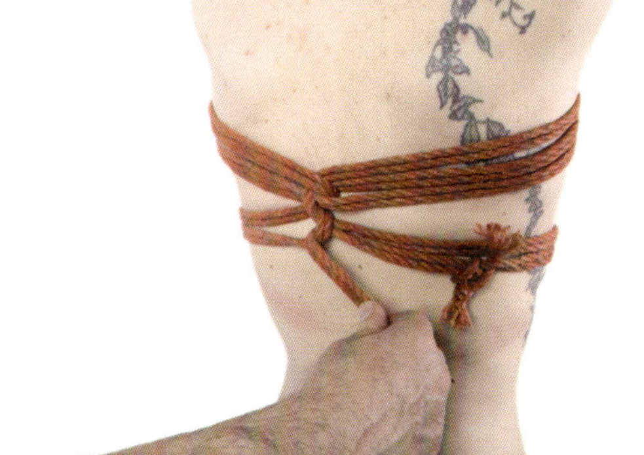
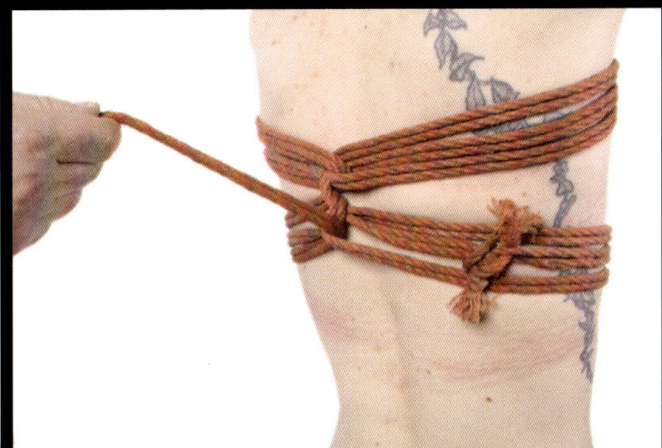

Faire un deuxième puis un troisième tour selon la même méthode.

Wrap the rope under her breasts two more times (three total), repeating the technique.

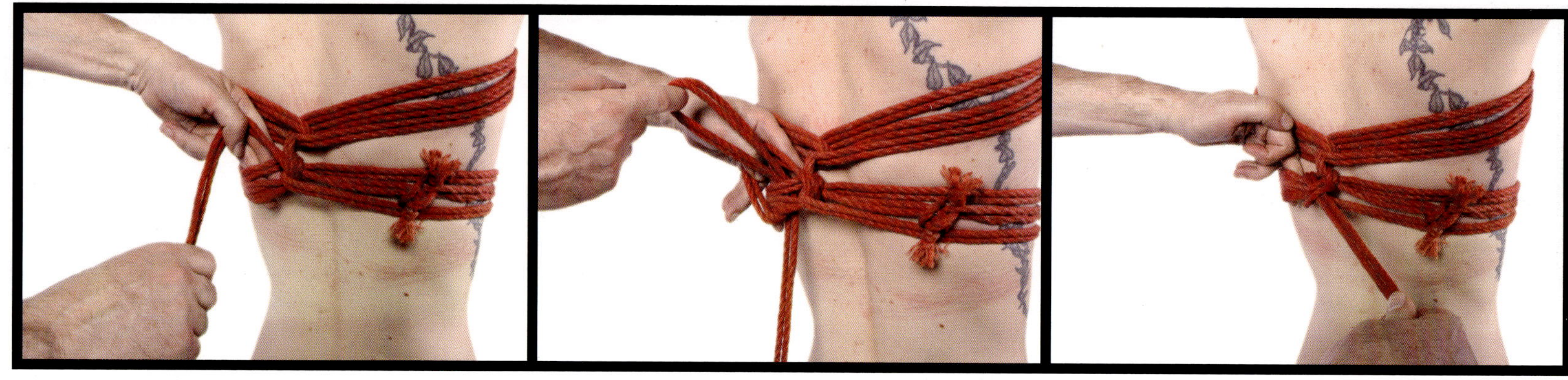

Finir par un nœud simple pris sur l'ensemble des trois dernières cordes du bas de poitrine.

Finish this section with an overhand knot on the last three ropes of the lower wrap.

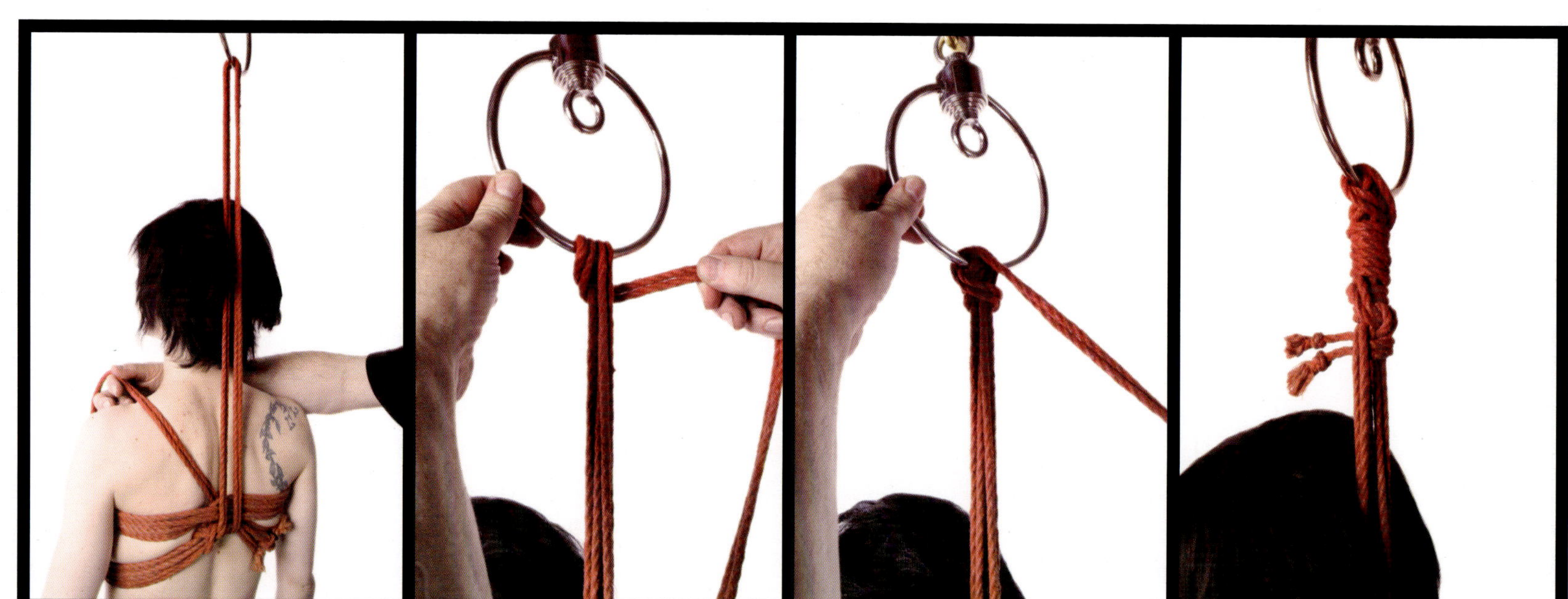

Après être passé dans l'anneau de suspension, reprendre la totalité des cordes dans le dos et repasser de nouveau dans l'anneau.
Effectuer une boucle en passant derrière les cordes puis en remontant sur l'anneau.
Terminer en enroulant la corde restante, avant de bloquer par une série de nœuds simples.

Run the rope through the suspension ring, then take all the back wraps and run the rope through the ring again.
Form a coil by going behind the ropes then up onto the ring.
Finish the rope by winding the remaining length all the way down, and cinch with a series of overhand knots.

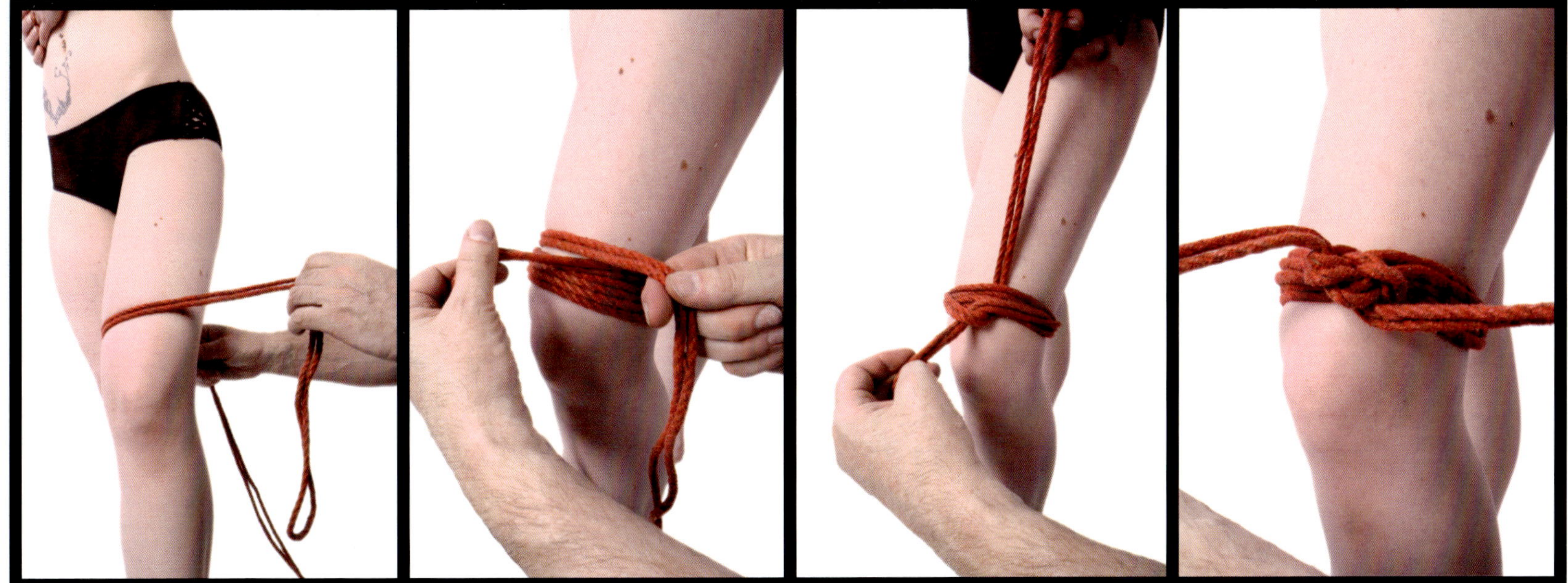

Passer la corde autour de la cuisse au-dessus du genou.
Effectuer trois tours en ajustant la longueur pour qu'il reste une boucle finale assez grande et qu'il y ait toujours un espace entre les cordes et la jambe.
Passer sous l'ensemble des cordes pour faire un premier nœud.

Wrap the rope around the thigh above the knee.
Wrap it three times as you adjust the length so there's a long bight left and a two-finger space between the ropes and the leg.
Take the whole wrap and tie a square knot.

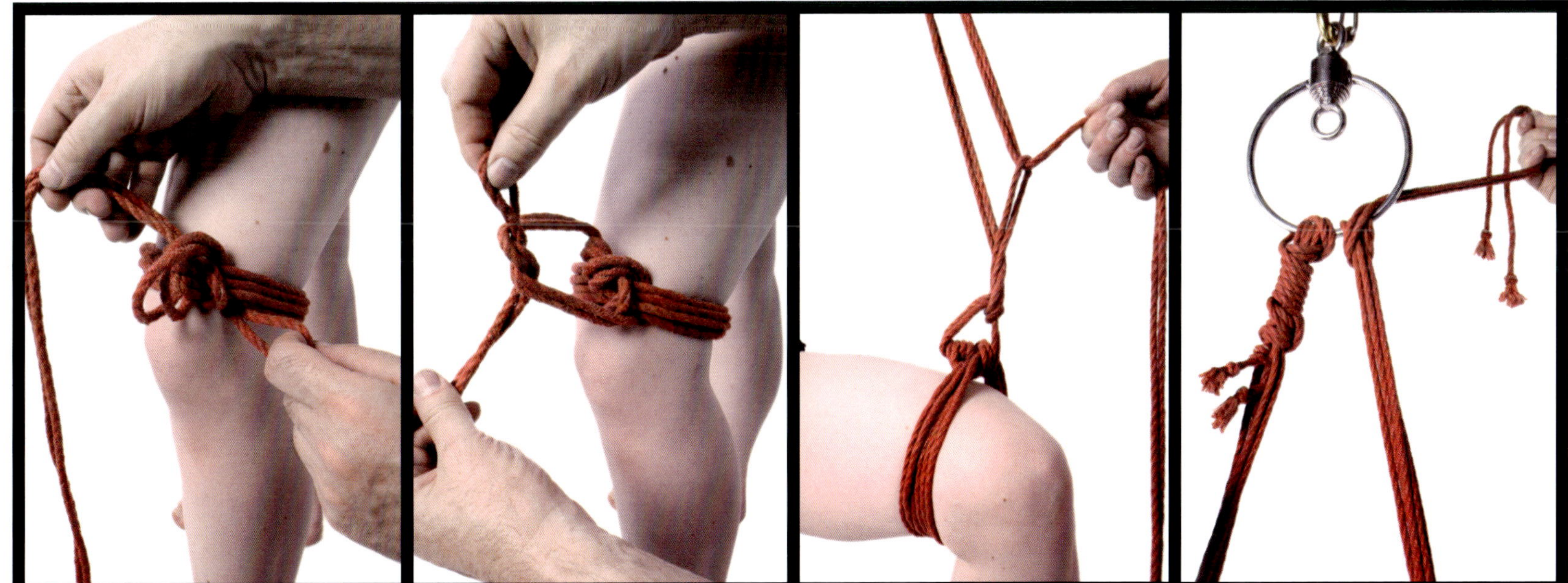

Doubler cette opération en refaisant un second nœud qui reprend la totalité des cordes.
Monter la jambe en venant passer la corde dans le point de suspension et reprendre la boucle.
Remonter sur l'anneau et effectuer une boucle comme précédemment.
Finir avec un nœud simple après avoir enroulé la corde.

Using the whole wrap again, tie a second square knot.
Lift the leg up while running the rope through the suspension point and take the bight.
Bring the rope up onto the ring and form a coil as before.
Finish with an overhand knot after you've wound the rope down.

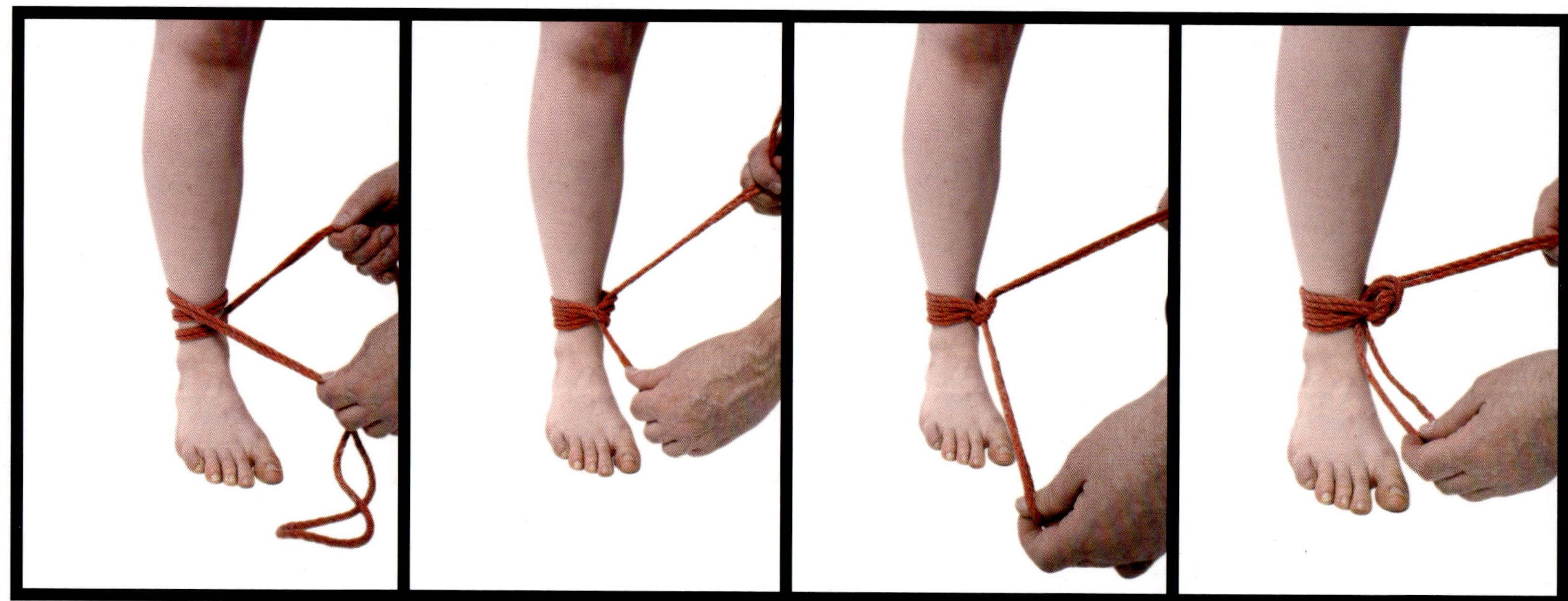

Effectuer trois tours de corde sur la cheville de l'autre jambe, et toujours en reprenant l'ensemble des cordes.
Terminer par un nœud simple en s'assurant de conserver une assez grande boucle.

Wrap the rope three times around the ankle on the other leg.
Use the whole wrap to finish with a square knot while making sure you keep a long bight.

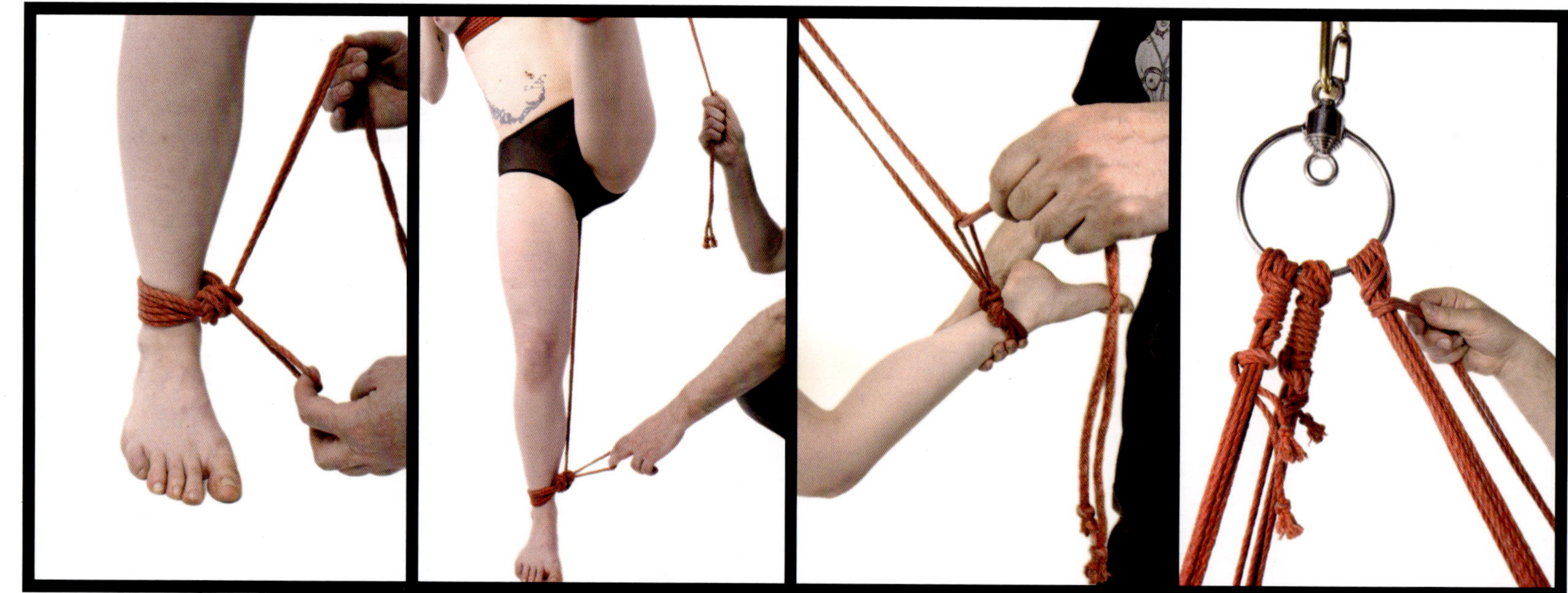

Se préparer à monter la suspension en prenant en main la corde et la boucle.
Passer la corde dans l'anneau et tirer tout en montant la jambe afin de venir repasser la corde dans la boucle.
Finir en remontant la corde au point de suspension, puis bloquer.

Get ready to lift the model up as you take the rope and the bight in your hands.
Run the rope through the ring and pull while lifting the leg up in order to take the bight.
Finally, bring the rope back up to the suspension point and cinch.

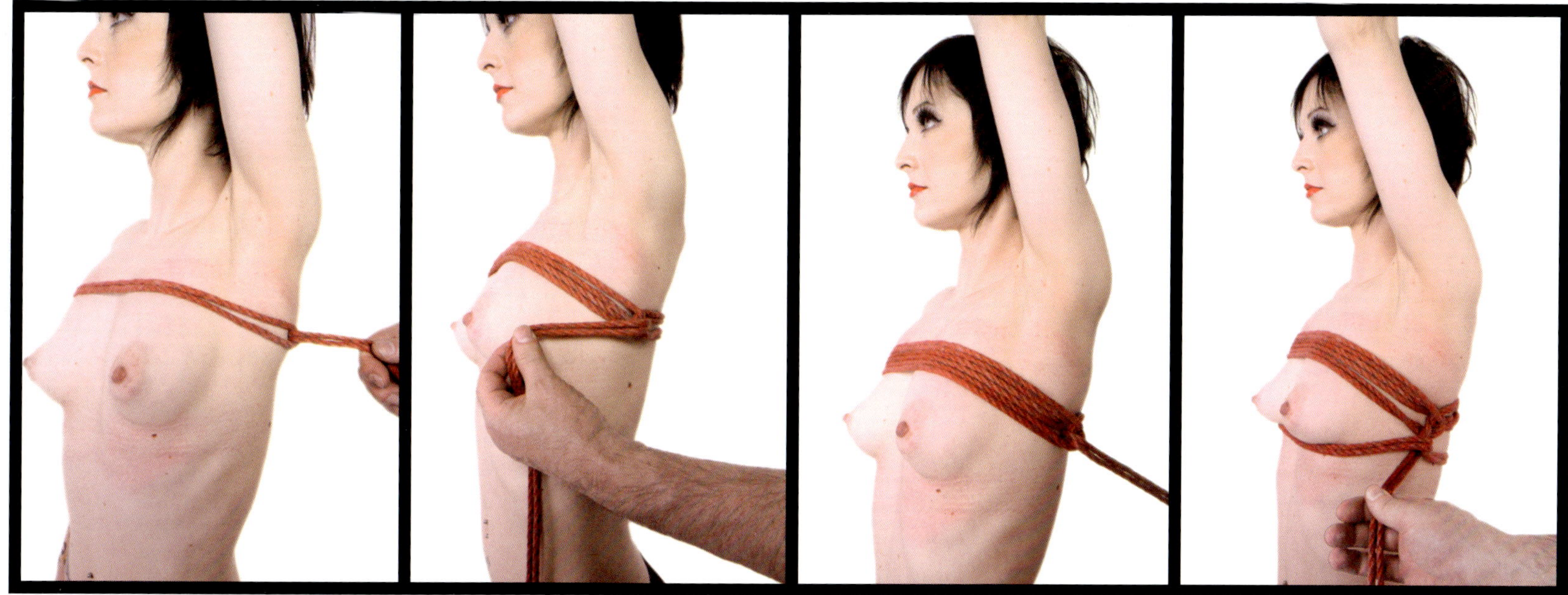

Faire un premier tour au-dessus de la poitrine avec un nœud coulant positionné cette fois sur le côté.
Effectuer trois tours au total en reprenant les tensions à chaque fois.
Continuer en dessous de la poitrine.

Wrap the rope once above the model's breasts with a lark's head on the side.
Wrap the rope two more times while adjusting the tension at every wind.
Continue below the breasts.

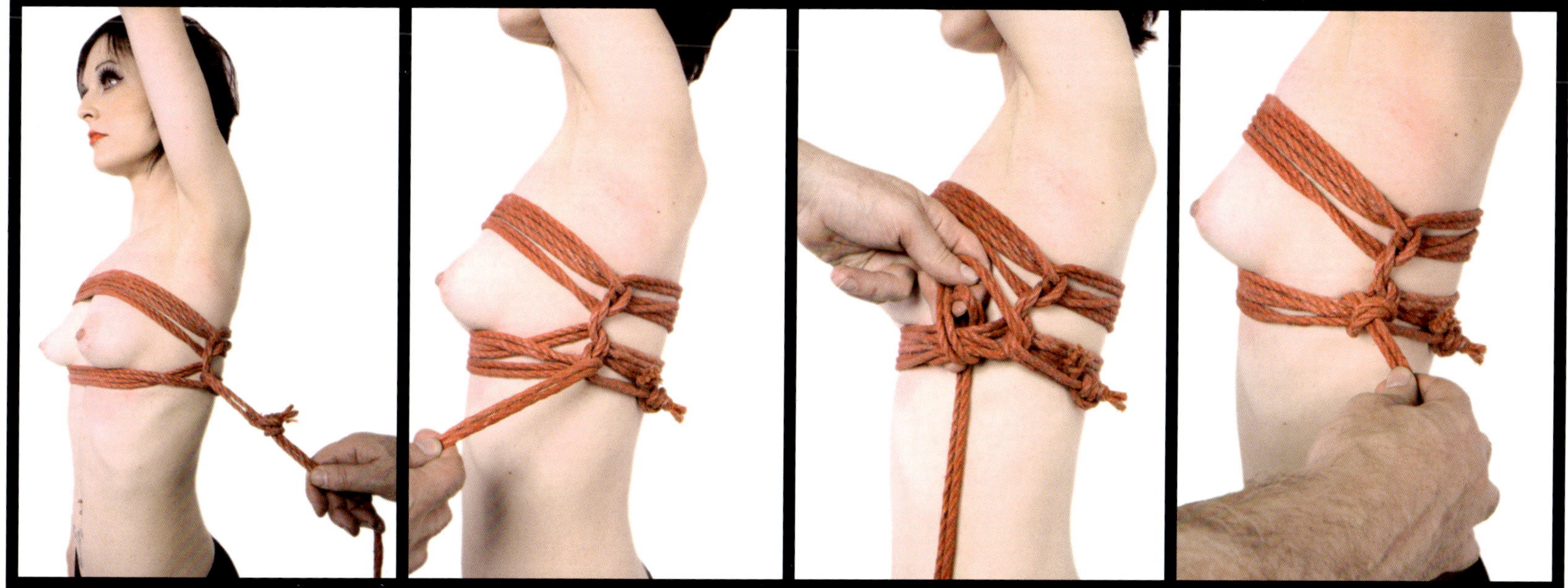

Faire trois tours au total.
Bloquer l'ensemble en reprenant bien la totalité des cordes de dessous de poitrine.

Wrap the rope three times, then take the whole lower wrap and cinch.

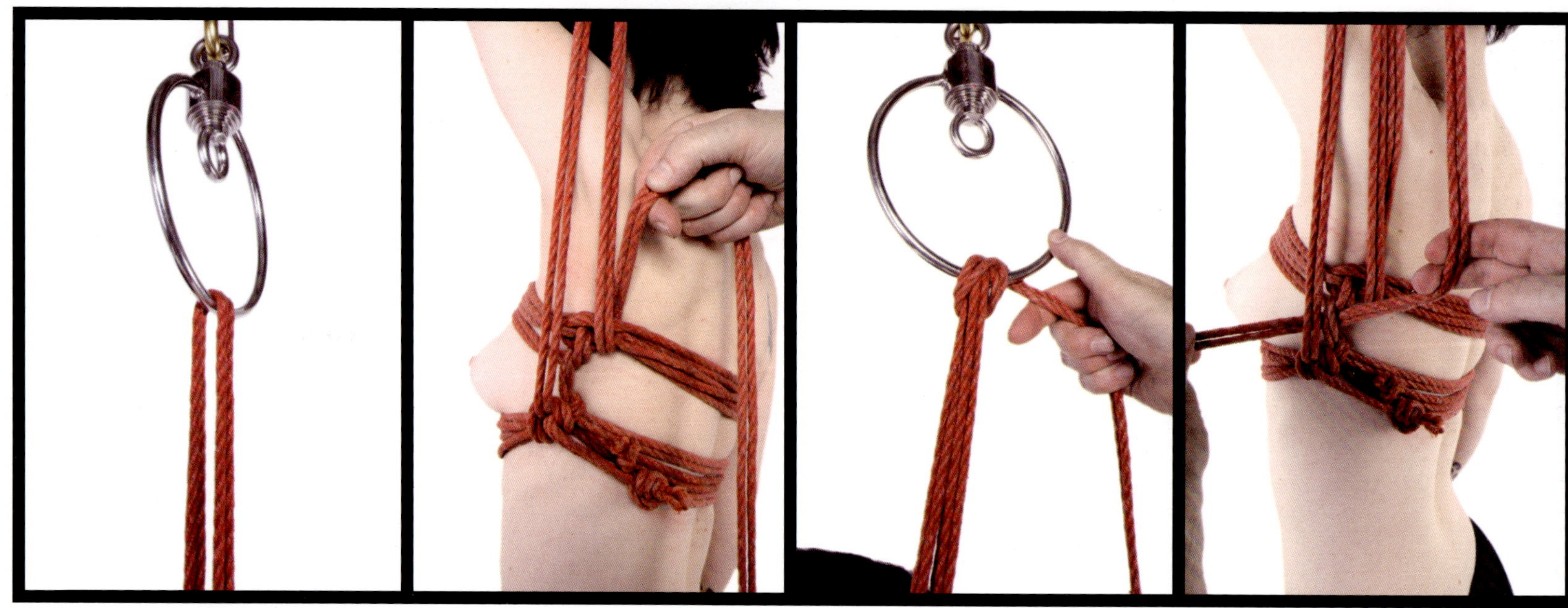

Passer votre corde dans l'anneau.
Reprendre les cordes du haut de poitrine.
Remonter vers l'anneau, puis redescendre pour reprendre cette fois les cordes entre le dessous et le dessus de poitrine.

Run the rope through the ring.
Run it back under the whole upper wrap.
Bring the rope back up to the ring, then back down again and through the ropes between the upper and lower wraps.

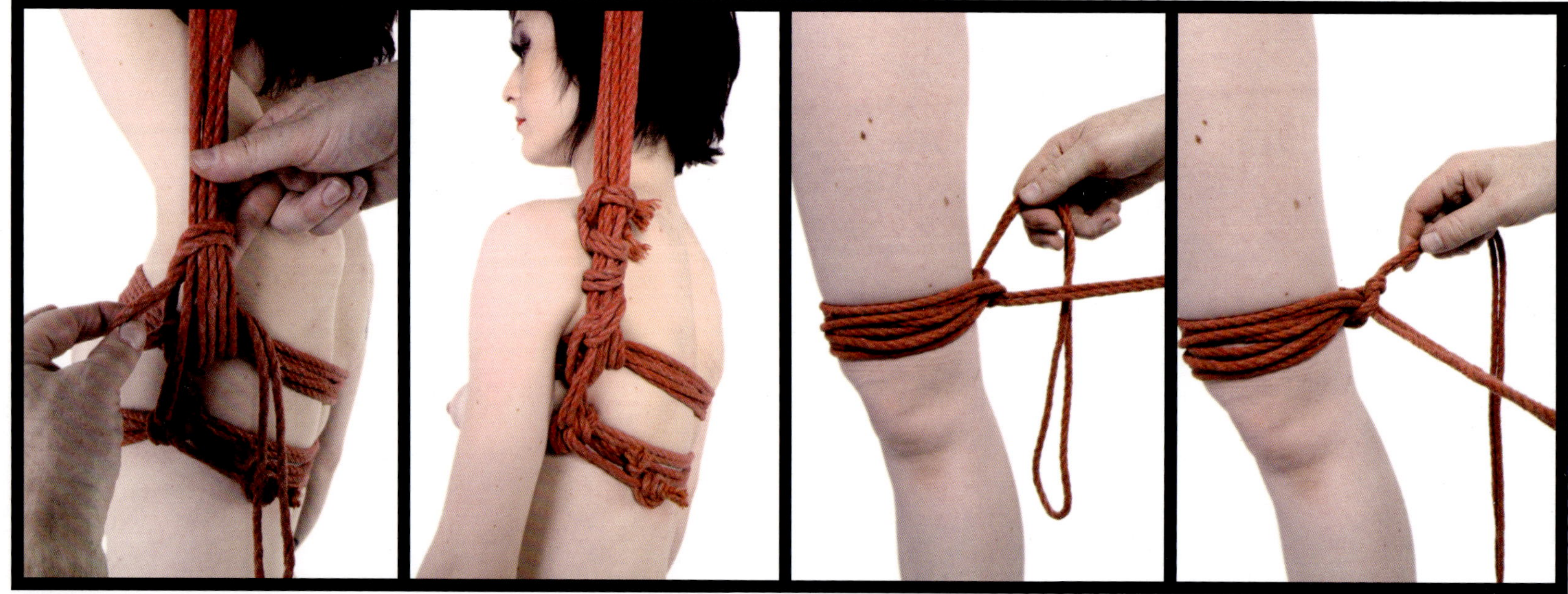

Pour finir, faire une série de nœuds simples ou enrouler le long de la corde, la longueur restante.
Avec une nouvelle corde, prendre le genou de la même façon que pour la suspension dos.

Finally, tie a series of overhand knots or wind the remaining length upward.
Wrap a new rope above the knee and proceed with the same technique as you did for the back suspension.

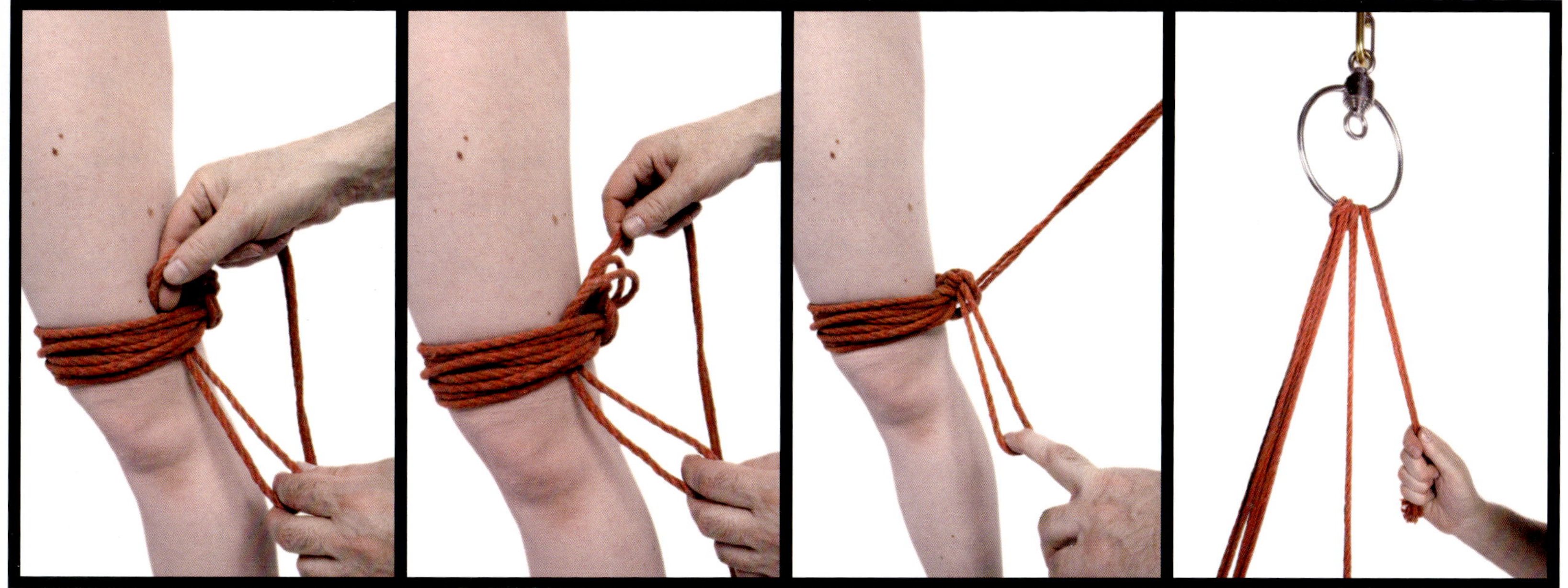

Doubler le nœud.
Monter la corde à l'anneau.

Double the knot.
Bring the rope up to the ring.

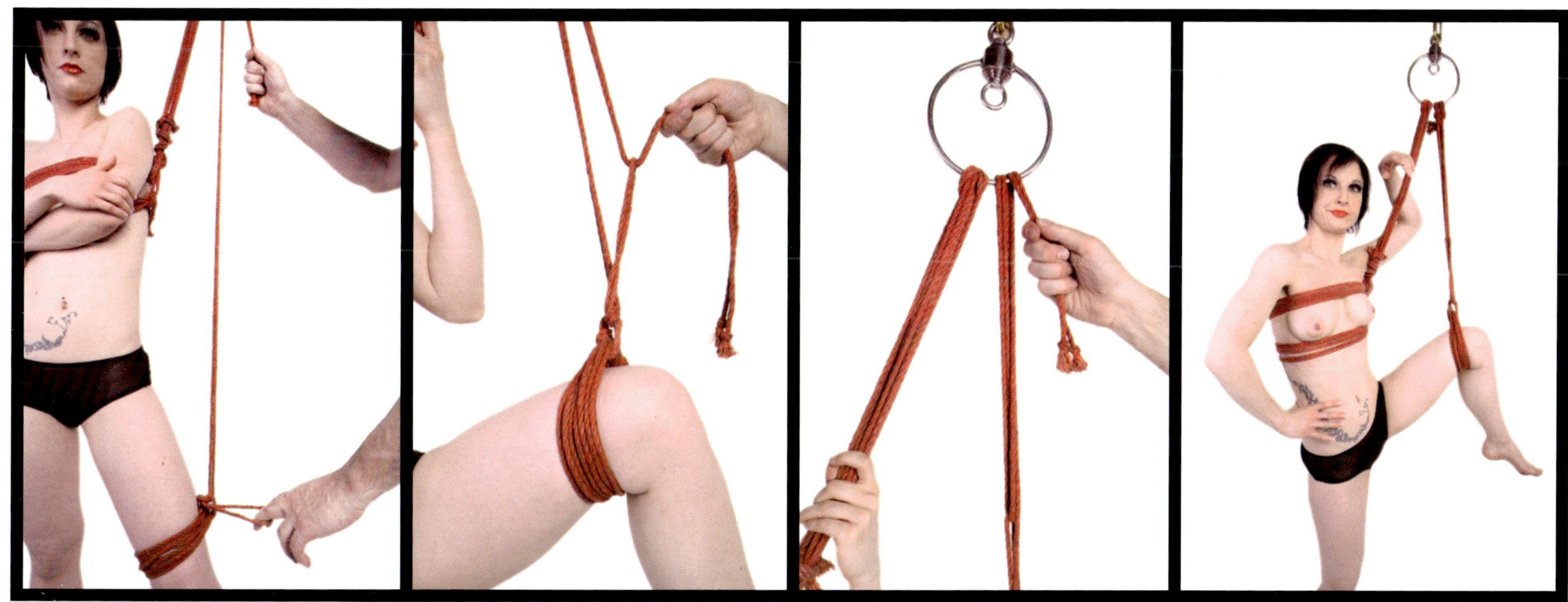

Soulever la jambe et reprendre dans la boucle.
Remonter à l'anneau et bloquer.

Lift the leg up and take the bight.
Bring the rope up to the ring and cinch.

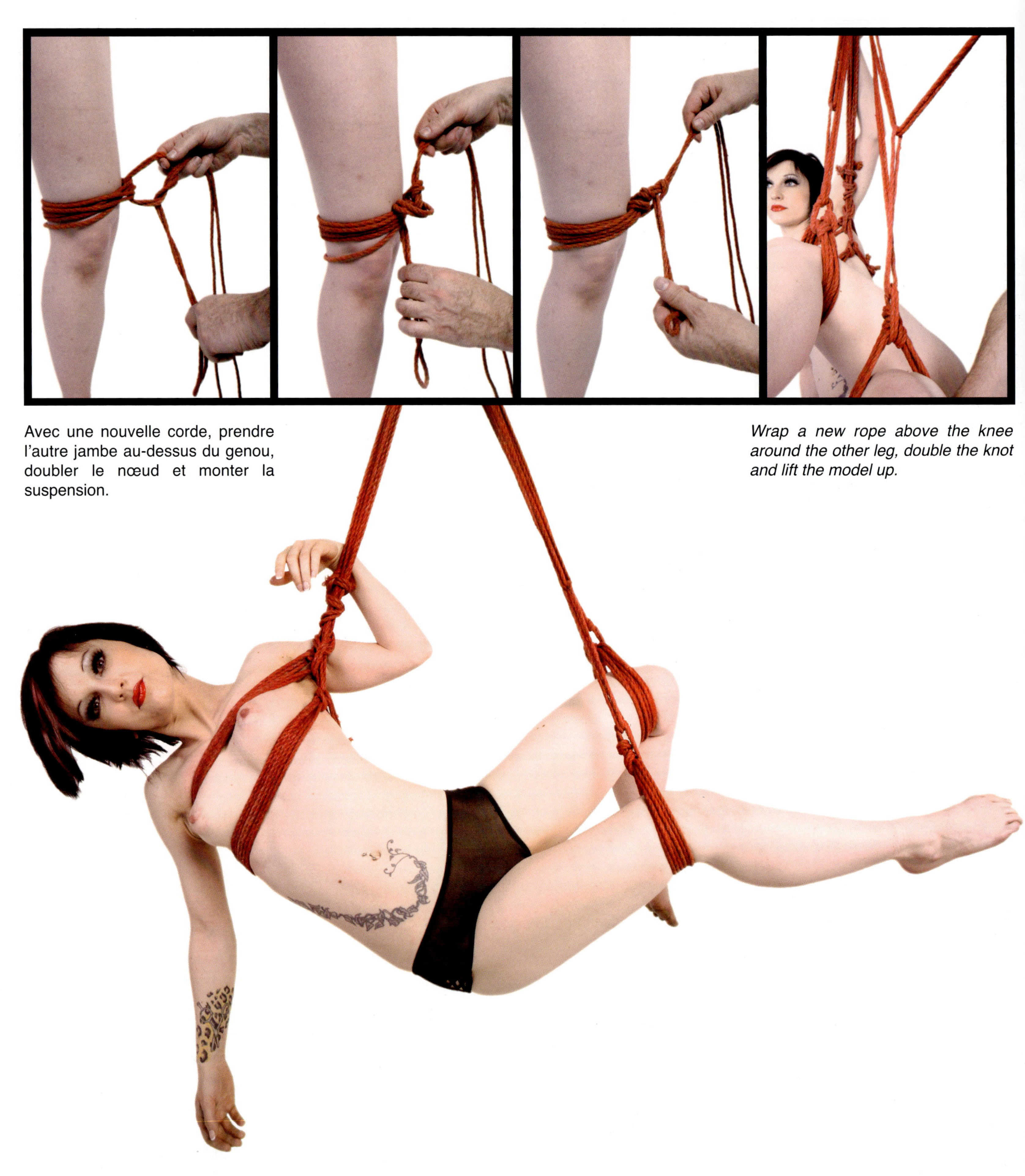

Avec une nouvelle corde, prendre l'autre jambe au-dessus du genou, doubler le nœud et monter la suspension.

Wrap a new rope above the knee around the other leg, double the knot and lift the model up.

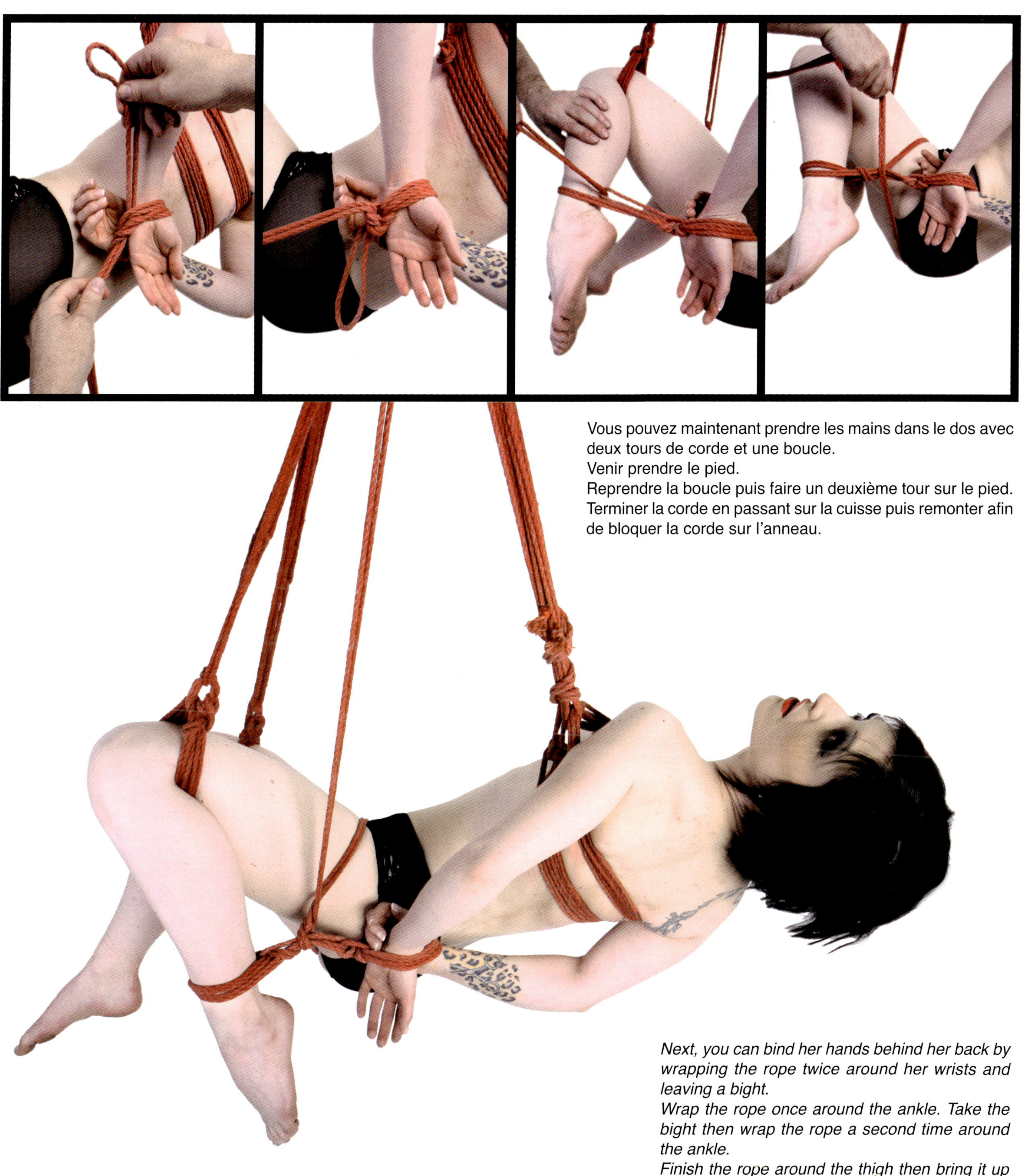

Vous pouvez maintenant prendre les mains dans le dos avec deux tours de corde et une boucle.
Venir prendre le pied.
Reprendre la boucle puis faire un deuxième tour sur le pied.
Terminer la corde en passant sur la cuisse puis remonter afin de bloquer la corde sur l'anneau.

Next, you can bind her hands behind her back by wrapping the rope twice around her wrists and leaving a bight.
Wrap the rope once around the ankle. Take the bight then wrap the rope a second time around the ankle.
Finish the rope around the thigh then bring it up through the ring to cinch it.

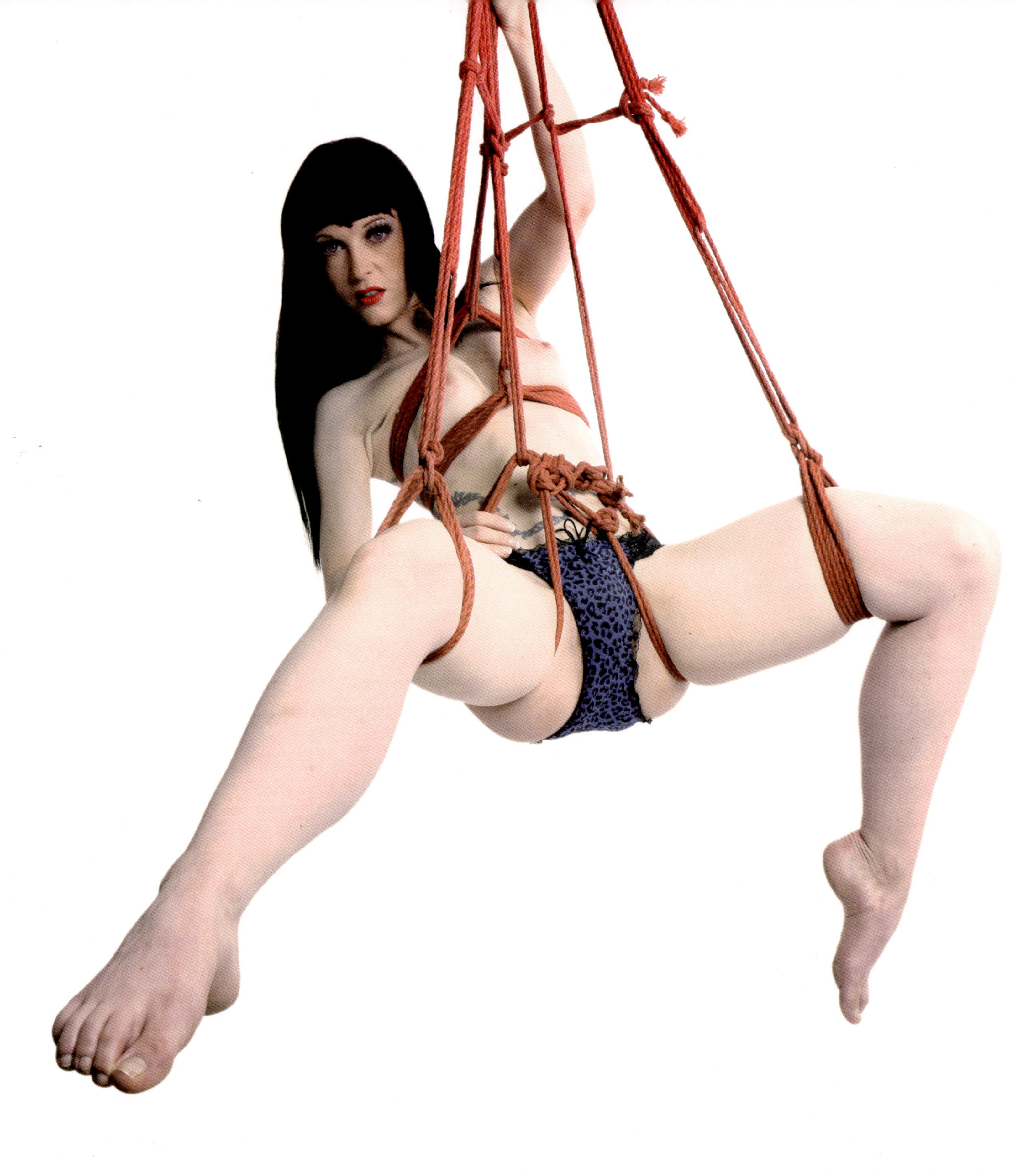

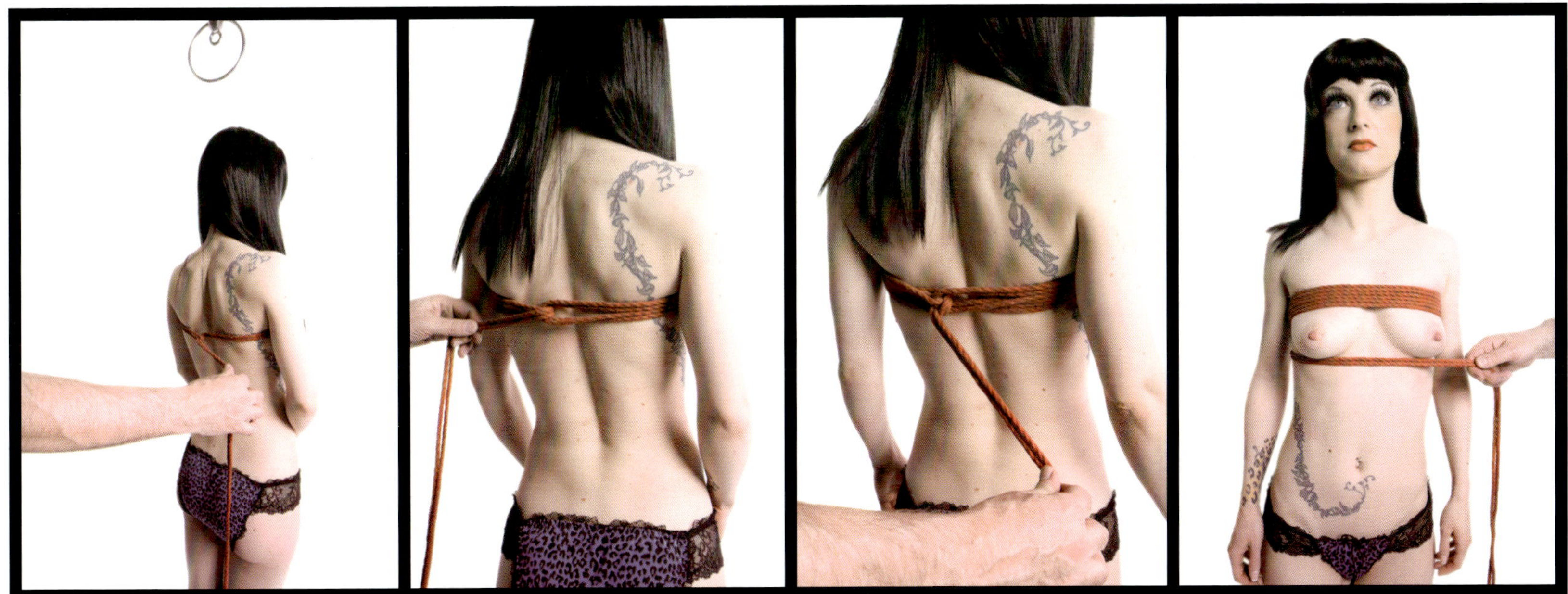

Démarrer avec un nœud coulant dans le dos.
Effectuer trois tours au-dessus de la poitrine.
Continuer en dessous de la poitrine.

Start by running the rope above her breasts and make a lark's head behind her back.
Wrap the rope three times above her breasts and repeat three times below her breasts.

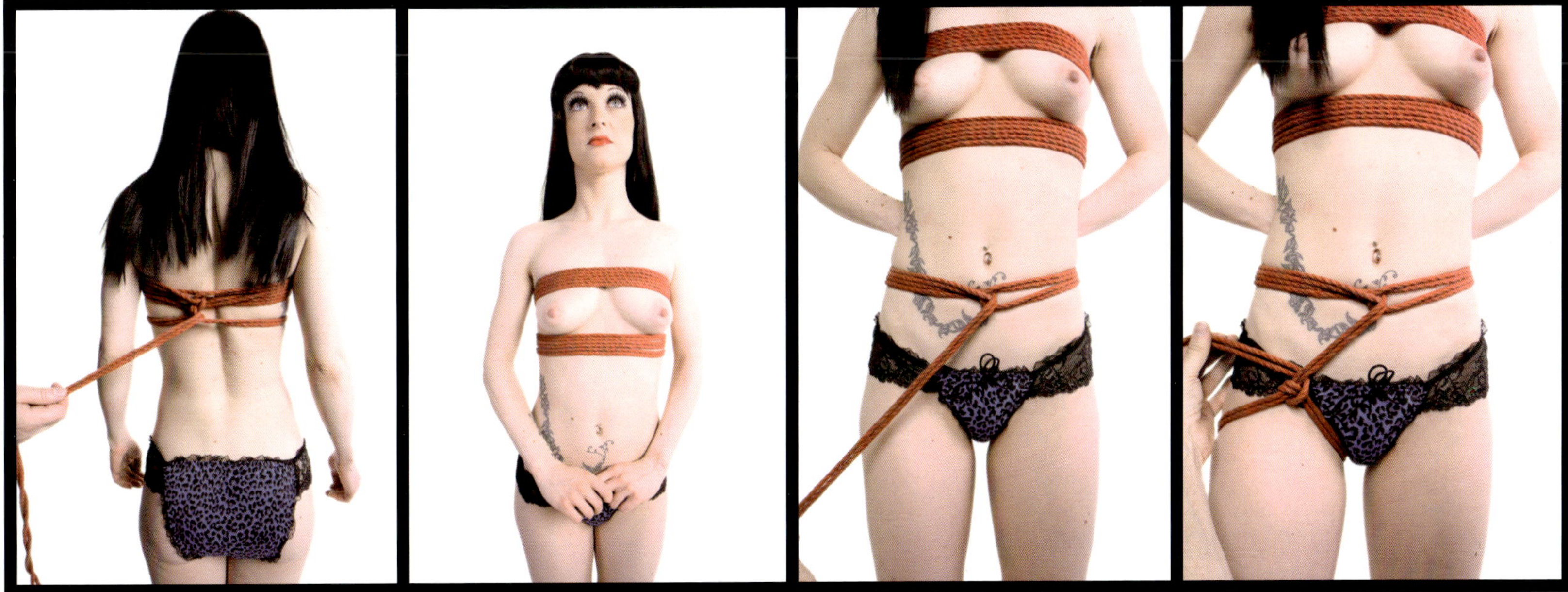

Effectuer trois tours et finir en bloquant dans le dos.
Avec une nouvelle corde, effectuer deux tours au niveau de la taille.
Descendre sur la cuisse, en faire le tour et créer une « boucle de tension ».

Finish by cinching it behind the back.
Wrap a new rope twice around her waist.
Bring that rope down to one thigh, wrap it once around and create a "tension loop".

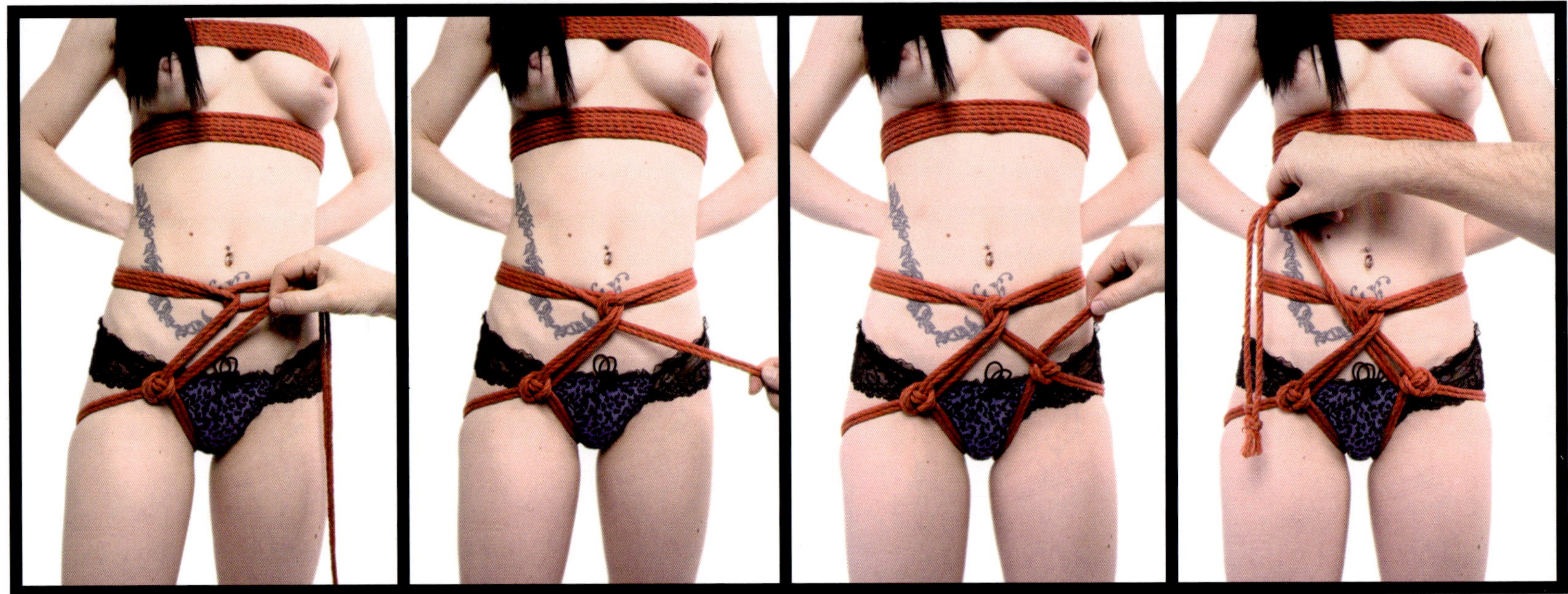

Remonter sur le point central de la taille.
Descendre sur l'autre cuisse et faire la même chose.

Bring the rope up to the middle point on her waist, and then back down to the other thigh, and repeat.

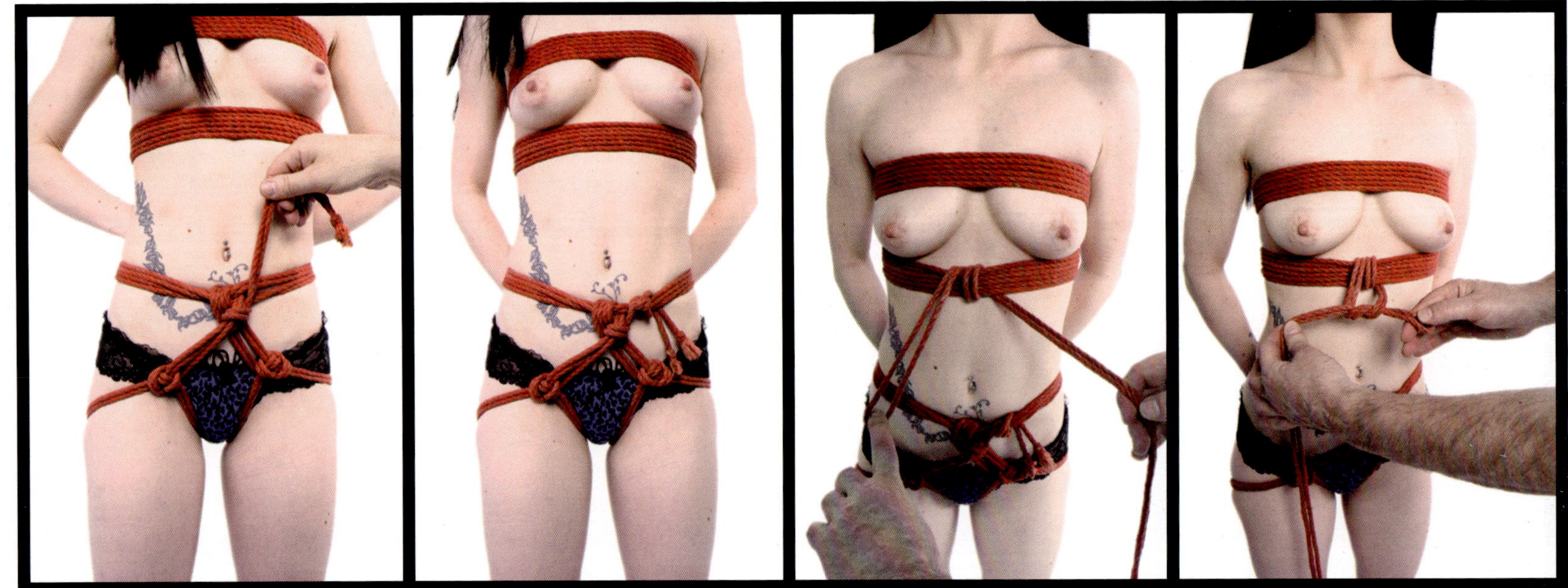

Faire un nœud de blocage au point central et se débarrasser de l'excès de corde en l'enroulant.
Prendre une nouvelle corde, faire deux tours puis un nœud laissant une grande boucle sur les cordes du bas de poitrine.

Tie an overhand knot at the middle point and get rid of the excess rope by winding it up.
Coil a new rope twice over the lower wrap on the chest, then tie a square knot while leaving a long bight.

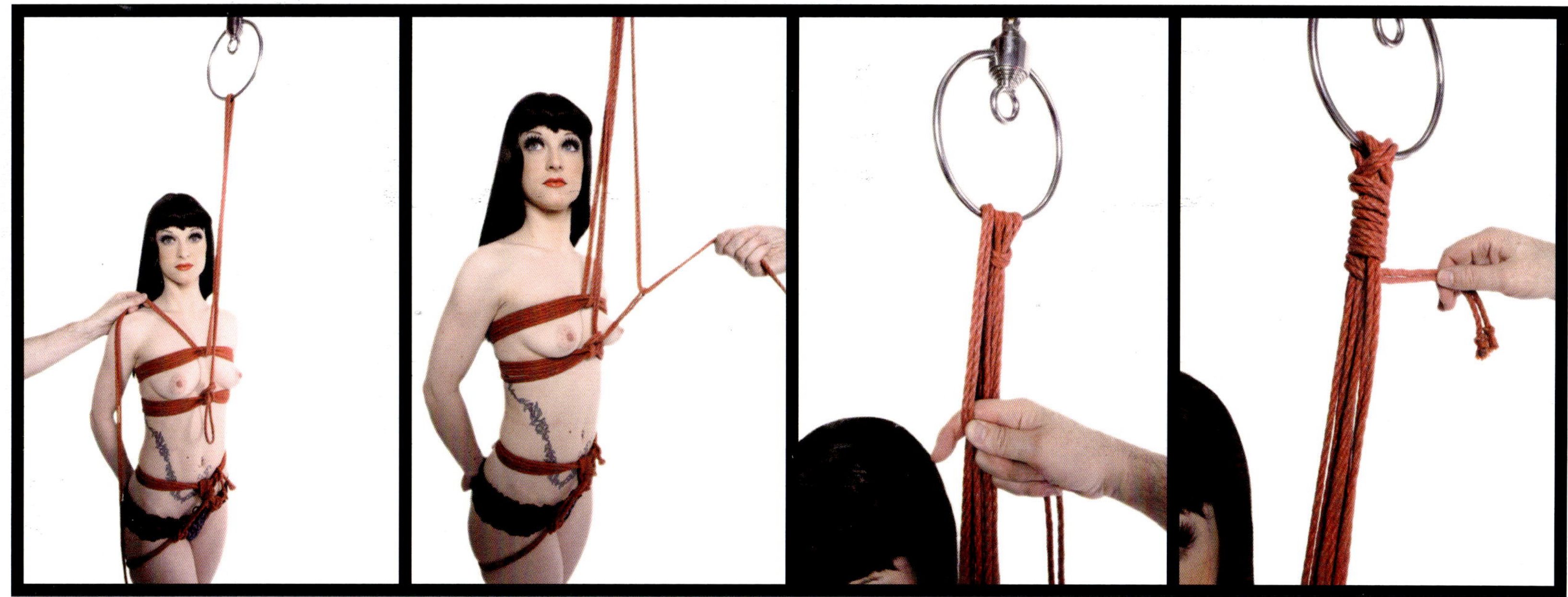

Monter vers l'anneau puis reprendre les cordes du haut de poitrine.
Remonter de nouveau avant de venir reprendre la boucle.
Remonter une dernière fois et finir.

Bring the rope up to the ring then down through the upper wrap on the chest.
Bring the rope back up to the ring, then down again, and take the bight.
Bring the rope up to the ring a last time and finish.

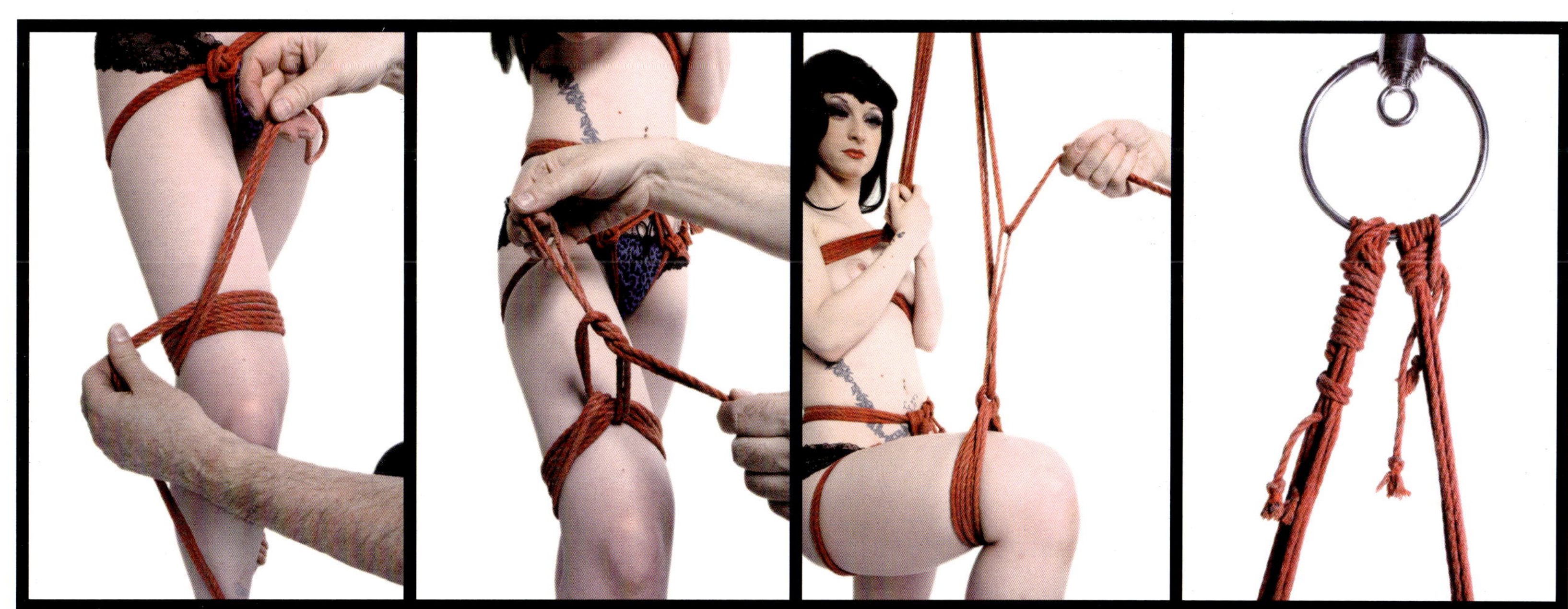

Avec une nouvelle corde, effectuer trois tours au-dessus du genou.
Doubler le nœud, monter et bloquer.

Wrap a new rope three times above the knee.
Tie a double knot, then lift the leg up and cinch the rope onto the ring.

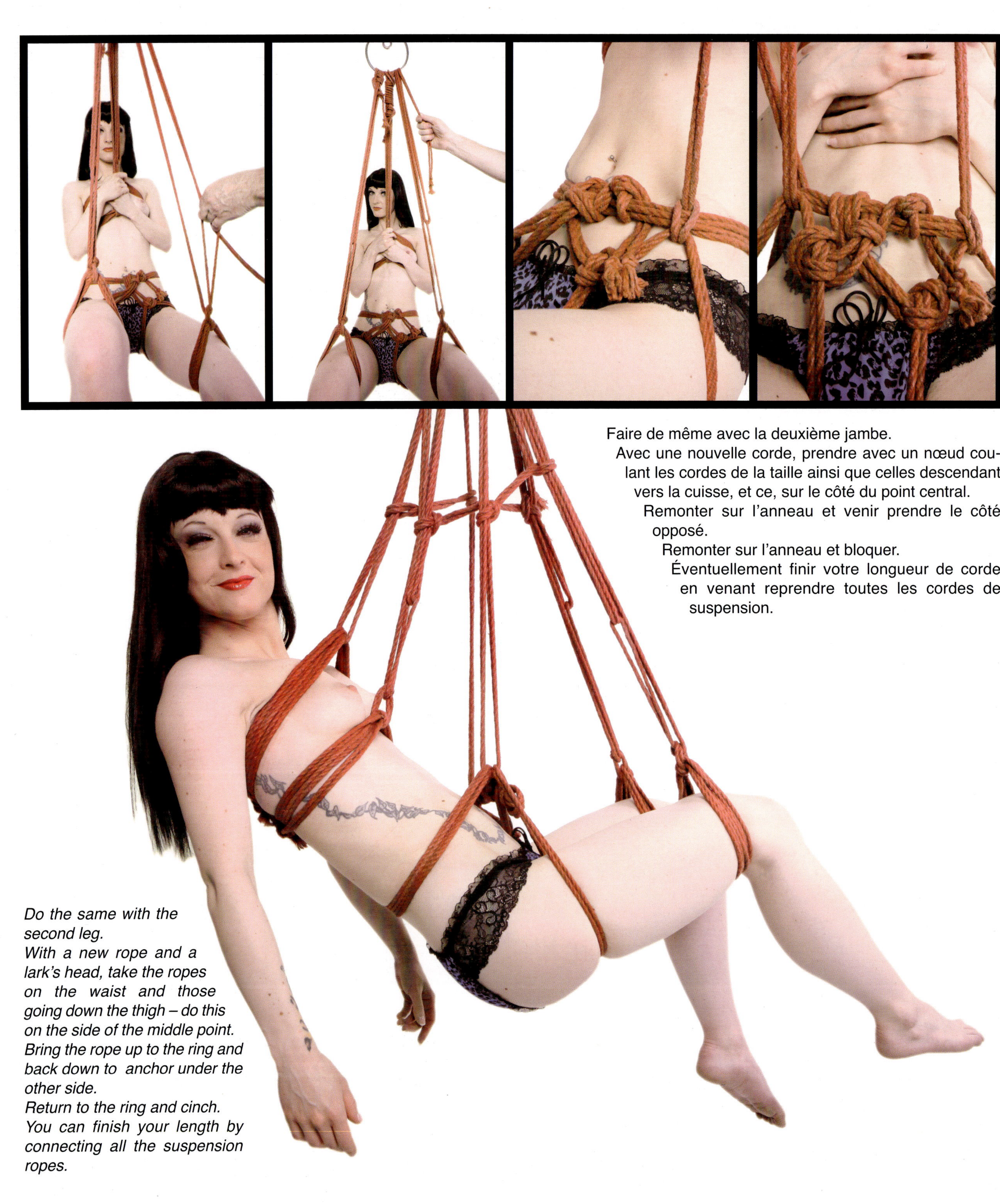

Faire de même avec la deuxième jambe.

Avec une nouvelle corde, prendre avec un nœud coulant les cordes de la taille ainsi que celles descendant vers la cuisse, et ce, sur le côté du point central.

Remonter sur l'anneau et venir prendre le côté opposé.

Remonter sur l'anneau et bloquer.

Éventuellement finir votre longueur de corde en venant reprendre toutes les cordes de suspension.

Do the same with the second leg.

With a new rope and a lark's head, take the ropes on the waist and those going down the thigh – do this on the side of the middle point.

Bring the rope up to the ring and back down to anchor under the other side.

Return to the ring and cinch.

You can finish your length by connecting all the suspension ropes.

Suspension inversée

Inverted suspension

Dans cette suspension, le travail sur le haut du corps est un simple habillage.

In this suspension, the upper body Shibari is only decorative.

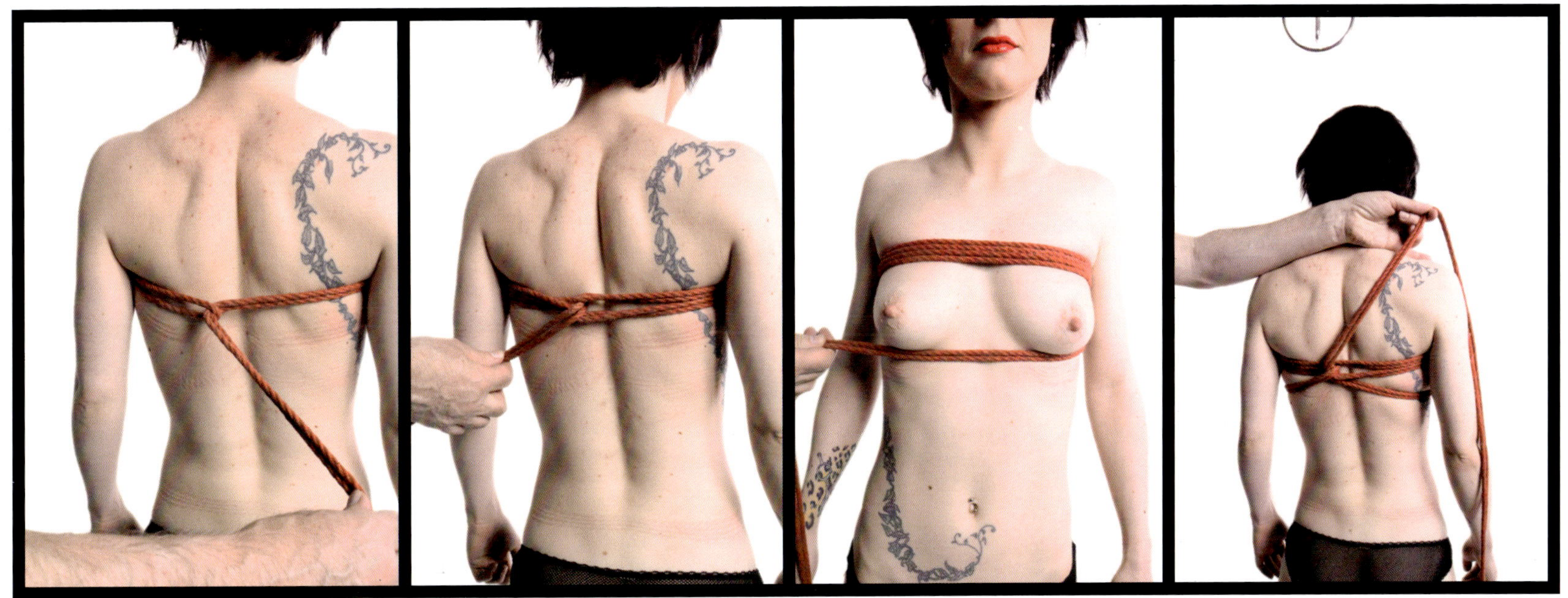

Démarrer en passant la corde au-dessus de la poitrine et venir faire un nœud coulant dans le dos.
Faire deux tours, puis un en dessous de la poitrine.
Reprendre la tension et repartir par-dessus l'épaule.

Start wrapping the rope once above the breasts and create a lark's head behind the back.
Wrap the rope twice above then once below the breasts.
Adjust the tension and create the first shoulder strap.

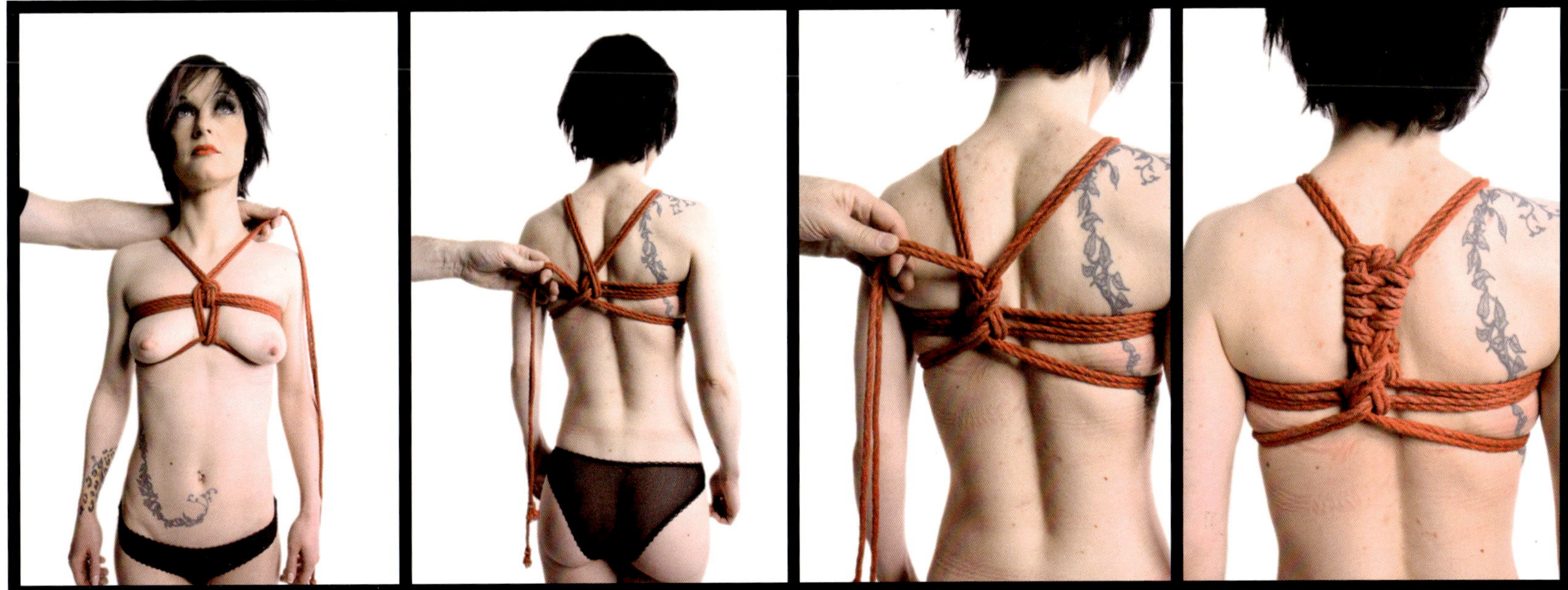

Passer la corde en créant une « boucle de tension » sur les cordes du haut de poitrine, descendre pour reprendre la corde du bas et remonter vers l'autre épaule après avoir repris la tension opposée sur le haut de poitrine. Reprendre dans le dos et finir en alternant des passages de cordes en dessous puis au-dessus des deux cordes montant vers les épaules.

Create a "tension loop" on the upper wrap, take the lower wrap, then create the second shoulder strap after you've adjusted the opposite tension on the upper chest. Take the lower wrap behind the back and finish by winding the rope all the way up the shoulder straps, once underneath, once over.

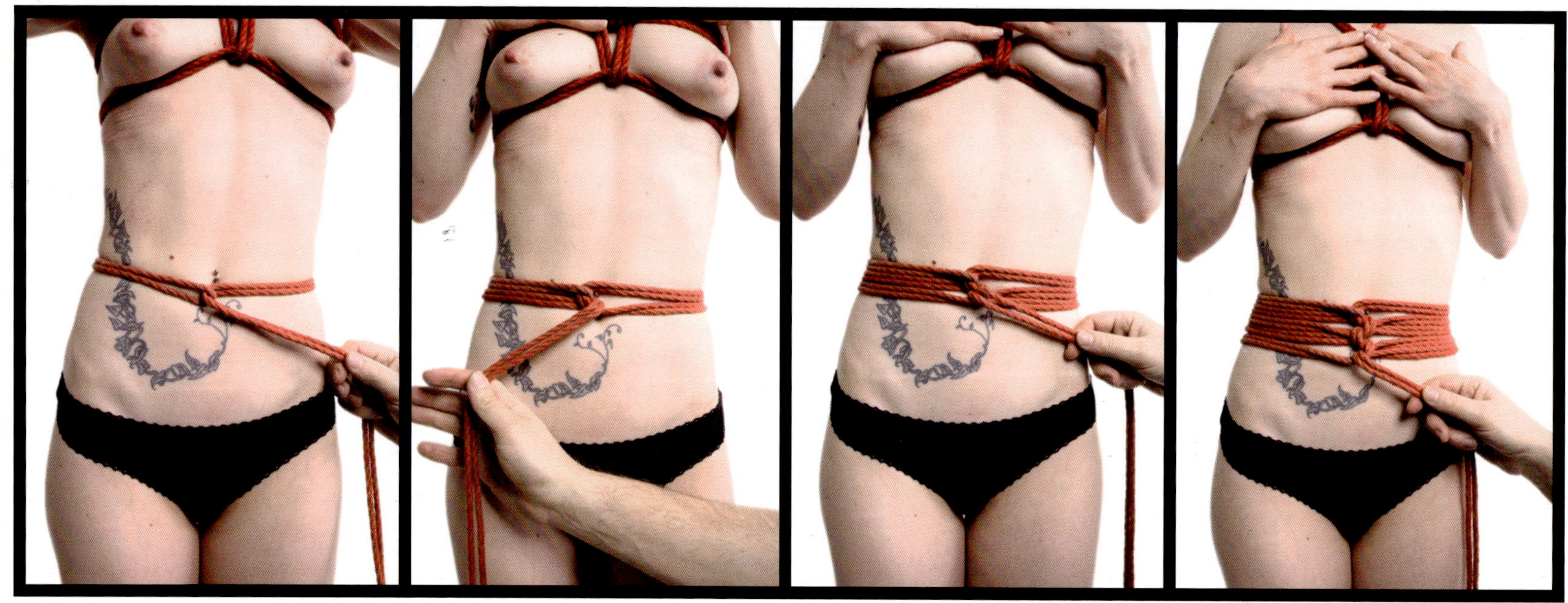

Commencer par un nœud coulant sur la taille sans serrer.
Faire des tours en descendant et en reprenant la tension à chaque fois sur la corde du dessus.

Start with a lark's head on the waist without tightening.
Wrap the rope all the way down while adjusting the tension at every coil of the wind above.

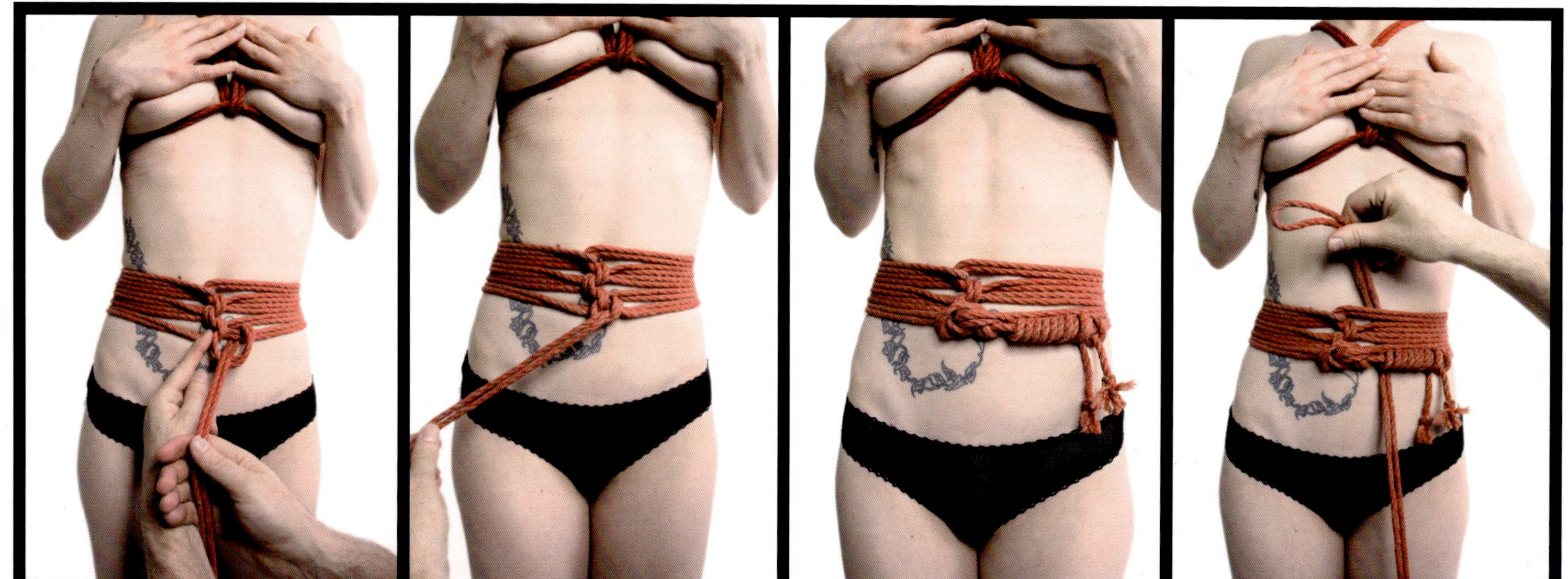

Finir par un nœud de blocage que l'on va doubler et se débarrasser de l'excès de corde en l'enroulant.
Prendre une nouvelle corde et la passer sous les cordes qui constituent le harnais que l'on vient de faire.

Finish with a double overhand knot and get rid of the excess rope by winding it up.
Tuck a new rope under the harness you just created.

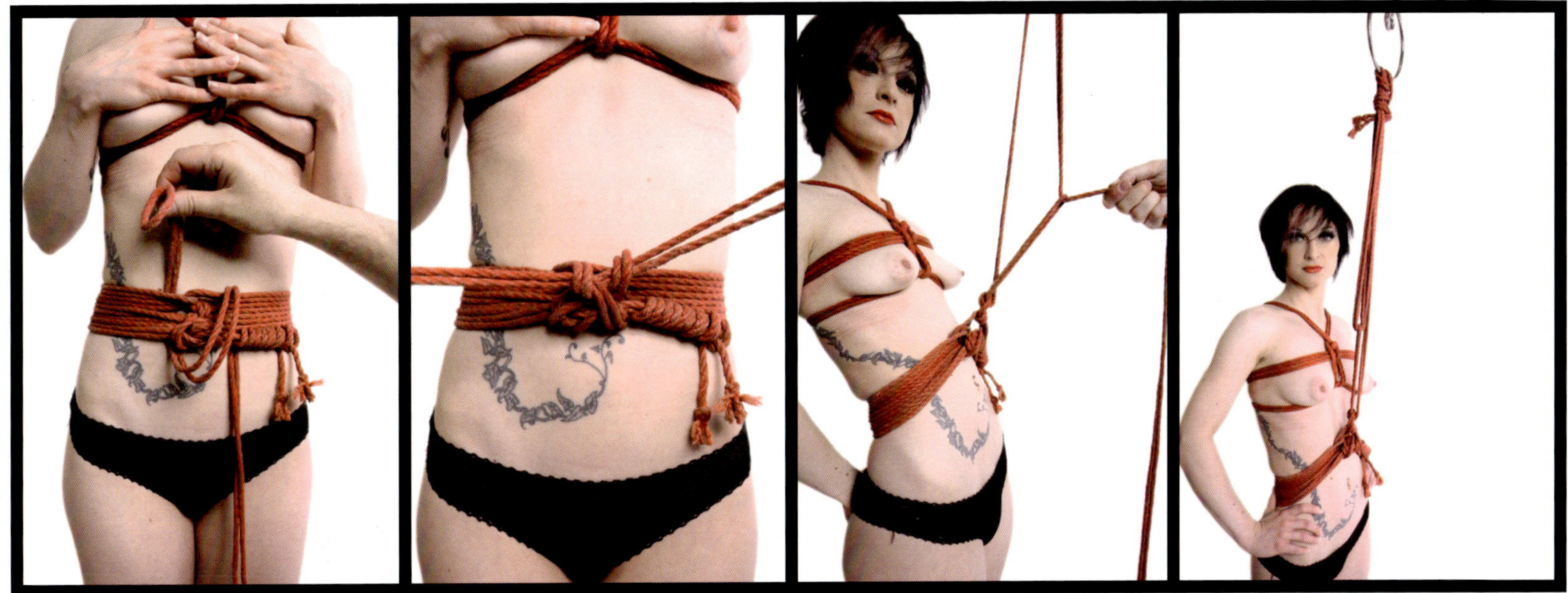

Passer une deuxième fois sous les cordes.
Reprendre l'ensemble des cordes formant le 8 et faire un simple nœud en conservant une grande boucle.
Remonter sur l'anneau, reprendre la boucle et bloquer.

Tuck the rope under the harness a second time.
Take all the ropes that form the figure eight, tie a square knot and leave a bight.
Bring the rope up to the ring and cinch.

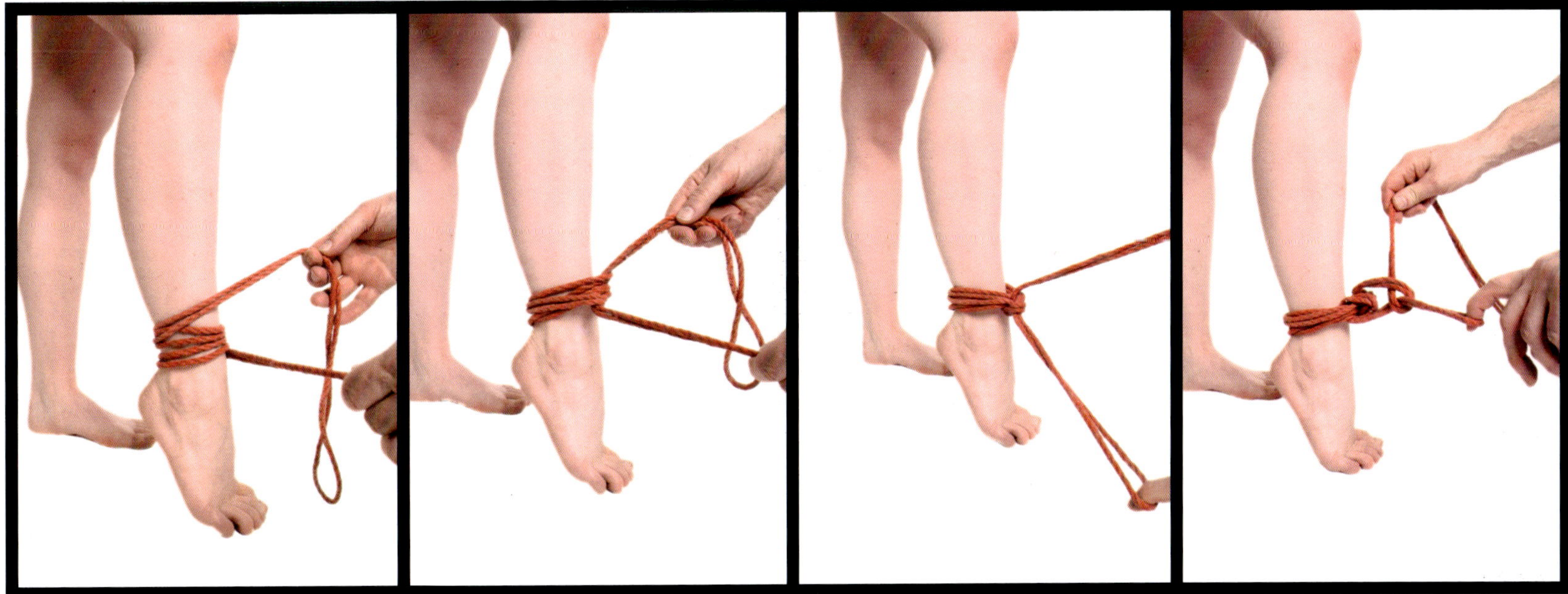

Avec une nouvelle corde, faire trois tours sur la cheville.
Faire un premier nœud, puis le doubler.

Wrap a new rope three times around one ankle.
Tie a square knot, then double it.

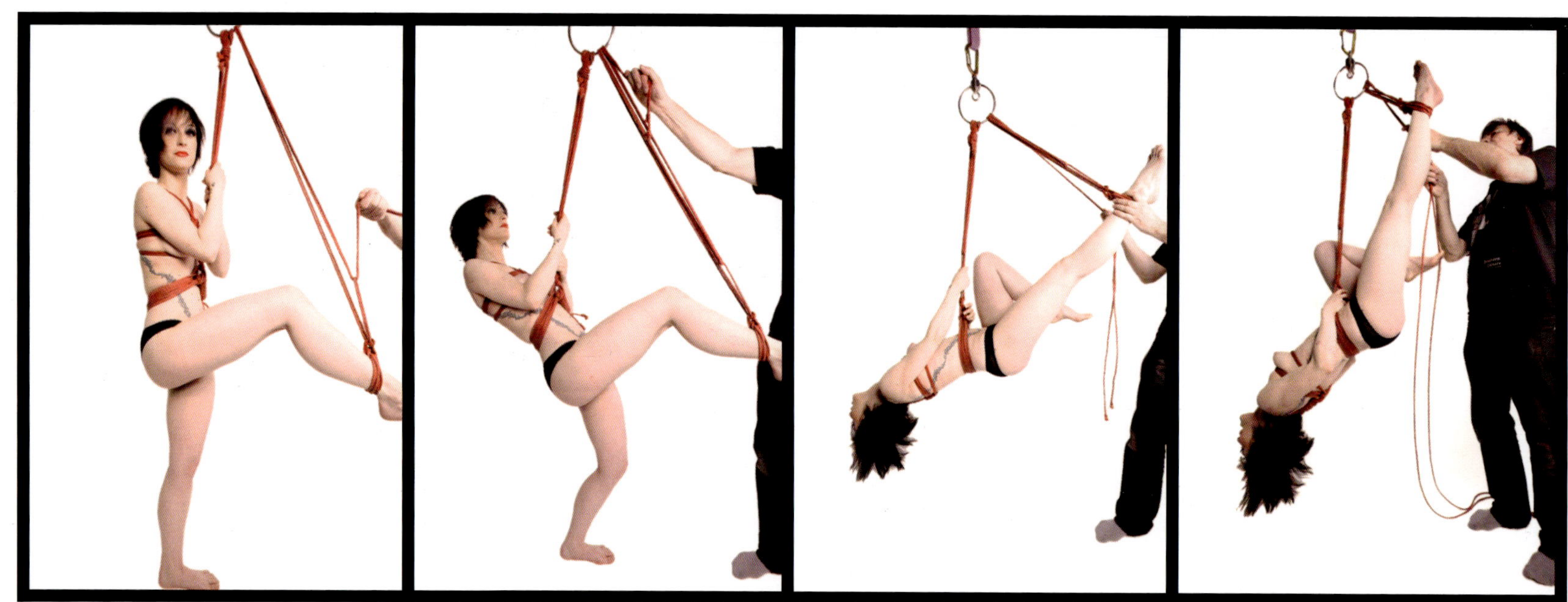

Monter la corde vers l'anneau puis reprendre la boucle.
Remonter à l'anneau et tirer pour faire basculer le modèle qui prend son point d'appui au niveau de la taille.
Faire un passage en boucle sur l'anneau pour bloquer avant de redescendre.

Bring the rope up to the ring then bring it back down and take the bight.
Bring the rope back up to the ring and pull to topple the model over backwards, while she leans at the waist.
Coil the rope onto the ring to cinch it and bring the rope back down.

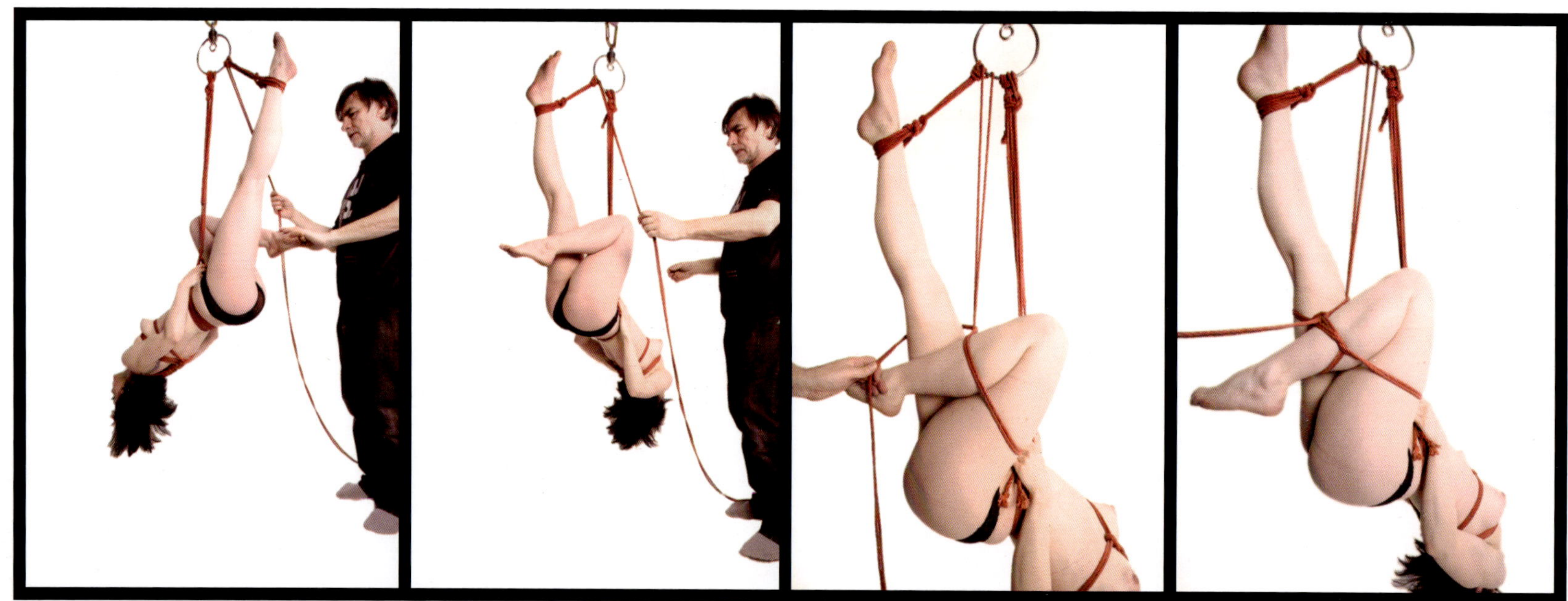

Prendre l'autre jambe, genou plié, en effectuant un tour, puis repasser derrière la jambe suspendue et finir en reprenant la tension sur la corde qui entoure le genou.

Se débarrasser de la corde restante en effectuant un autre tour au niveau de la jambe suspendue.

Wrap the rope once around the other leg, which must be folded, then wrap it once around the suspended leg; finish by adjusting the tension on the rope that runs around the folded leg.

Get rid of the remaining length by wrapping it once more around the suspended leg.

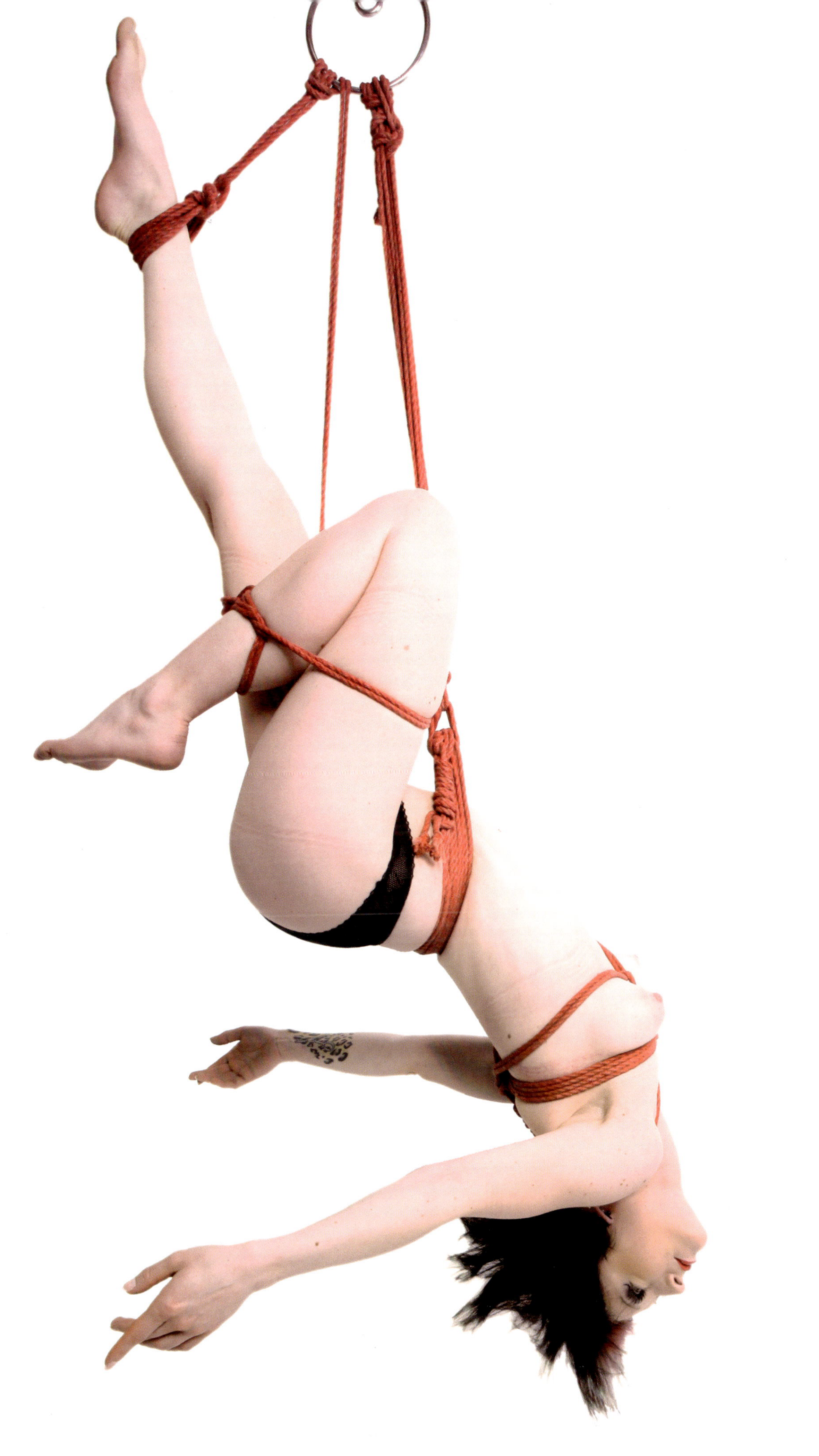

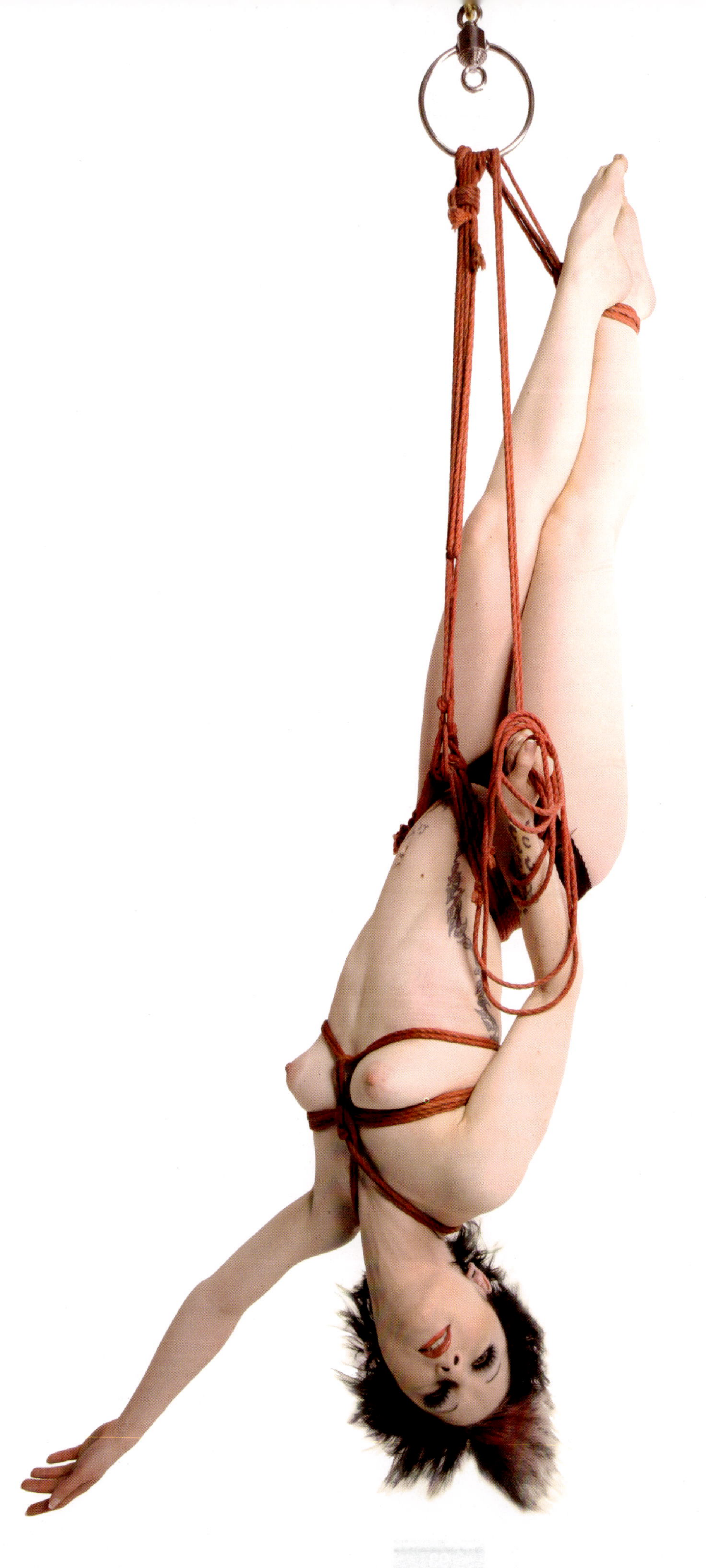

Auto-suspension inversée 17 *Inverted self-suspension*

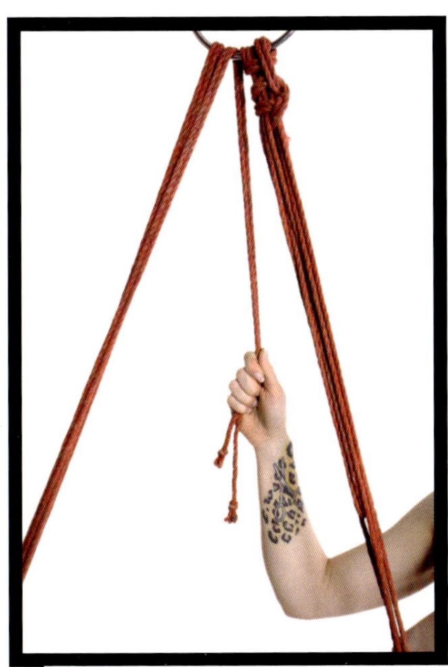

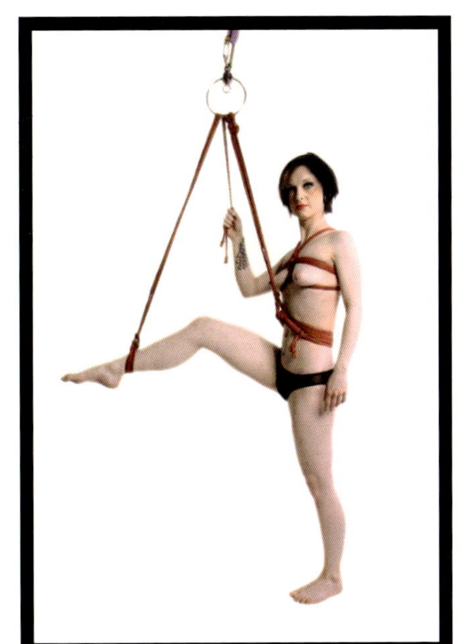

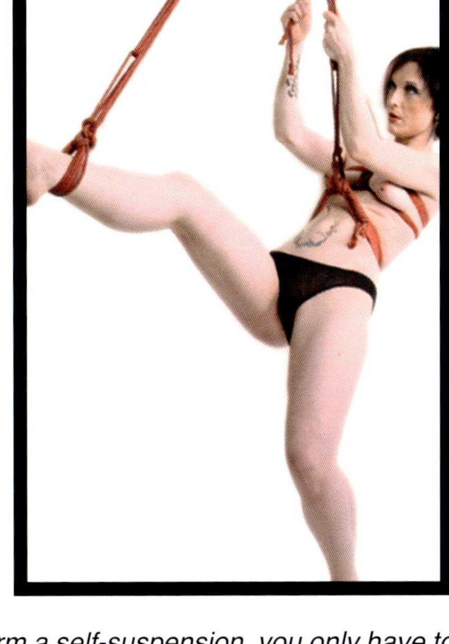

Pour réaliser une auto-suspension, il suffit de préparer la même base qu'au chapitre précédent. C'est le modèle qui montera son pied attaché tout en donnant une impulsion à son corps pour basculer vers l'arrière.

To perform a self-suspension, you only have to prepare the same base as in the previous chapter. The model will lift up her tied leg while giving an impetus to her body to topple over backwards.

ATTENTION :
Ne jamais réaliser ce type de suspension sans la présence de quelqu'un en permanence pour surveiller qu'il n'y ait aucun souci. Le risque étant principalement que la corde qui maintient le pied se chevauche avec une autre et empêche ainsi de redescendre facilement. Une solution consiste à utiliser un mousqueton pour chaque passage de corde, mais nécessite quand même la surveillance de quelqu'un par sécurité.

WARNING :
Never perform this kind of suspension alone. Someone must keep a close, constant watch on you to ensure your safety. The main risk is that the rope holding your foot can overlap with another to prevent you from going back down easily. One solution is to use a carabiner each time you run a rope through the ring, but this still requires someone's supervision to be on the safe side.

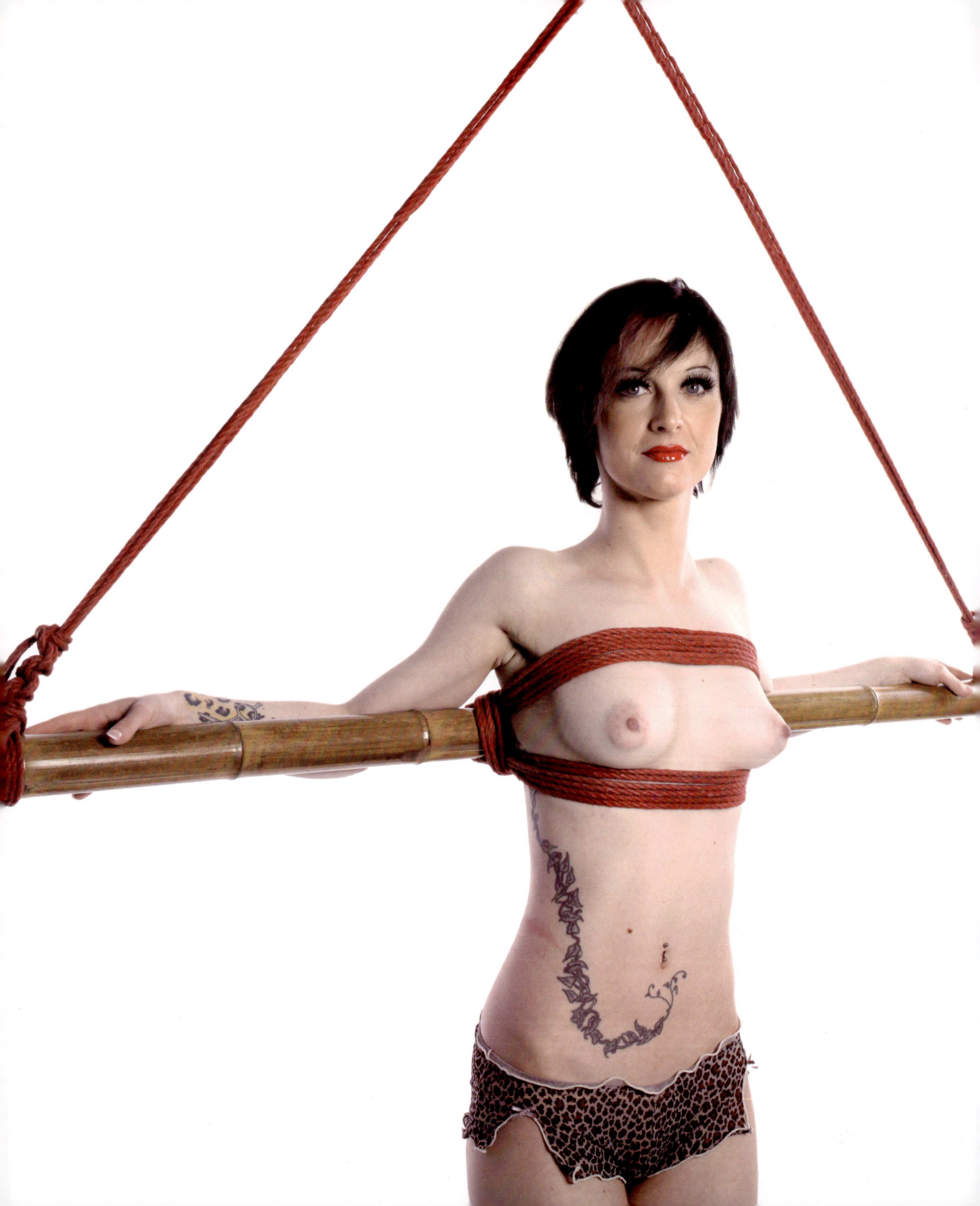

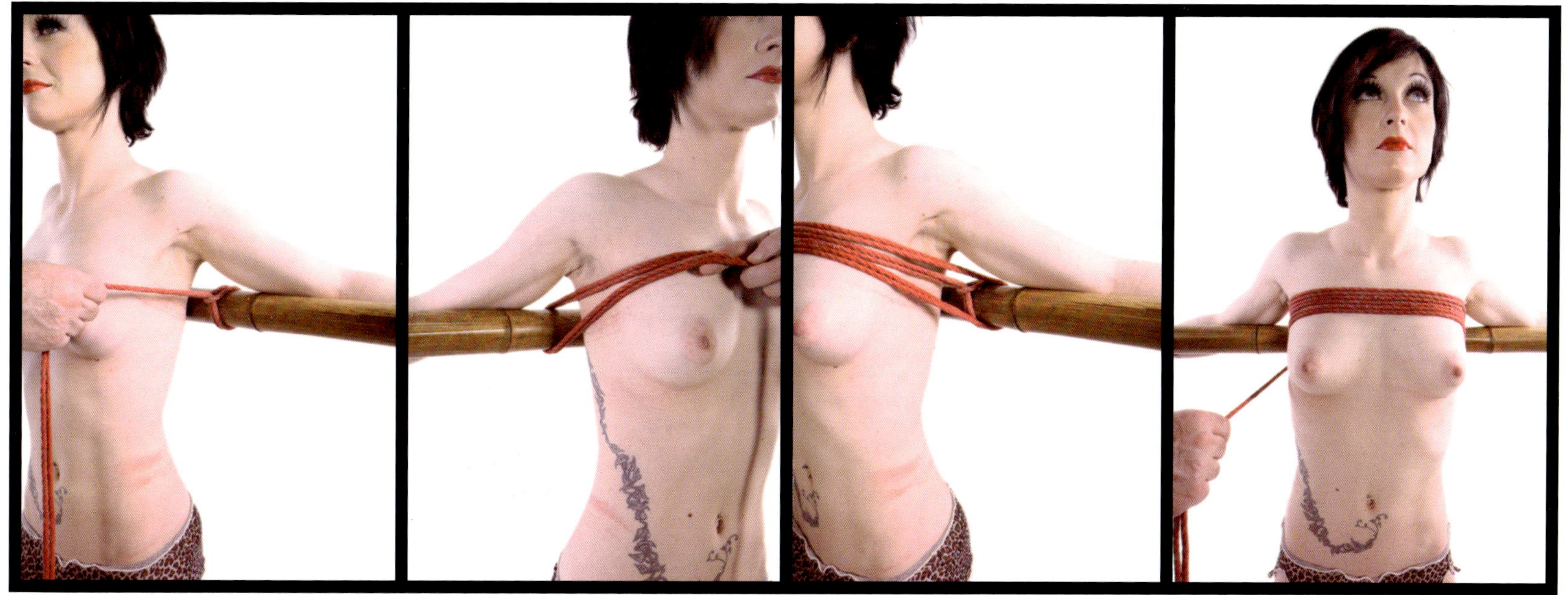

Positionner le bambou dans le dos, à hauteur de poitrine.
Démarrer par un nœud coulant, puis passer sur le haut de la poitrine.
Faire le tour du bambou par le haut et revenir sous la première corde.
Faire le tour du bambou par le bas et faire un dernier passage en haut de poitrine par le haut cette fois.

Position the bamboo behind the back at chest-level.
Start with a lark's head. then bring the rope across the upper chest.
Wrap thc ropo around the bamboo from the top and bring the rope back under the first wind.
Wrap the rope around the bamboo from the bottom and bring the rope across the upper chest (from the top) a final time.

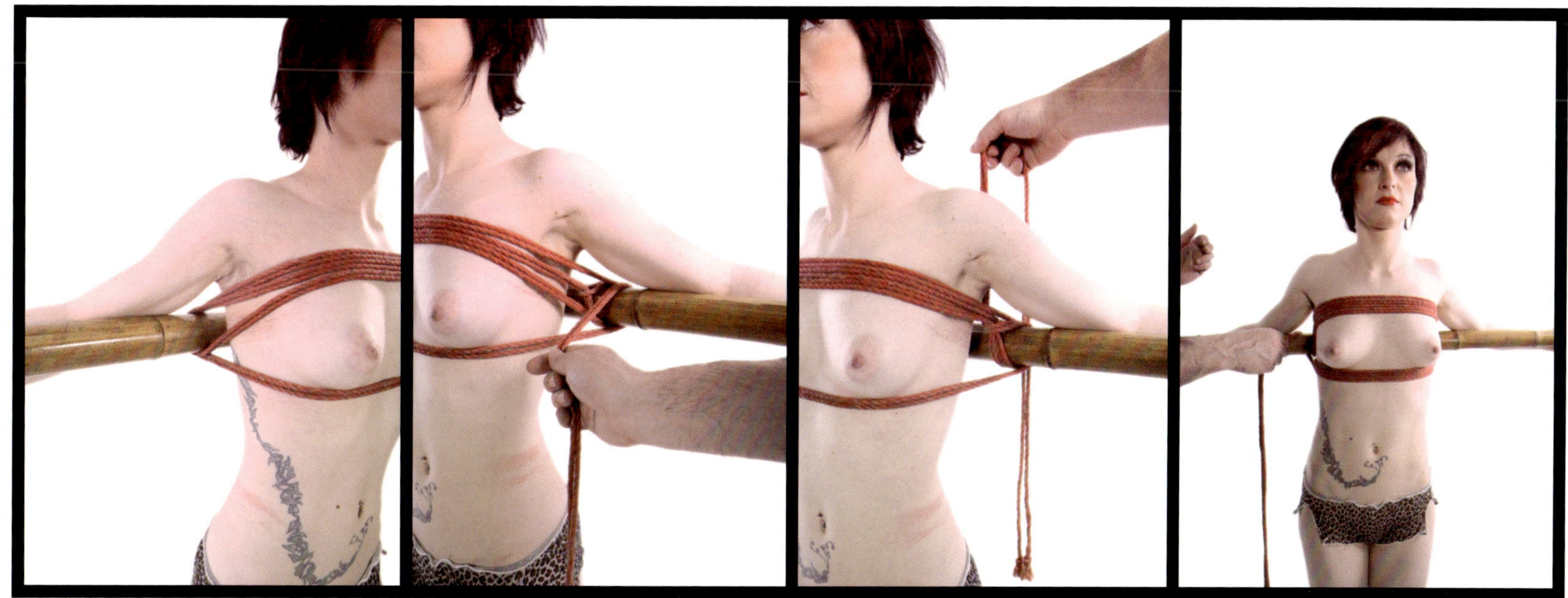

Faire le tour du bambou par le haut et passer en dessous de la poitrine.
Faire le tour du bambou par le bas et reprendre les cordes qui passent en haut pour les regrouper.
Refaire un tour par le haut pour venir faire un deuxième passage sous la première corde de dessous de poitrine.

Wrap the rope around the bamboo from the top and bring it across under the breasts.
Wrap the rope around the bamboo from the bottom and anchor the upper ropes together.
Wrap the rope around the bamboo from the top in order to pass it a second time under the first rope beneath the breasts.

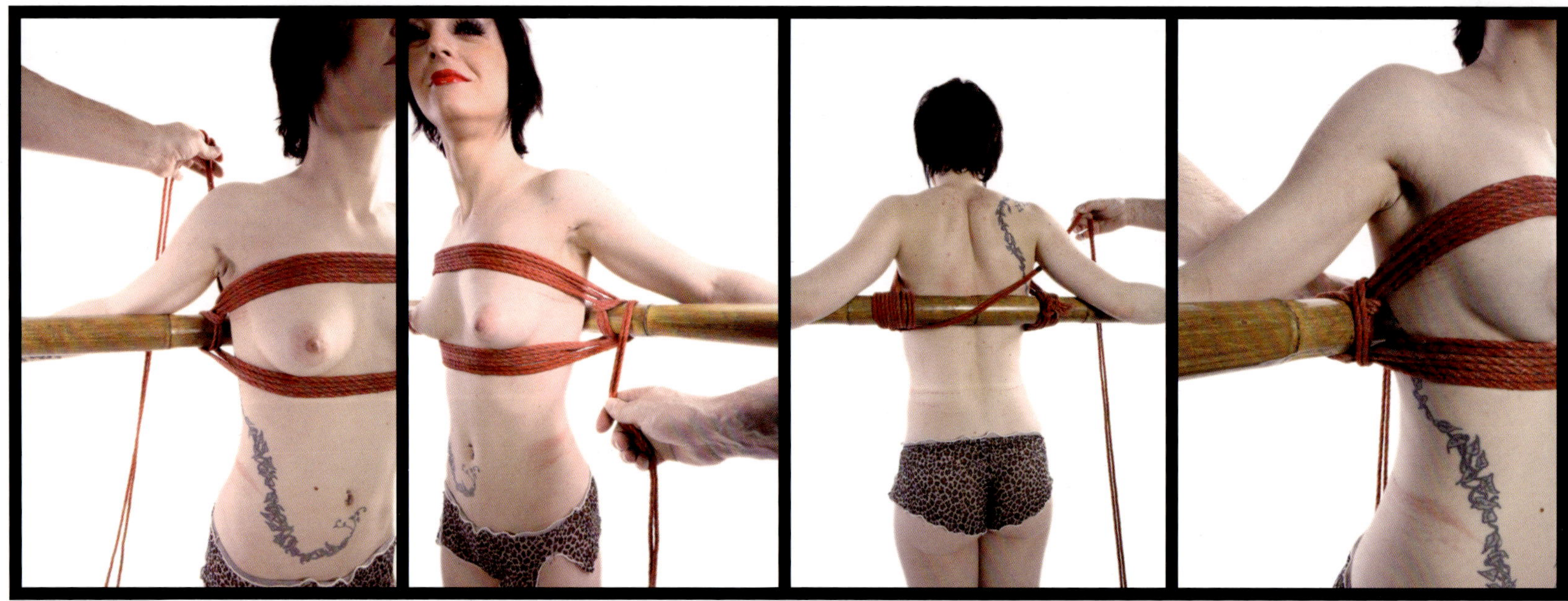

Faire un tour par le bas et reprendre les cordes passant en haut symétriquement à l'autre côté.
Faire un tour par le haut et effectuer le troisième passage en dessous de la poitrine.
Faire le tour par le bas et remonter en diagonale pour changer de côté et refaire un tour par le haut.

Wrap the rope around the bamboo from the bottom and take the upper ropes symmetrically to the other side.
Wrap the rope around the bamboo from the top and bring it a third time across the chest beneath the breasts.
Wrap the rope around the bamboo from the bottom and bring it up across the bamboo to the opposite side. Wrap the rope around the bamboo from the top.

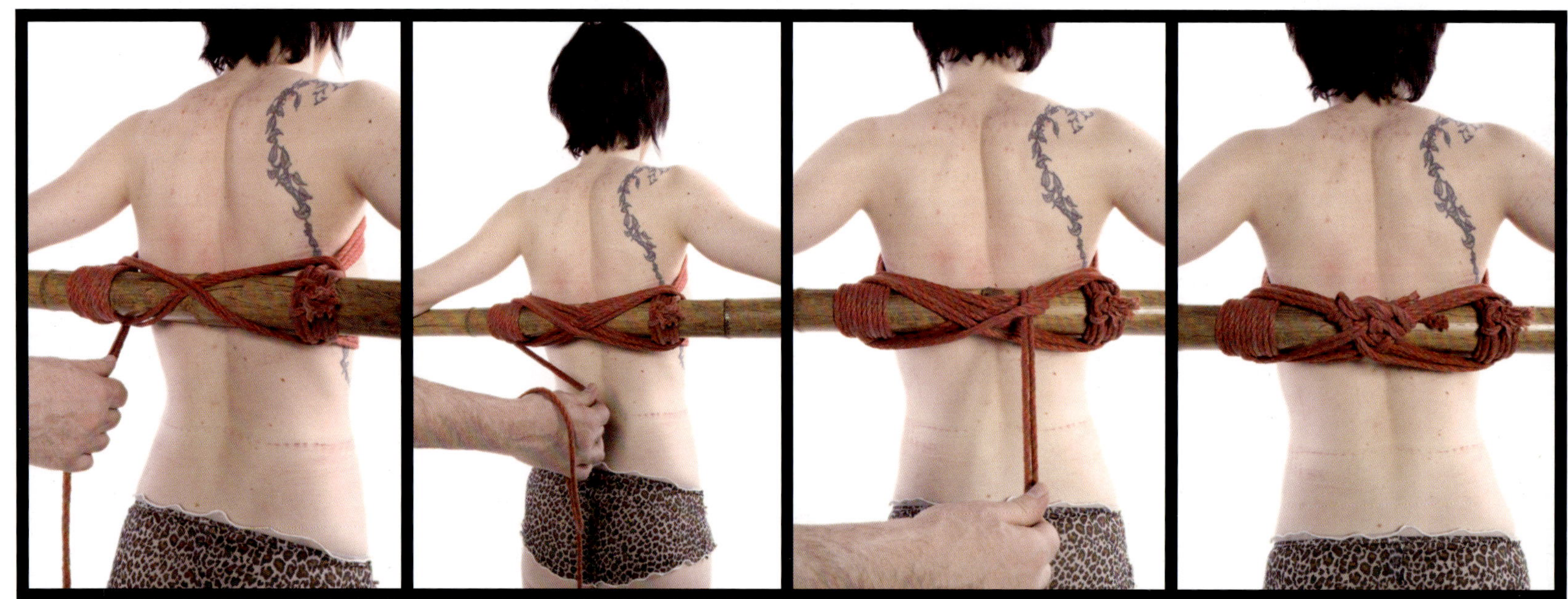

Continuer ainsi en faisant des huit pour aller jusqu'au bout de votre corde et finir par une série de nœuds.

Continue forming figure-eights until you reach the rope's end, and finish with a series of overhand knots.

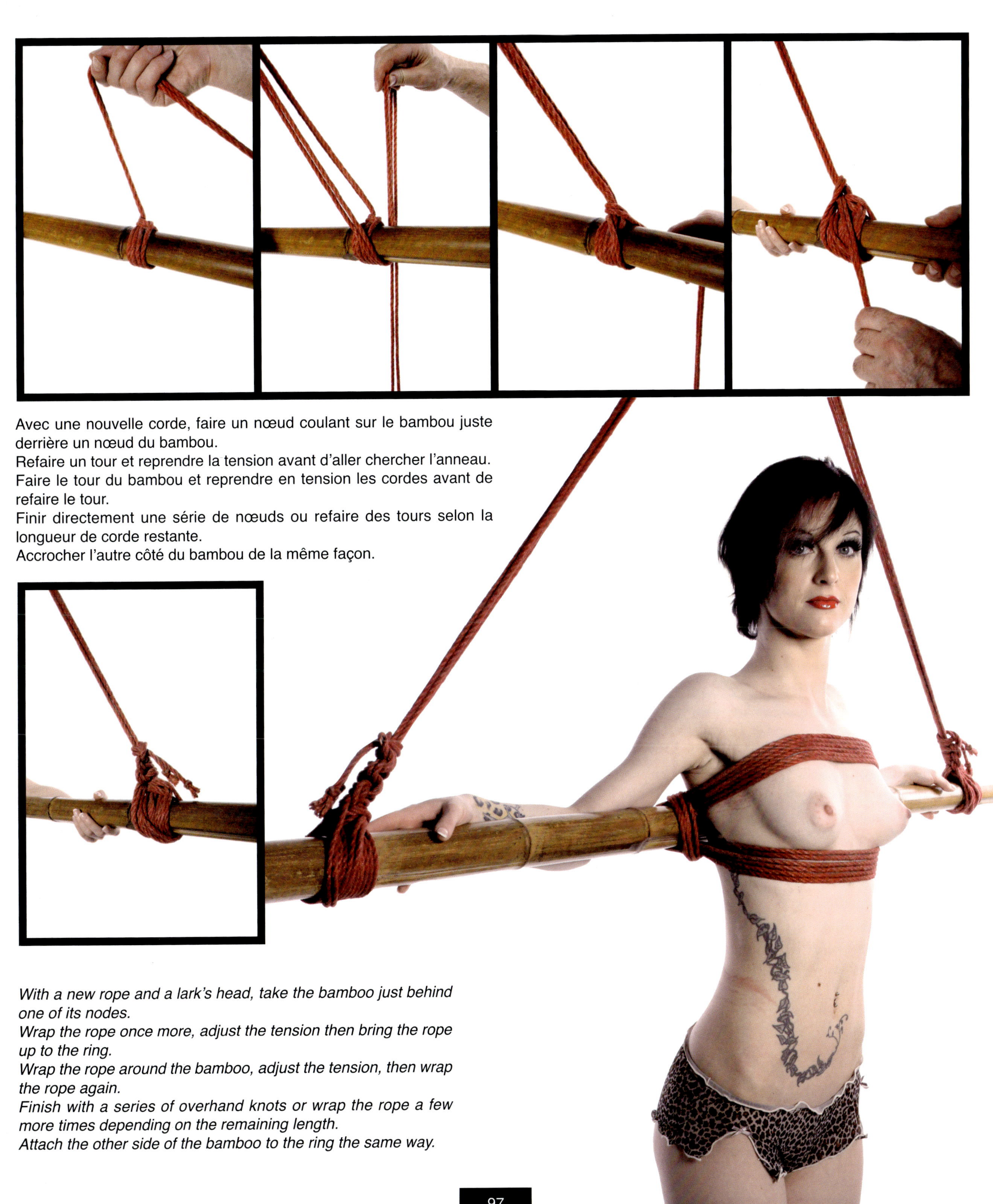

Avec une nouvelle corde, faire un nœud coulant sur le bambou juste derrière un nœud du bambou.
Refaire un tour et reprendre la tension avant d'aller chercher l'anneau.
Faire le tour du bambou et reprendre en tension les cordes avant de refaire le tour.
Finir directement une série de nœuds ou refaire des tours selon la longueur de corde restante.
Accrocher l'autre côté du bambou de la même façon.

With a new rope and a lark's head, take the bamboo just behind one of its nodes.
Wrap the rope once more, adjust the tension then bring the rope up to the ring.
Wrap the rope around the bamboo, adjust the tension, then wrap the rope again.
Finish with a series of overhand knots or wrap the rope a few more times depending on the remaining length.
Attach the other side of the bamboo to the ring the same way.

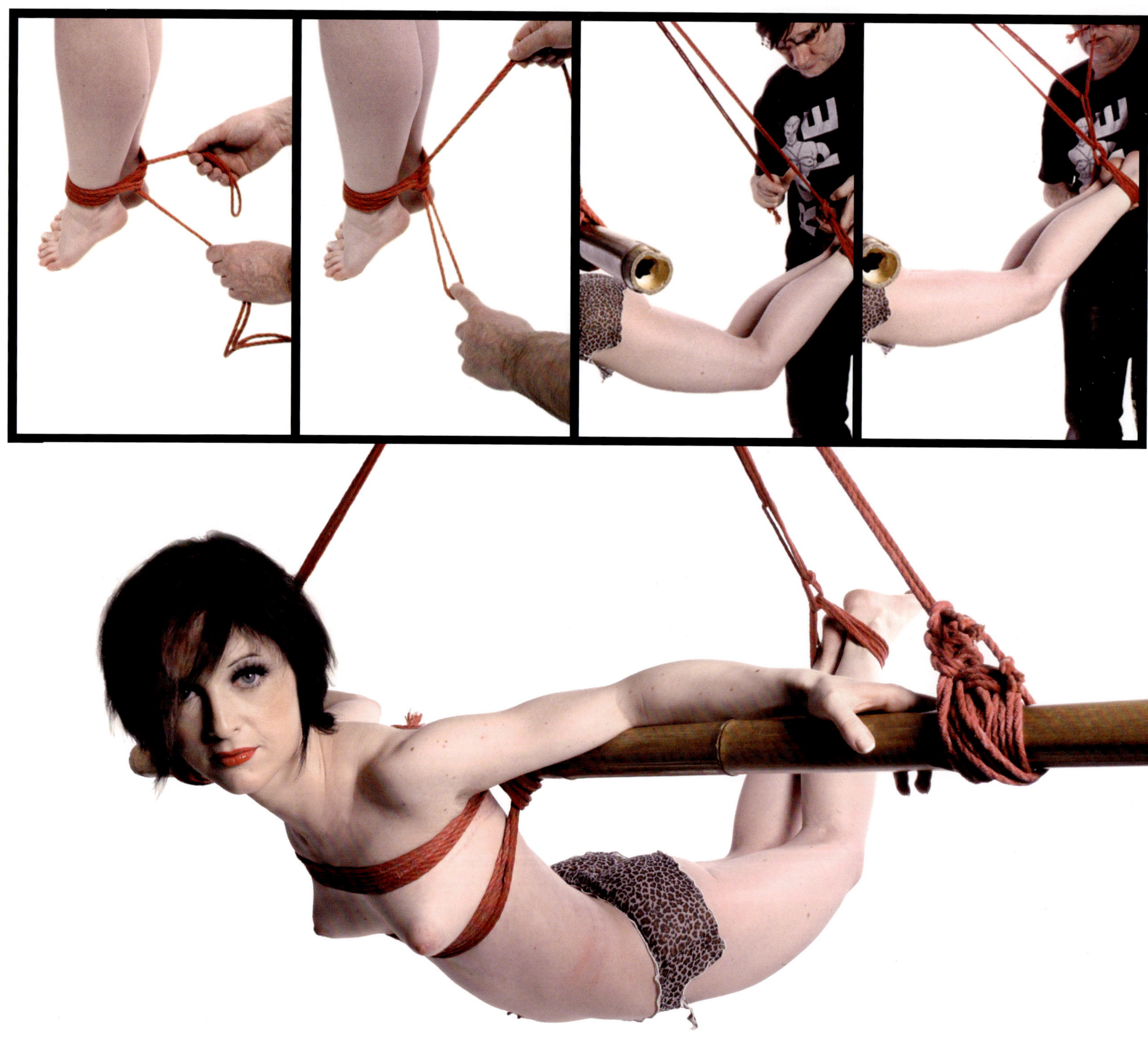

Avec une nouvelle corde, faire trois tours sur les deux pieds joints. Reprendre l'ensemble et faire un nœud en laissant une grande boucle.
Se servir de la boucle pour soulever les jambes et monter ainsi la suspension.
Reprendre la boucle et remonter pour bloquer au niveau de l'anneau.

Tie both feet together by wrapping a new rope around the ankles three times.
Take the whole wrap and tie a square knot as you leave a long bight.
Use the bight to lift the legs up, completing the suspension.
Take the bight again, bring the rope up to the ring and cinch.

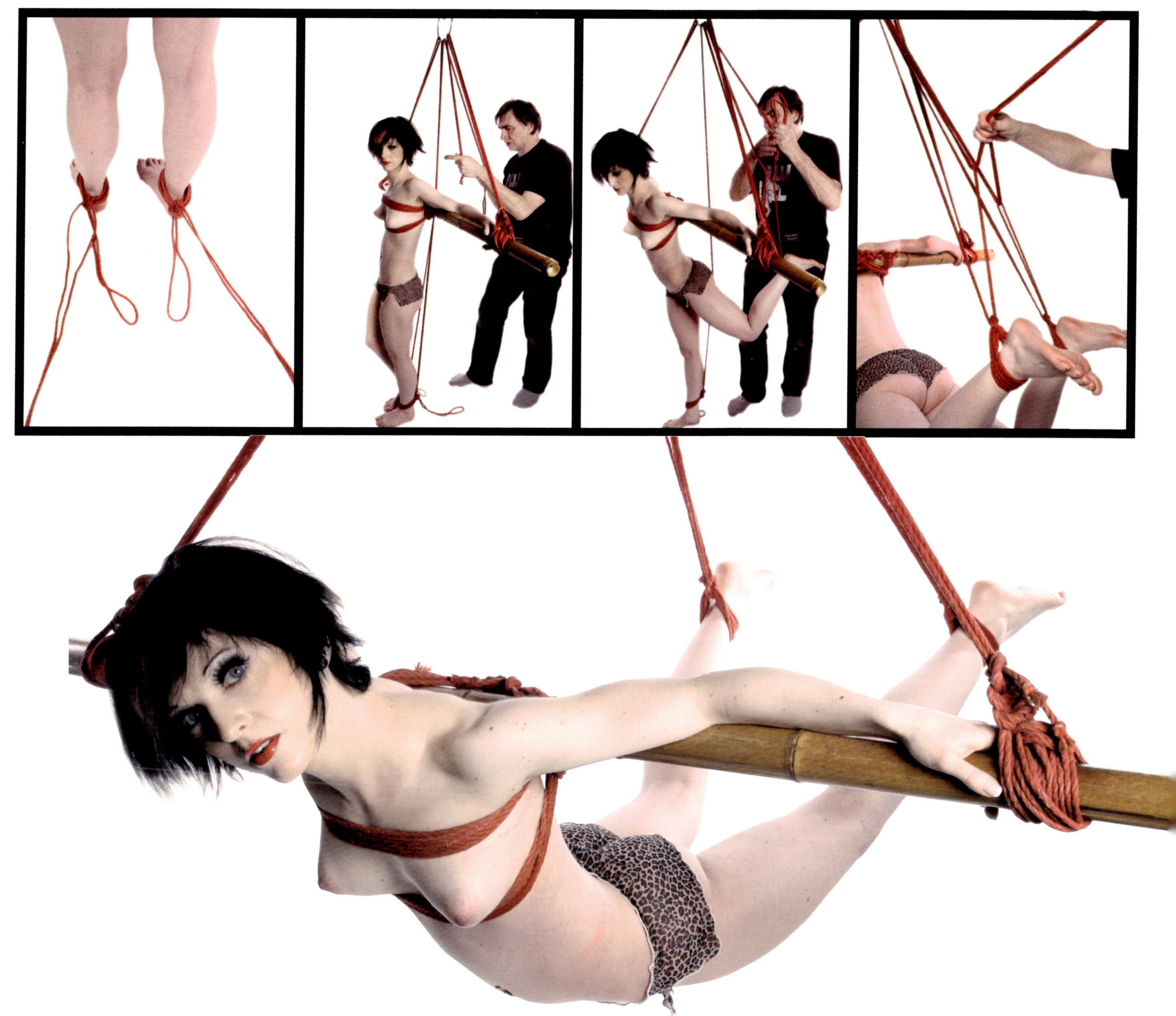

Une variante avec les pieds pris séparément permettra plus de mouvement et de confort.
Faire trois tours sur chacune des chevilles, sans oublier de laisser une grande boucle, et doubler les nœuds.
Monter une première jambe et reprendre la boucle sans monter la jambe très haut.
Maintenir la corde ainsi d'une seule main, tout en montant la deuxième jambe au même niveau afin de récupérer les deux cordes.
Monter les deux jambes à la hauteur désirée et bloquer les deux cordes en même temps.

A variant with the feet bound separately will allow the model further comfort and freedom of movement.
Wrap the rope three times around each ankle being sure to leave a long bight.
Lift the first leg up and take the bight without lifting the leg very high up.
Hold the rope this way with one hand, while lifting the second leg up to the same level in order to pair the two ropes.
Lift both legs up to the right level and cinch both ropes at the same time.

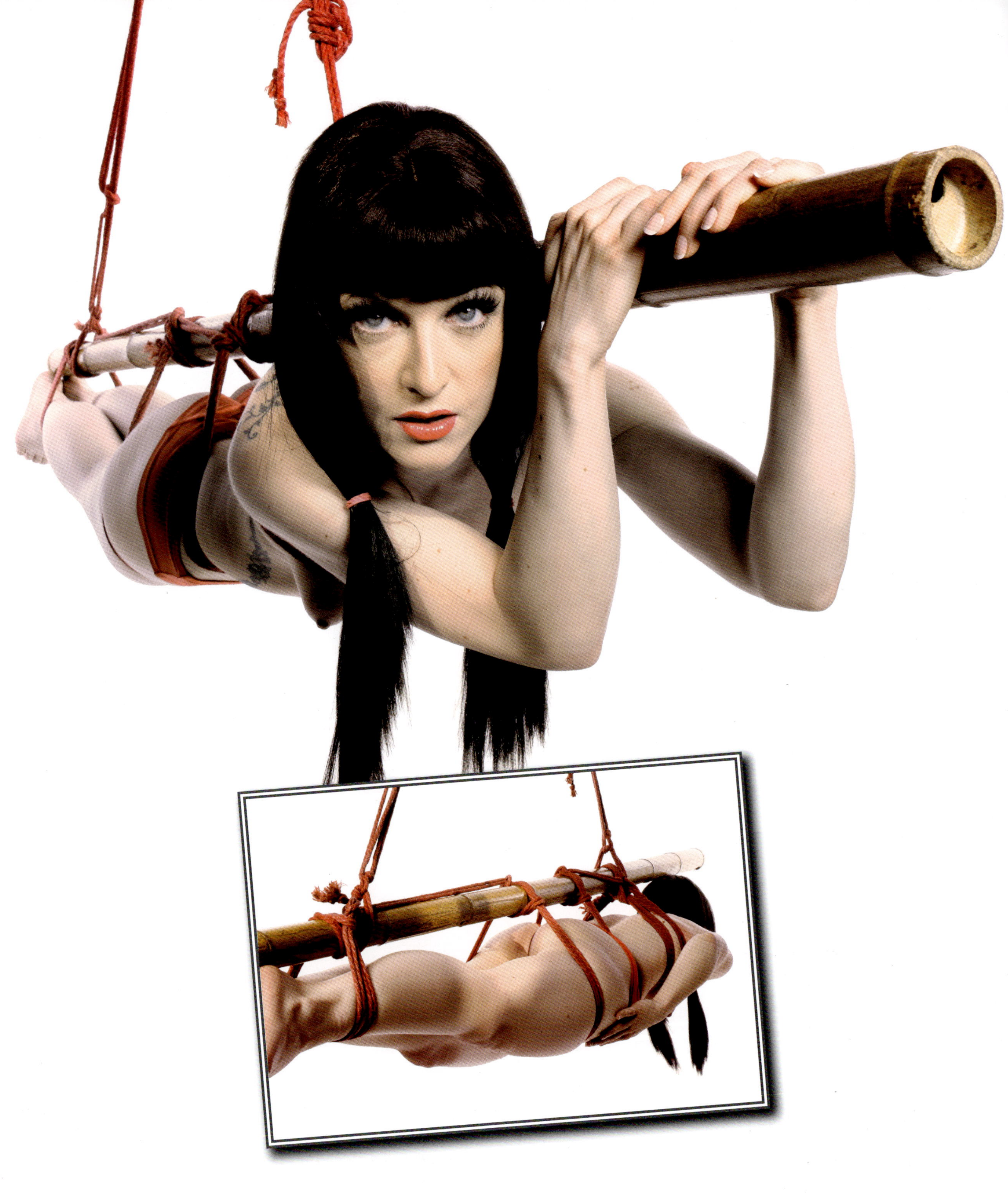

Suspension bambou dos **19** *Bamboo back suspension*

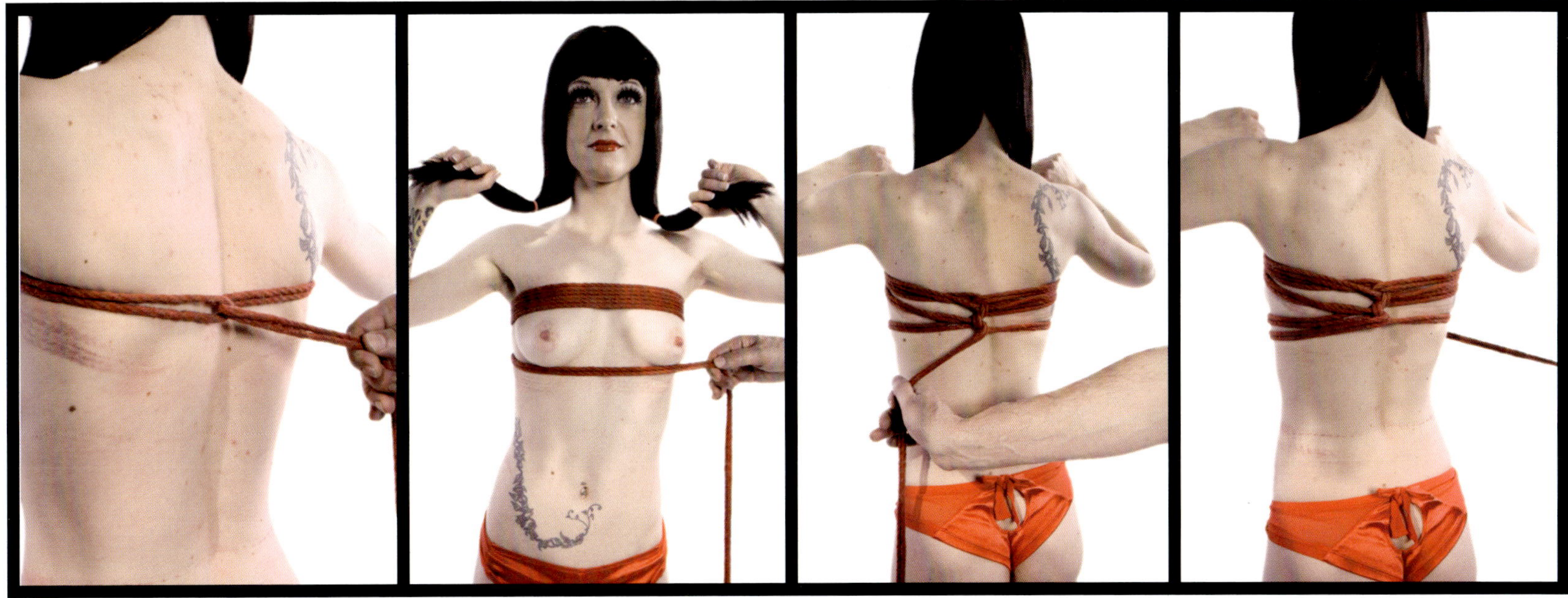

Démarrer dans le dos par un nœud coulant puis faire trois tours en passant au-dessus de la poitrine.
Puis faire trois autres tours en dessous de la poitrine.

Start behind the back with a lark's head and wrap the rope three times above the breasts.
Repeat this below the breasts (three wraps).

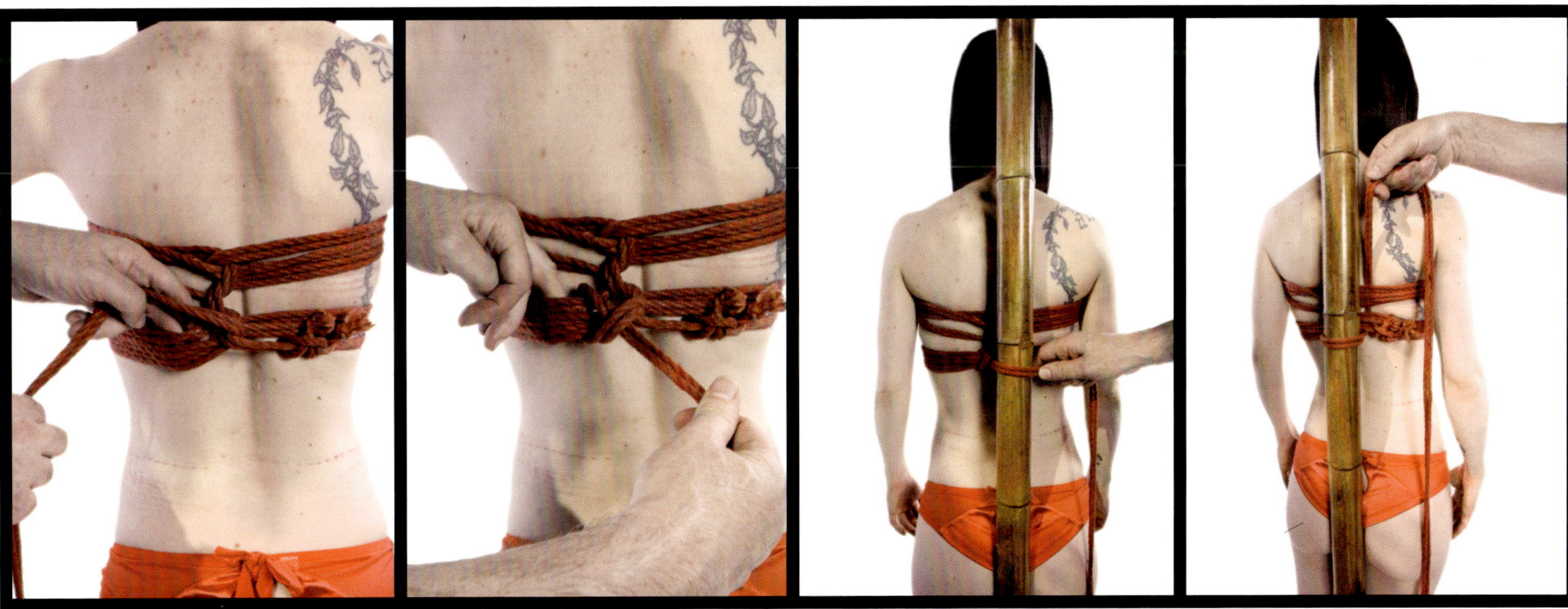

Bloquer l'ensemble des cordes du bas avec un nœud de blocage.
Positionner le bambou dans le dos.
Passer votre corde autour pour le maintenir en reprenant la totalité des cordes.

Cinch the whole lower wrap with an overhand knot. Position the bamboo behind the back.
Wrap the rope around the bamboo to affix it, and attach to all the back ropes.

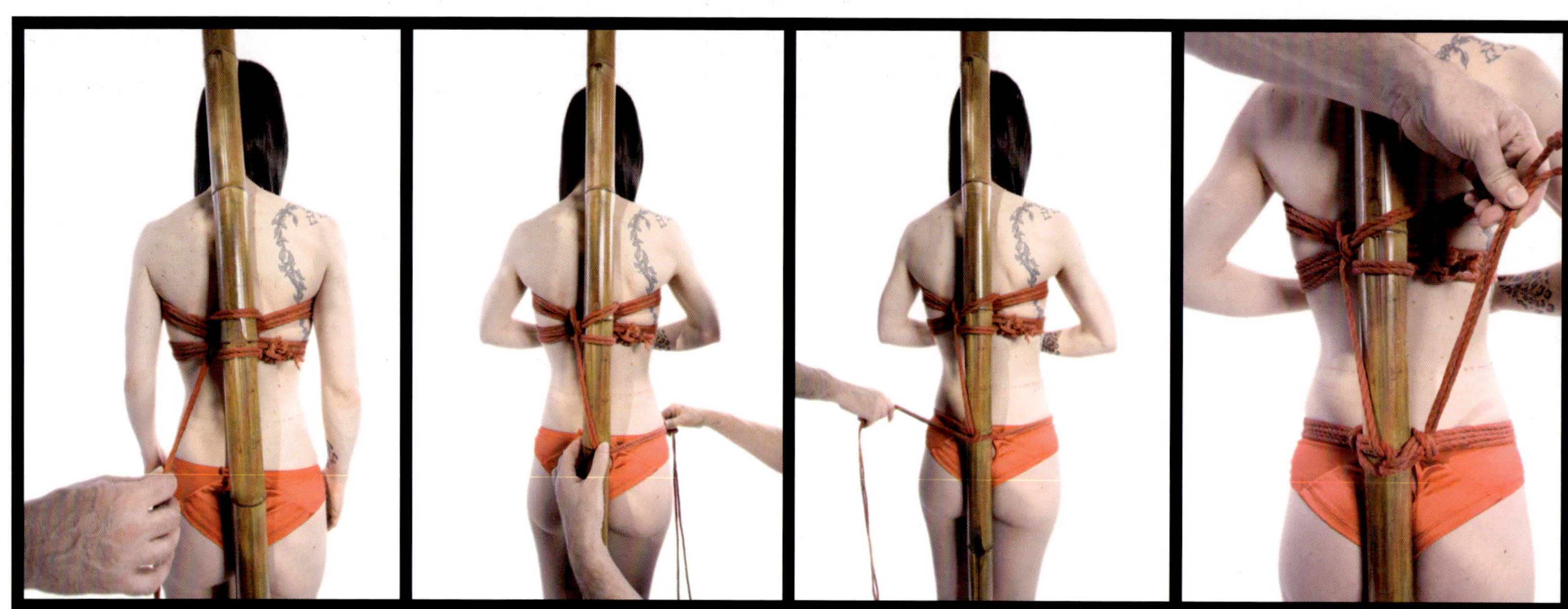

Revenir sur le bambou pour un autre passage en reprenant encore les cordes.
Bloquer à ce niveau, puis descendre au niveau de la taille.
Faire deux tours à ce niveau et bloquer les cordes sur le bambou.
Laisser cette corde en attente.

Wrap the rope once more around the bamboo and attach it to all the back ropes again.
Cinch here, then bring the rope down to the waist.
Wrap it around the waist twice and cinch the ropes onto the bamboo.
Leave this rope alone for the moment.

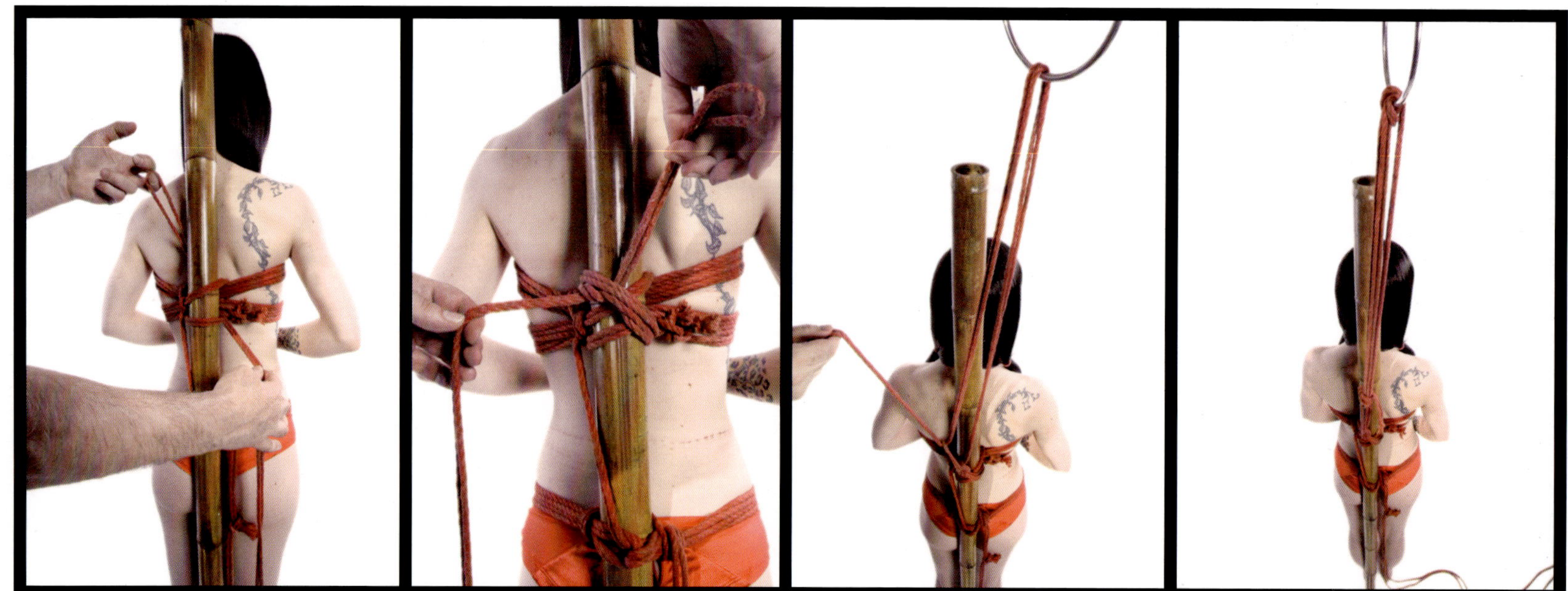

Avant de continuer sur les jambes, il faut sécuriser le modèle en reliant cette partie au point de suspension.
Pour ce faire, passer une nouvelle corde en huit dans le dos tout en reprenant les cordes et le bambou.
Faire un nœud en laissant une boucle.
Passer dans le point de suspension, reprendre la boucle et bloquer.

Before you continue around the legs, secure the model by linking this part to the suspension point.
Do this by wrapping a new rope behind the back in a figure eight that includes the bamboo and all ropes.
Tie a square knot as you leave a bight.
Run the rope through the ring and cinch.

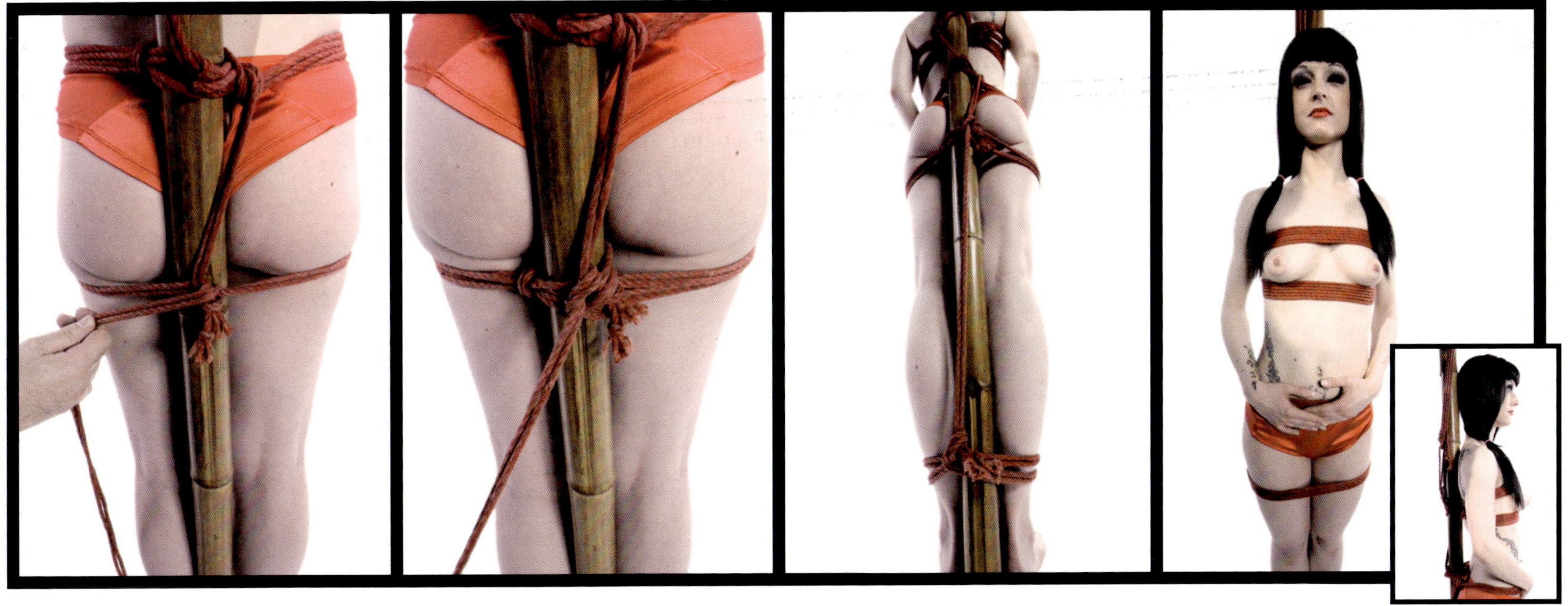

Continuer sur les jambes avec la corde laissée en attente.
Rajouter une corde si nécessaire.
Faire deux tours sur le haut des cuisses, juste sous les fesses.
Bloquer sur le bambou et descendre au niveau des pieds.
Faire deux tours sur les pieds et bloquer avec le bambou.

Continue around the legs with the rope that you left alone earlier.
Add another rope if needed.
Wrap the rope twice around the thighs, just under the buttocks.
Cinch it onto the bamboo and bring it down to the feet.
Wrap the rope twice around the ankles and cinch it to the bamboo.

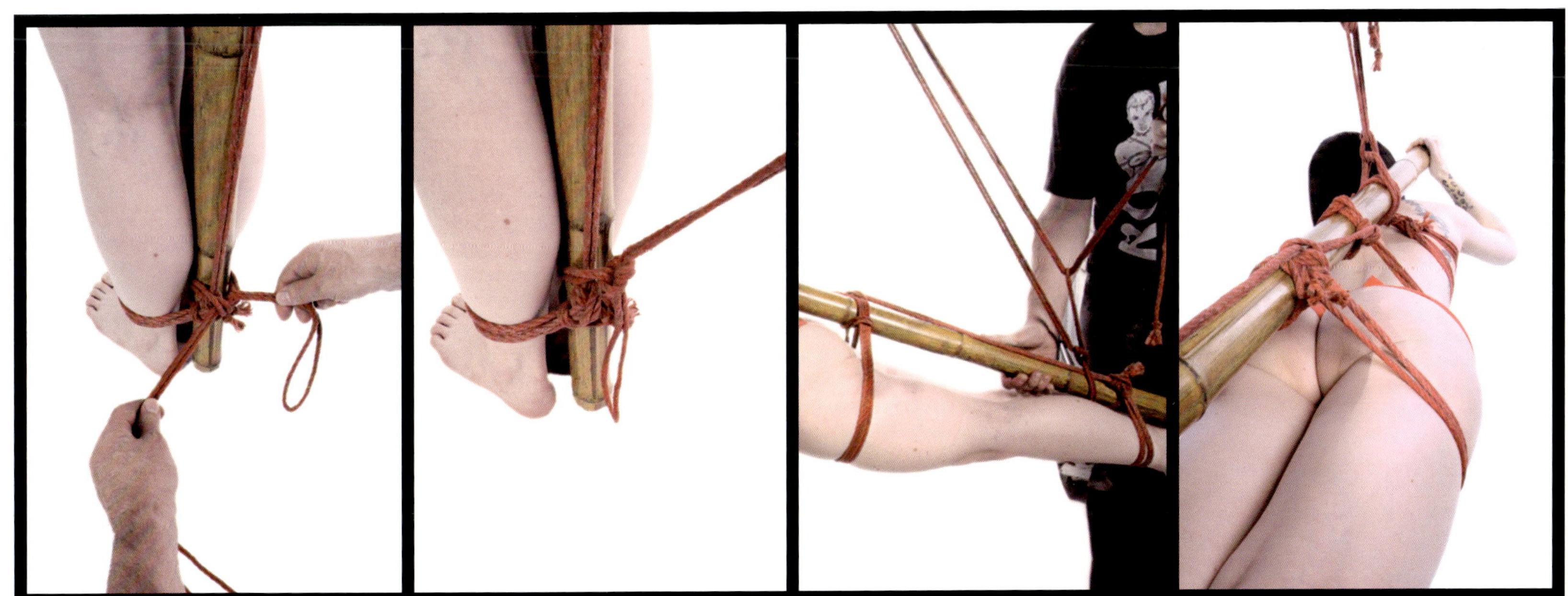

Prendre une nouvelle corde et la passer derrière le bambou deux fois pour la fixer en formant une boucle.
Monter la suspension en tenant le bambou d'une main et passer la corde dans la boucle avant de bloquer le tout.

Wrap a new rope twice behind the bamboo to affix it as you leave a bight.
Lift the model up while holding the bamboo with one hand, take the bight then cinch onto the ring.

ATTENTION :

Dans le chapitre suivant, la suspension côté avec les bras pris peut s'avérer dangereuse car la circulation nerveuse du bras qui supporte le poids du corps peut être bloquée. Il faut donc s'assurer que le modèle ne ressent pas de perte de sensibilité et dans tous les cas n'effectuer cette suspension que sur une courte durée.
Il suffit de détacher la corde sur le pied pour récupérer un point d'appui au sol.

WARNING :

The next chapter demonstrates a side suspension that can be dangerous due to the position of the arms. This suspension risks damage to the nerves of the arm that bears the model's body weight. You must make sure the model doesn't experience any numbness, and you must only perform this suspension over a short length of time.
To relieve the model, you can untie the rope around the foot so she can use the floor for support.

Suspension côté avec les bras

20

Side suspension with the arms

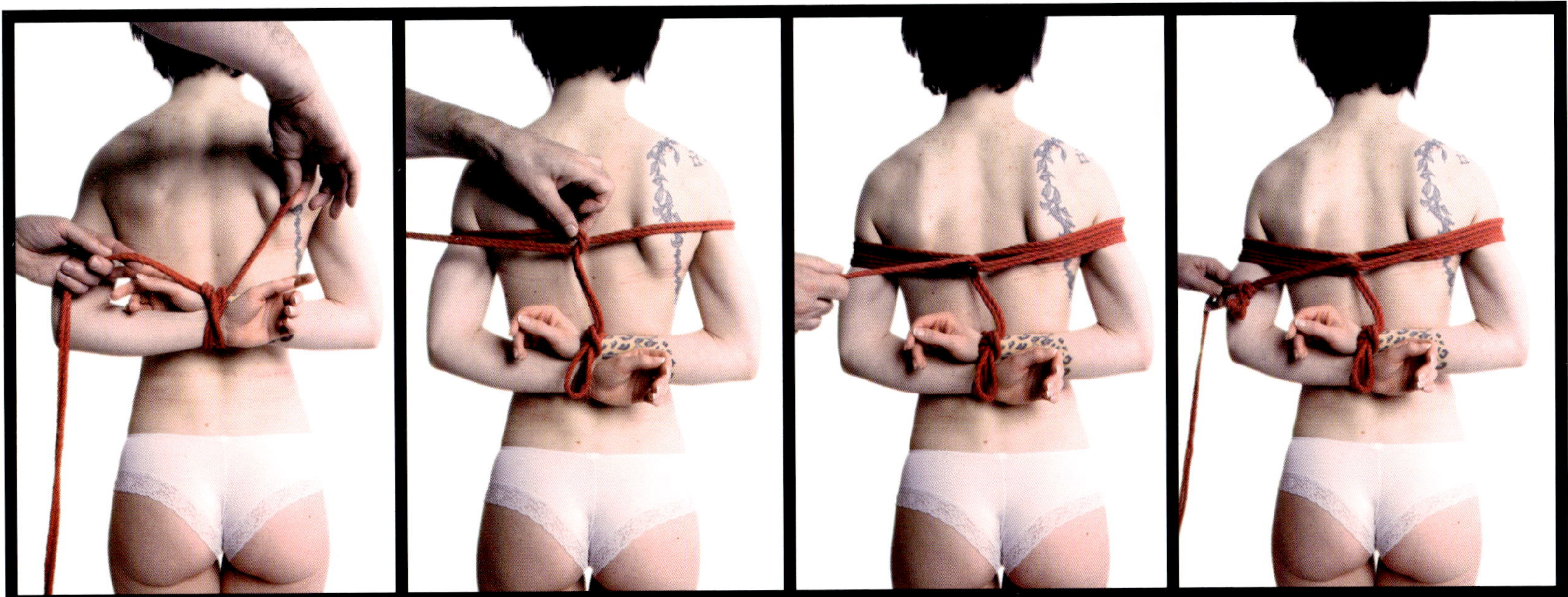

Démarrer par deux tours sur les poignets en laissant un espace entre les poignets et les cordes.
Faire ensuite trois tours sur le haut de poitrine en reprenant la tension entre chaque.

Start by wrapping the rope twice around the wrists, leaving a two-finger space between the wrists and ropes.
Next, wrap the rope three times above the breasts as you adjust the tension with each wind of the rope.

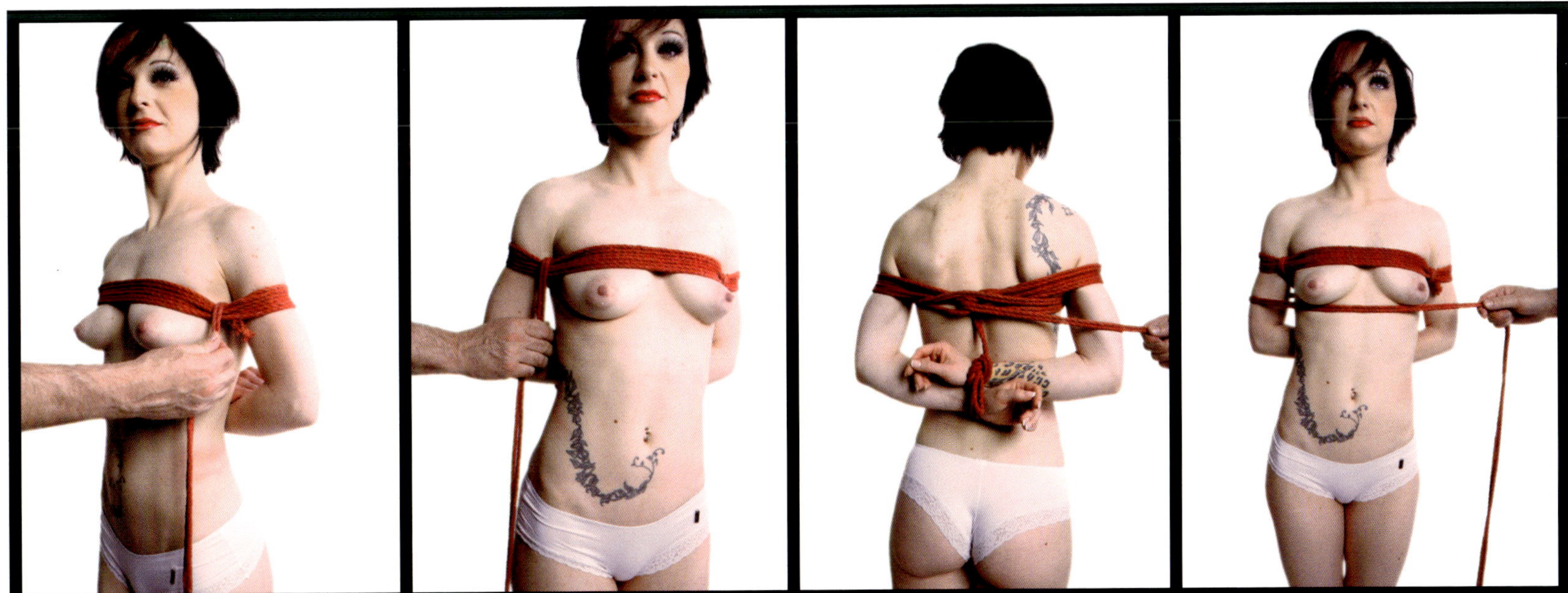

Passer la corde entre la poitrine et le bras et ce, par le haut.
Revenir par le dos du côté opposé et faire la même chose.
Reprendre la tension au centre et commencer le dessous de poitrine.

From top to bottom, pull the rope over the upper wrap between the chest and the arm.
Bring the rope across the back to the other side and do the same.
Adjust tension in the mid-back area, and bring the rope across the lower chest.

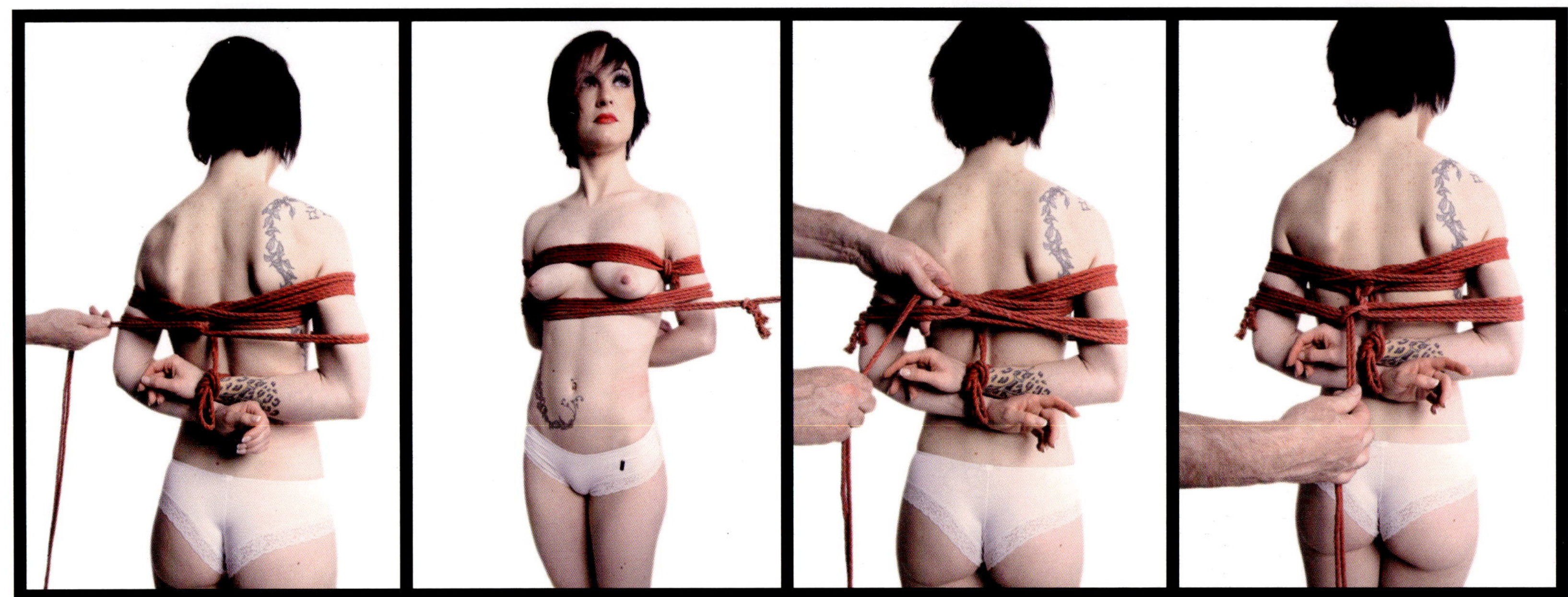

Faire trois tours en dessous de la poitrine avec tension et contre-tension puis bloquer au centre.

Wrap the rope three times below the breasts while using tension and counter-tension techniques, then cinch it mid-back.

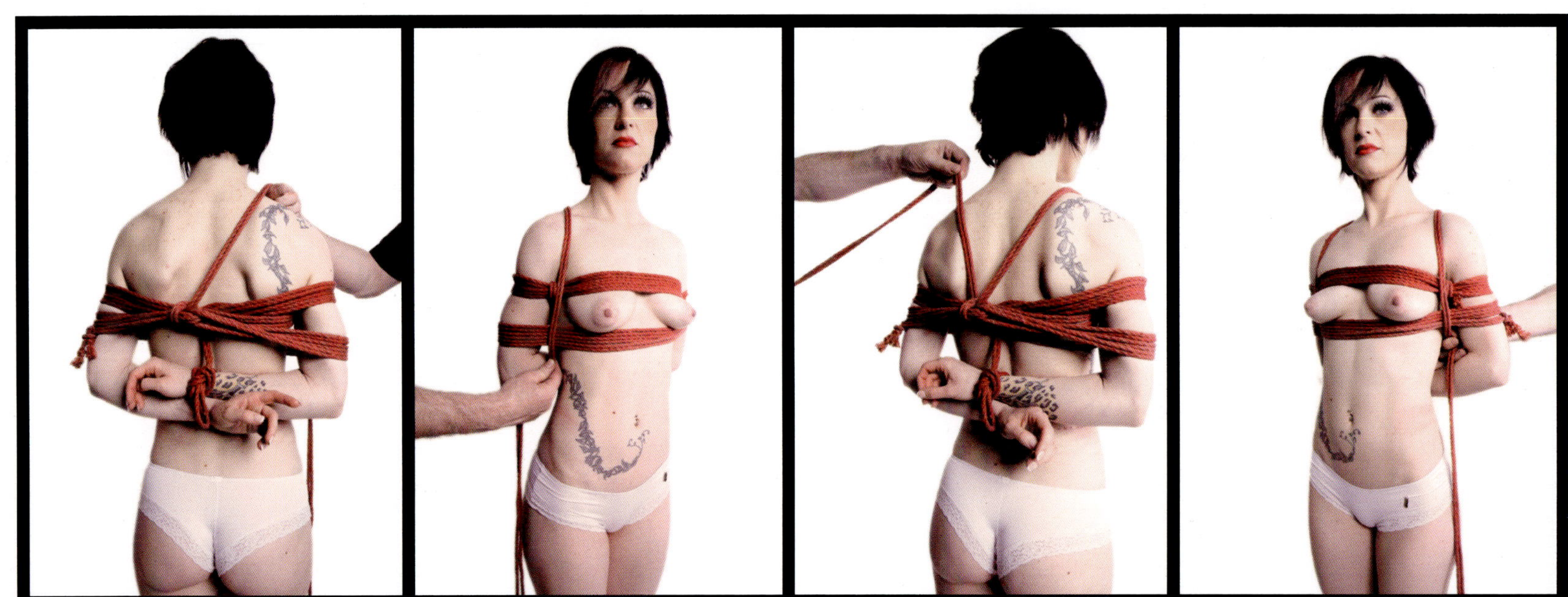

Partir vers l'épaule mais redescendre droit entre la poitrine et le bras pour bloquer la corde qui passe en dessous de la poitrine. Revenir prendre la tension au centre dans le dos, puis remonter sur l'autre épaule et faire de même.

Create the first shoulder strap and bring the rope down straight between the chest and the arm to cinch the lower wrap. Adjust tension at the mid-back area, create the second shoulder strap, and repeat.

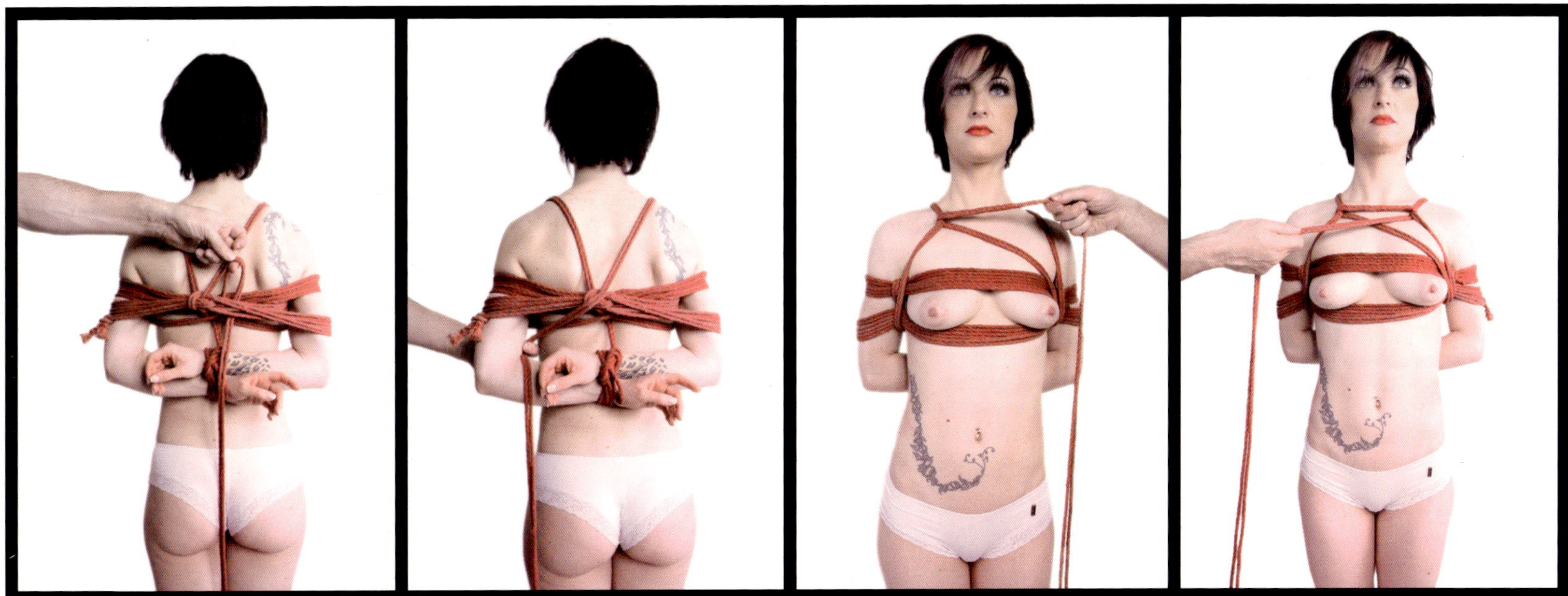

Faire un nœud de blocage.
Repartir, pour passer la corde entre la poitrine et le bras, par en bas et venir prendre la corde passant sur l'épaule du côté opposé. Mettre en tension, puis passer sous l'autre corde de l'épaule en symétrie.
Revenir de l'autre côté entre le bras et la poitrine par le bas en formant une croix au-dessus de la poitrine.

Tie an overhand knot.
Pull the rope through the space between the chest and the arm and include the opposite shoulder strap. Apply tension, then tuck the rope under the other shoulder strap in symmetry.
Bring the rope to the opposite side between the arm and the chest as you form a cross above the breasts.

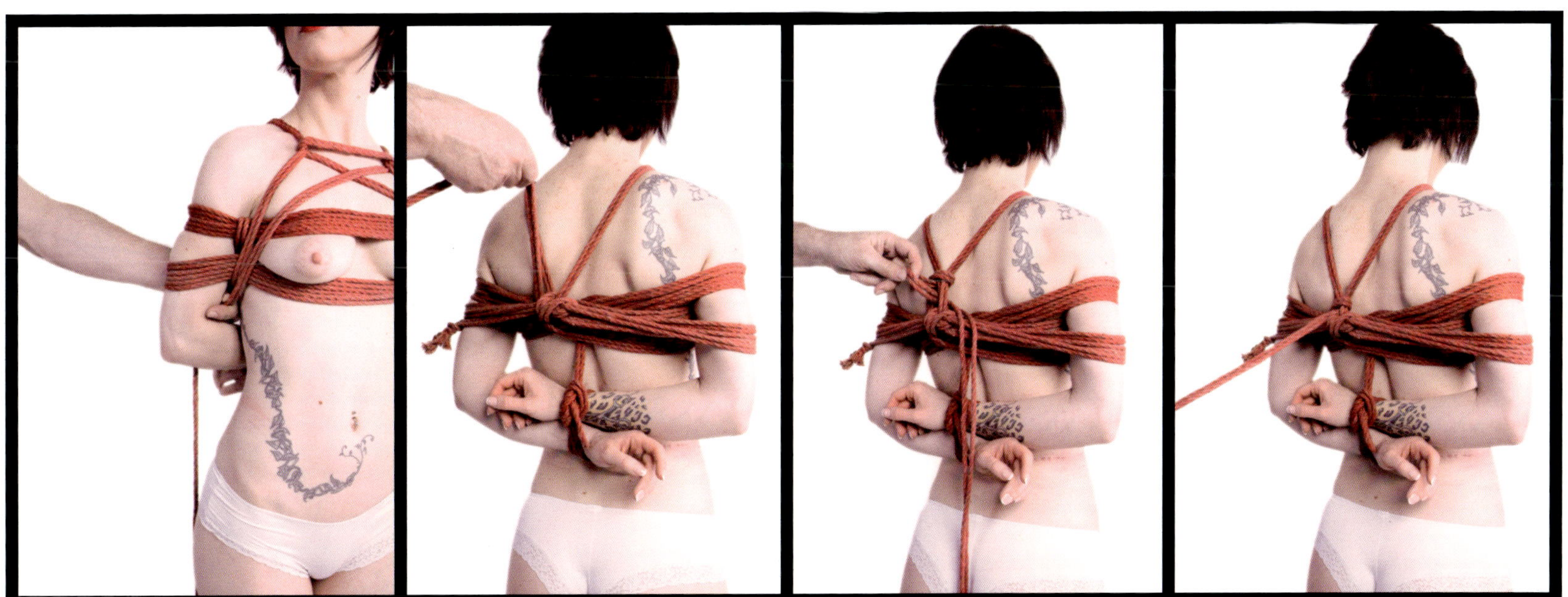

Faire un nœud de blocage dans le dos.

Finish with an overhand knot behind the back.

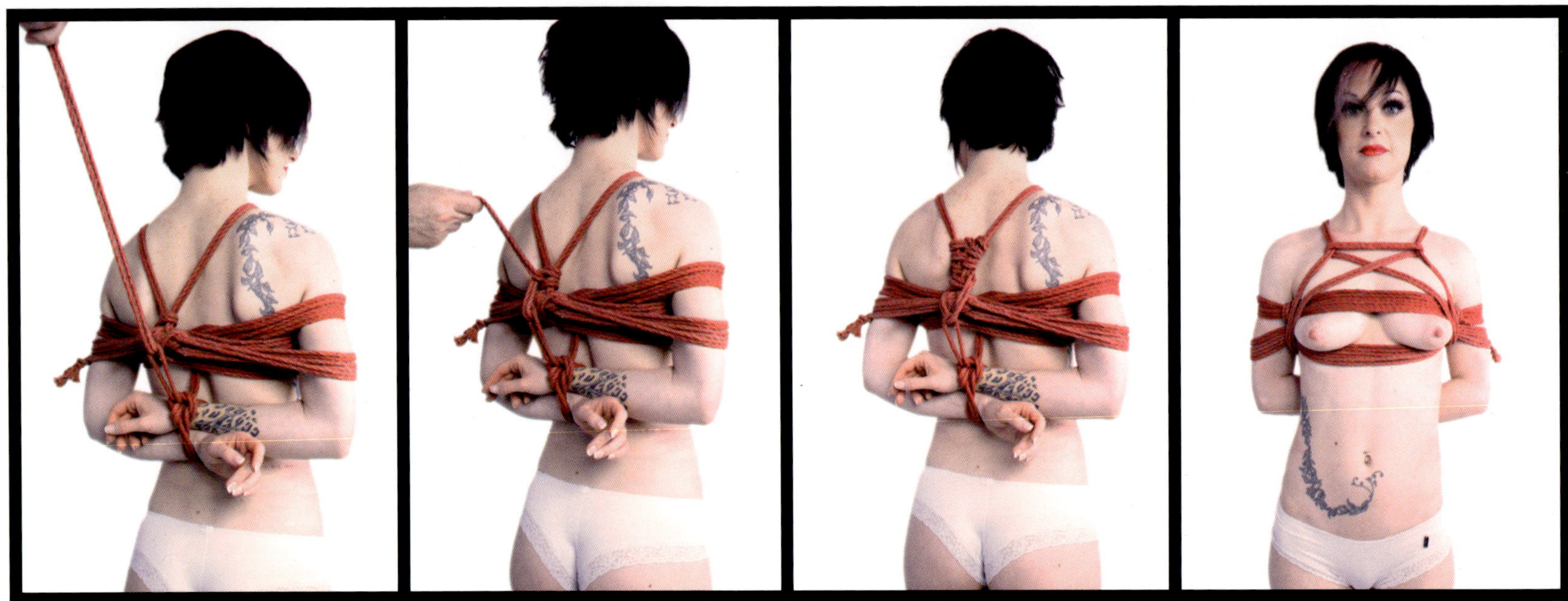

Reprendre la boucle du début sur les poignets.
Refaire un blocage et finir la corde esthétiquement.

Take the bight that you had left on the wrists; cinch once again in mid-back and finish the rope aesthetically.

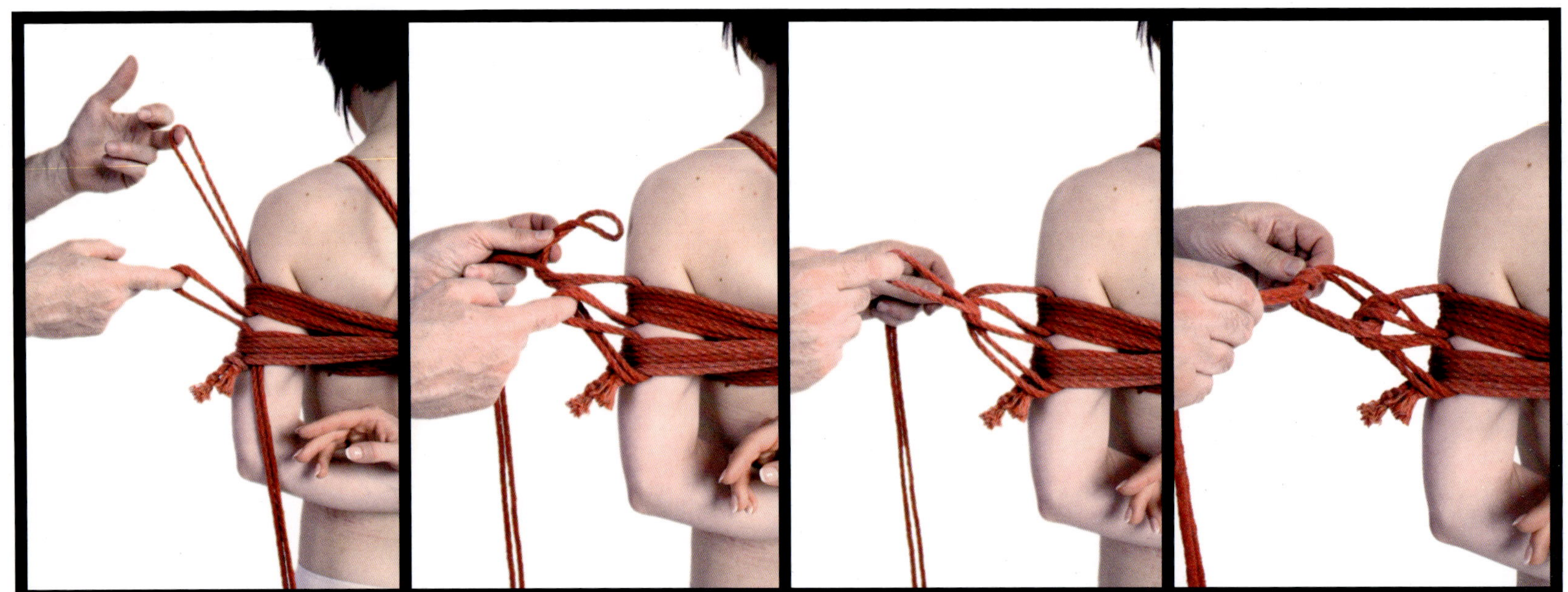

Démarrer une nouvelle corde.
La passer du bas vers le haut en laissant une boucle entre les deux séries de cordes.
Reprendre l'ensemble des cordes au niveau de la boucle que l'on vient de créer.
Faire un nœud simple.

Tuck a new rope under the two wraps working from bottom to top, and leave a bight in between.
Connect all the ropes at the new bight and tie a square knot.

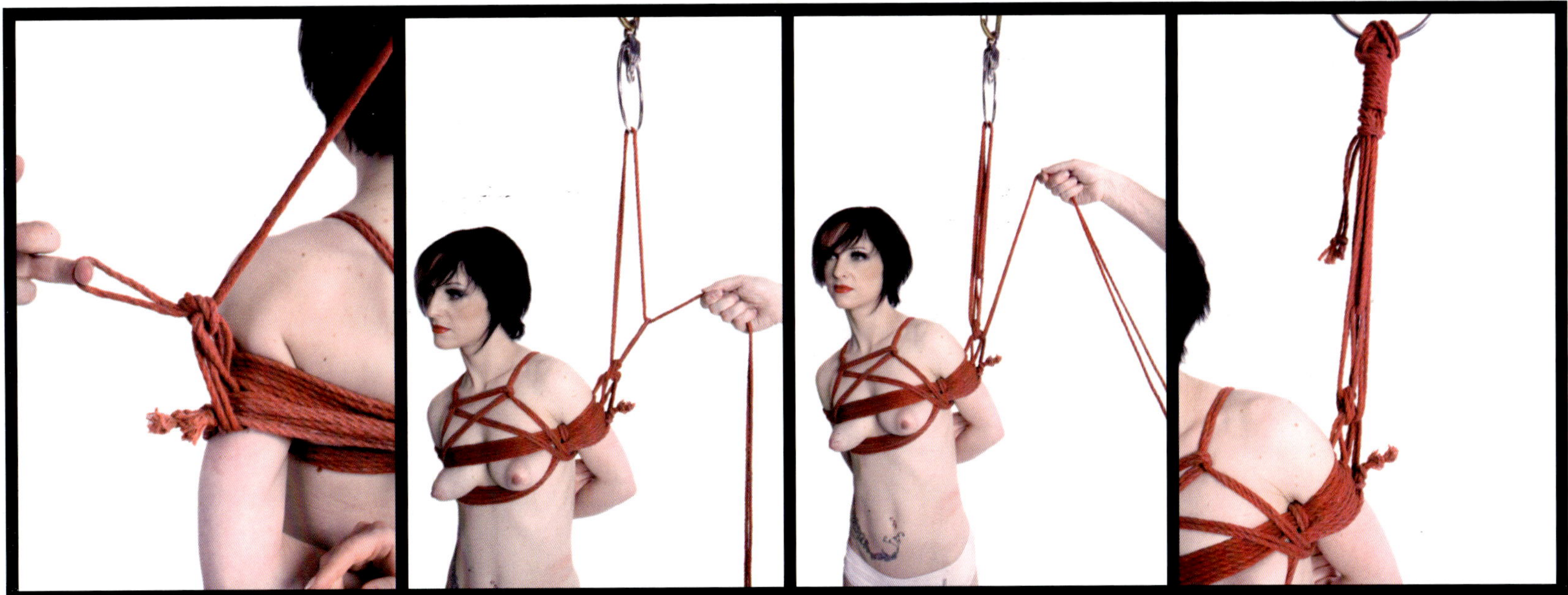

Monter la corde jusqu'au point de suspension et reprendre la boucle.
Remonter à l'anneau puis refaire un passage sous le nœud qui supporte les cordes hautes et basses de poitrine.
Remonter et bloquer.

Bring the rope up to the suspension point then use the bight.
Bring the rope back up to the ring and pull it under the knot that holds the upper and lower wraps on the chest.
Return to the ring and cinch.

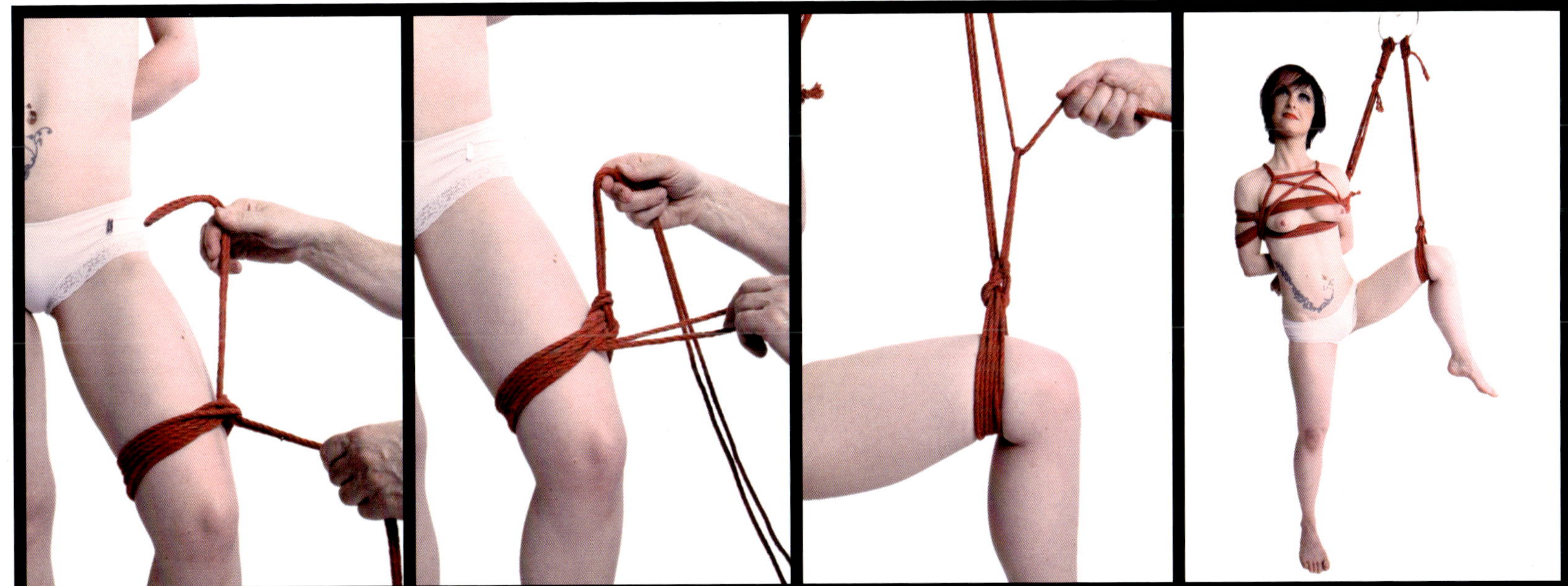

Avec une nouvelle corde, faire trois tours au-dessus du genou.
Monter la jambe.
Faire un premier passage dans l'anneau puis redescendre pour reprendre la boucle.
Remonter vers l'anneau et bloquer.

Wrap a new rope above the knee three times and tie a square knot.
Lift the leg up.
Run this rope through the ring, then bring it back down and use the bight.
Bring the rope back up to the ring and cinch.

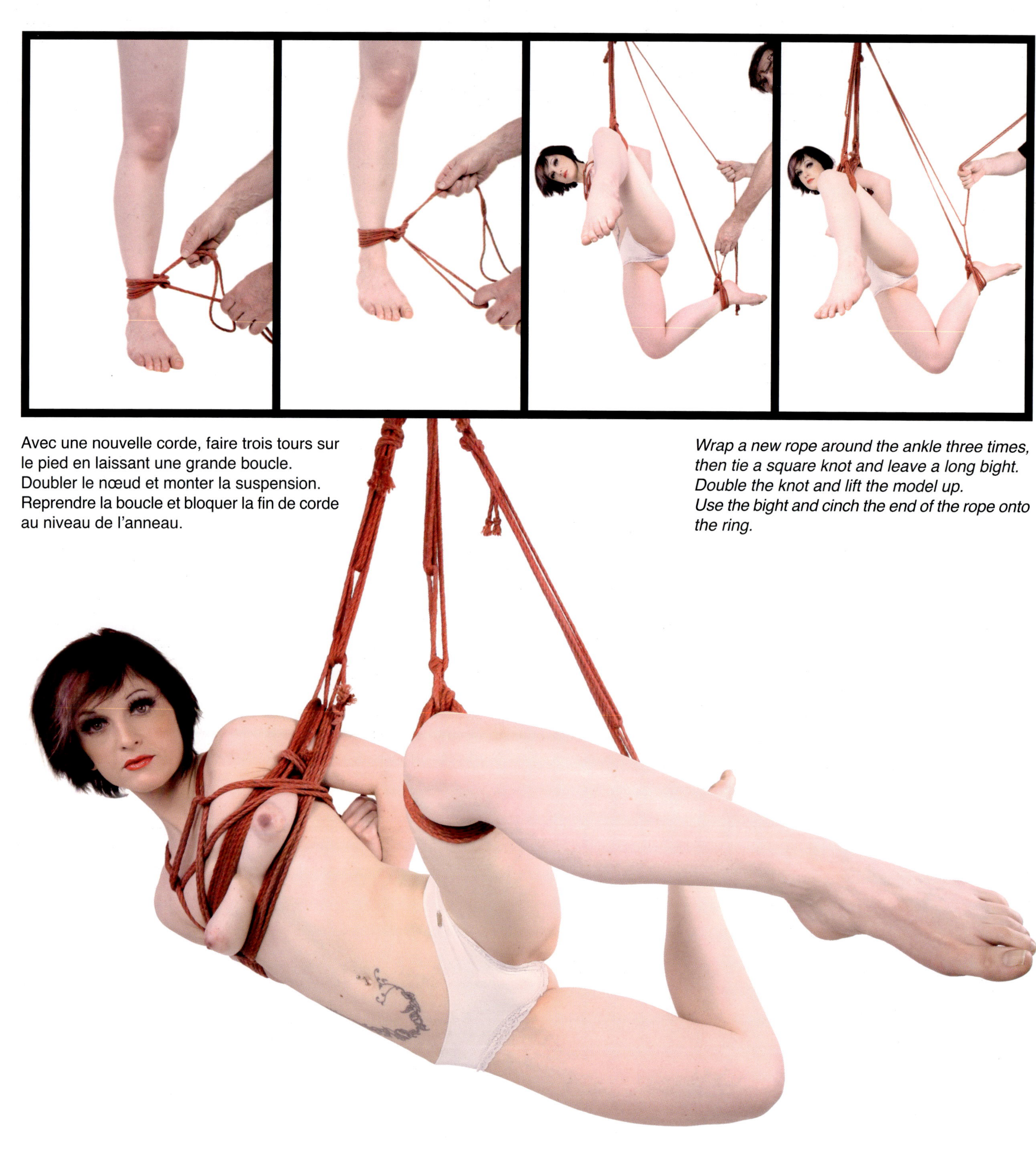

Avec une nouvelle corde, faire trois tours sur le pied en laissant une grande boucle. Doubler le nœud et monter la suspension. Reprendre la boucle et bloquer la fin de corde au niveau de l'anneau.

Wrap a new rope around the ankle three times, then tie a square knot and leave a long bight. Double the knot and lift the model up. Use the bight and cinch the end of the rope onto the ring.

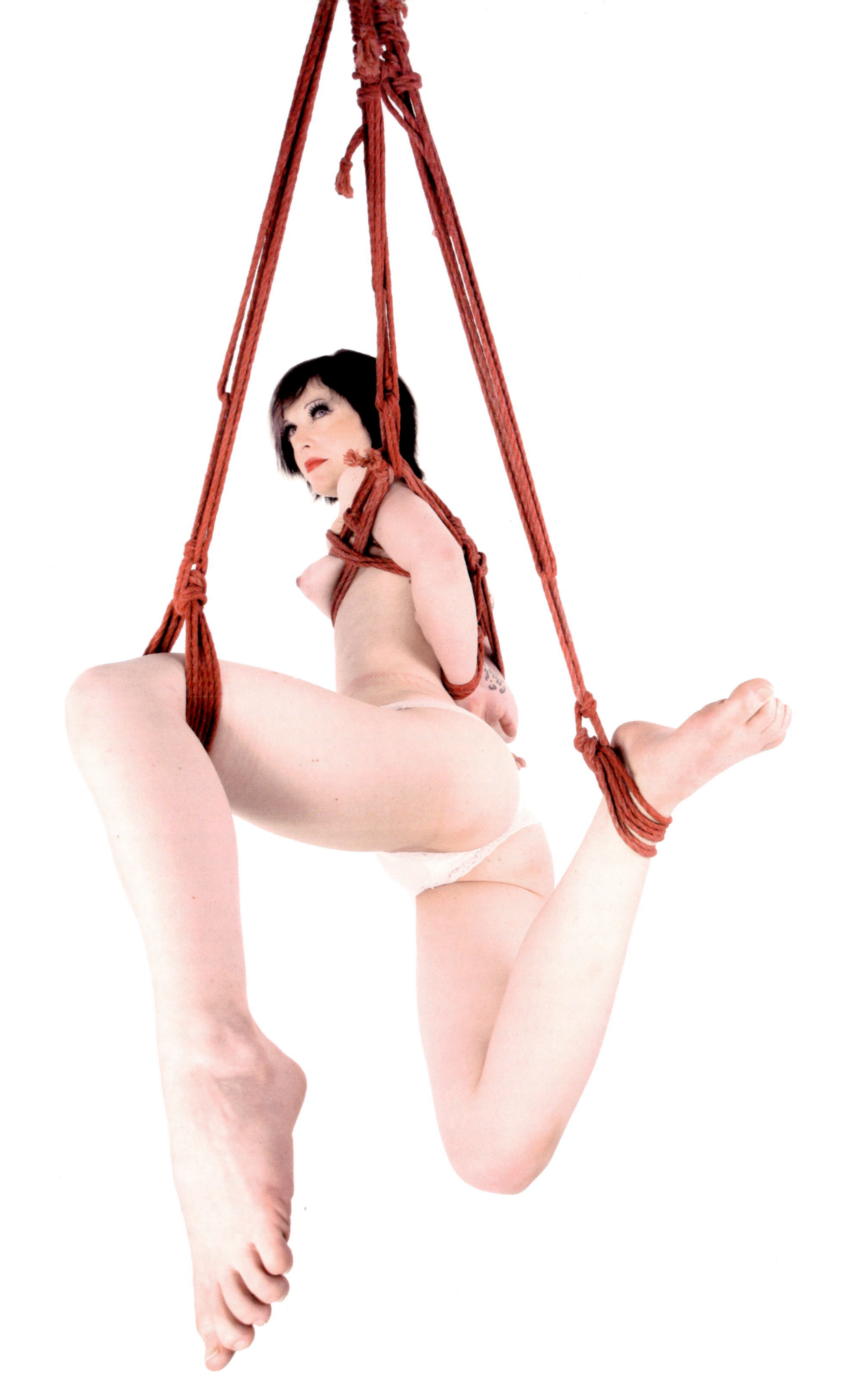

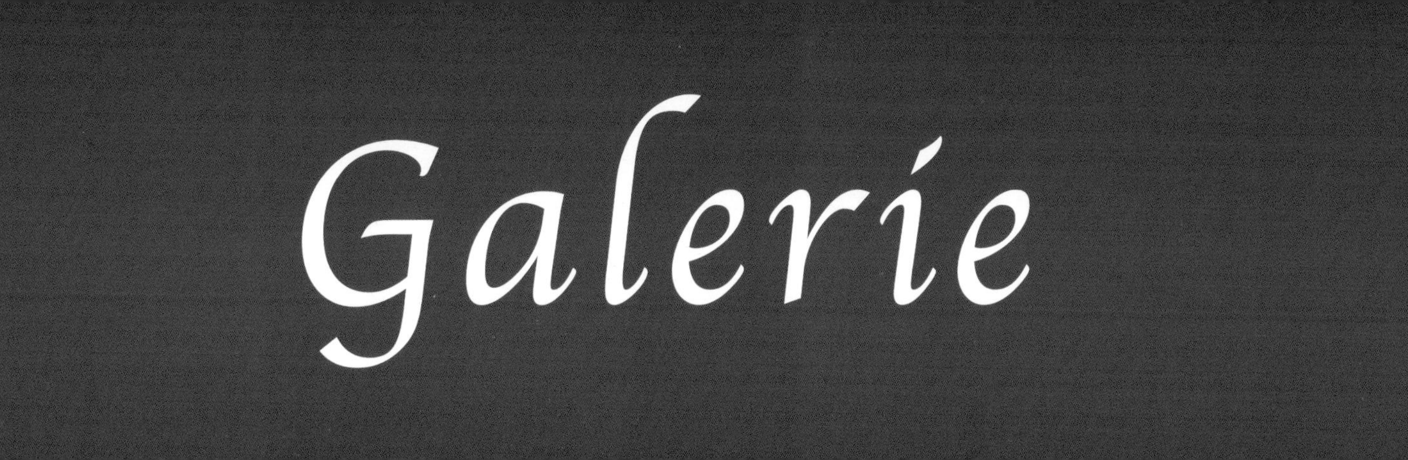

Galerie

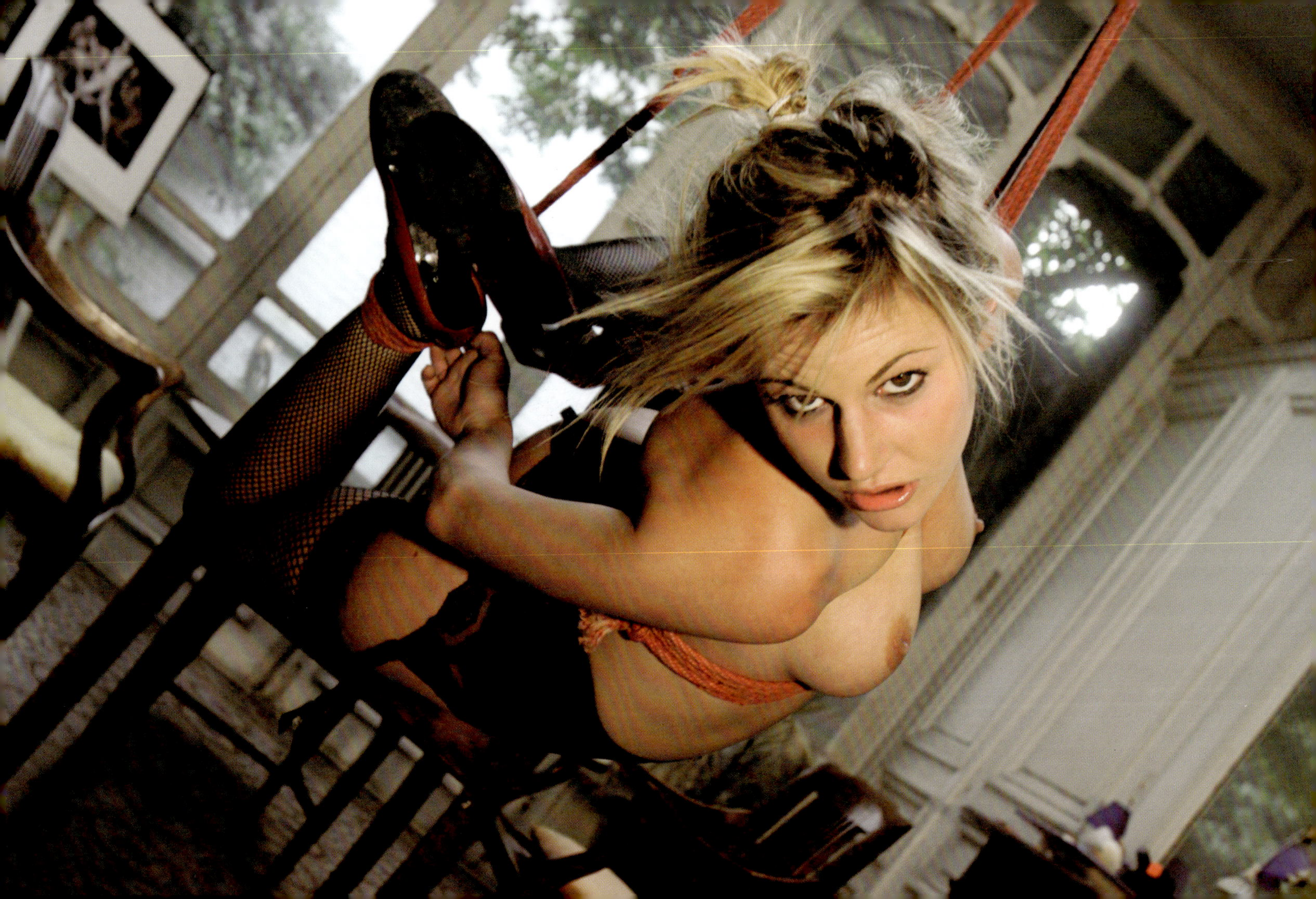

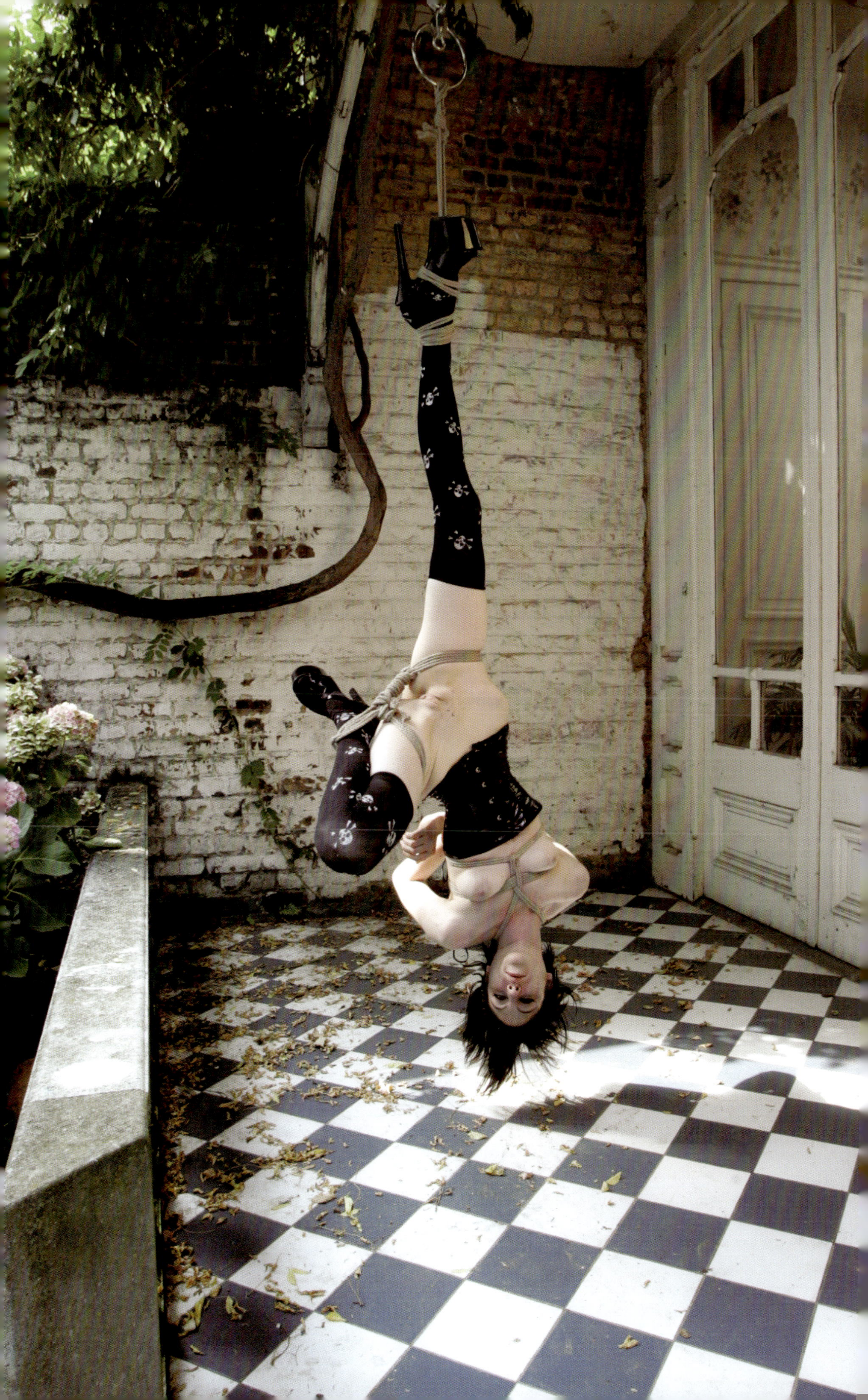

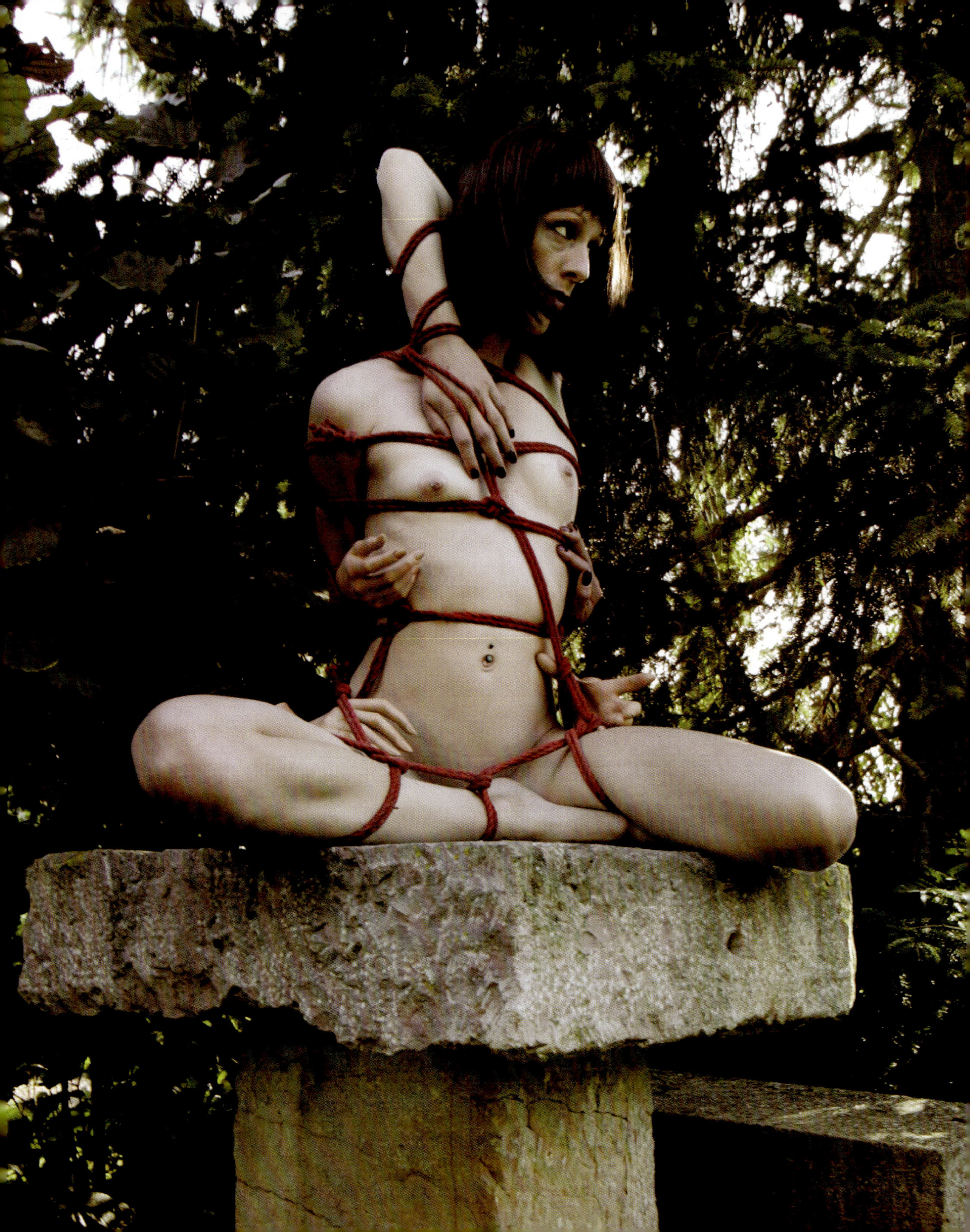

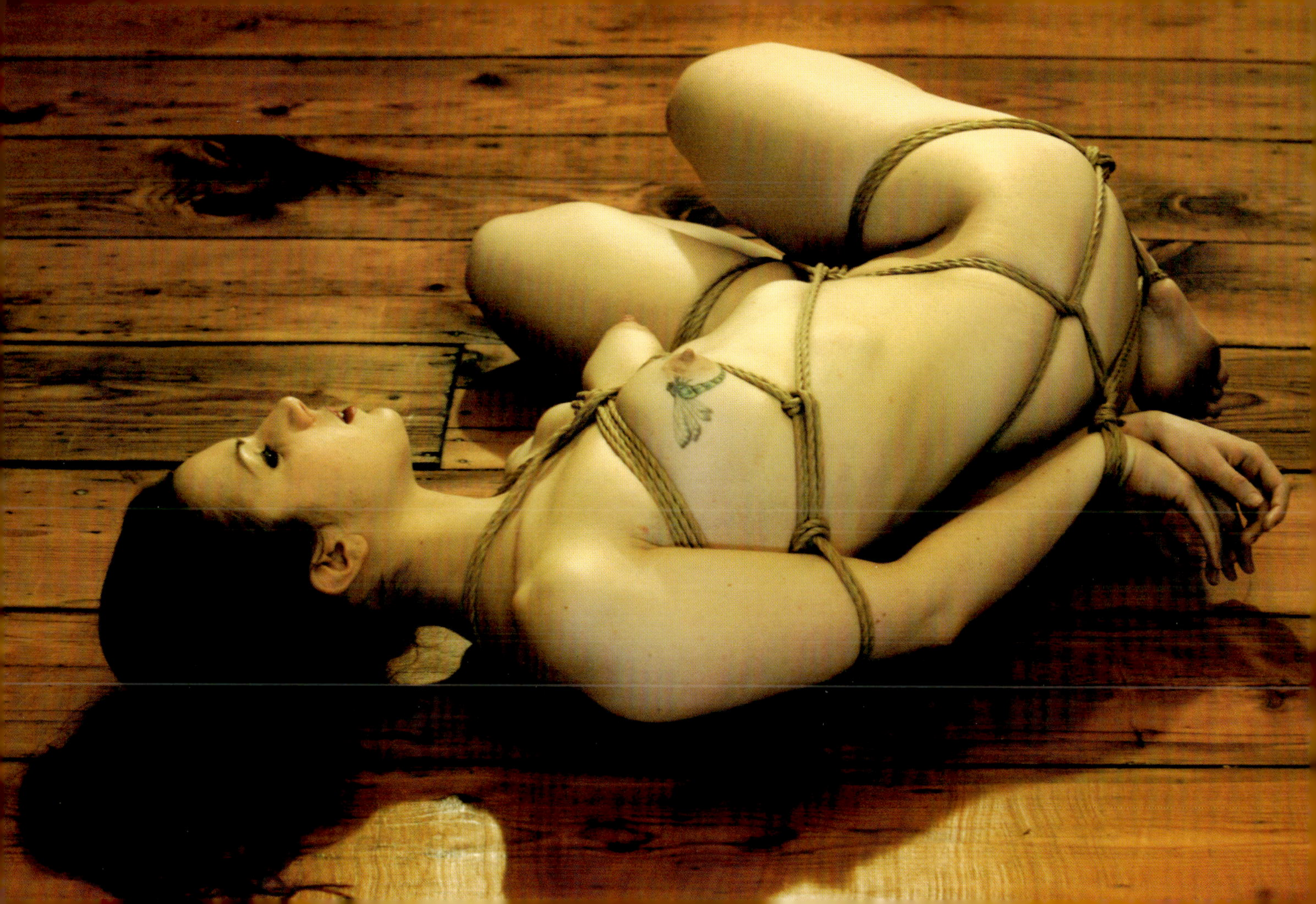

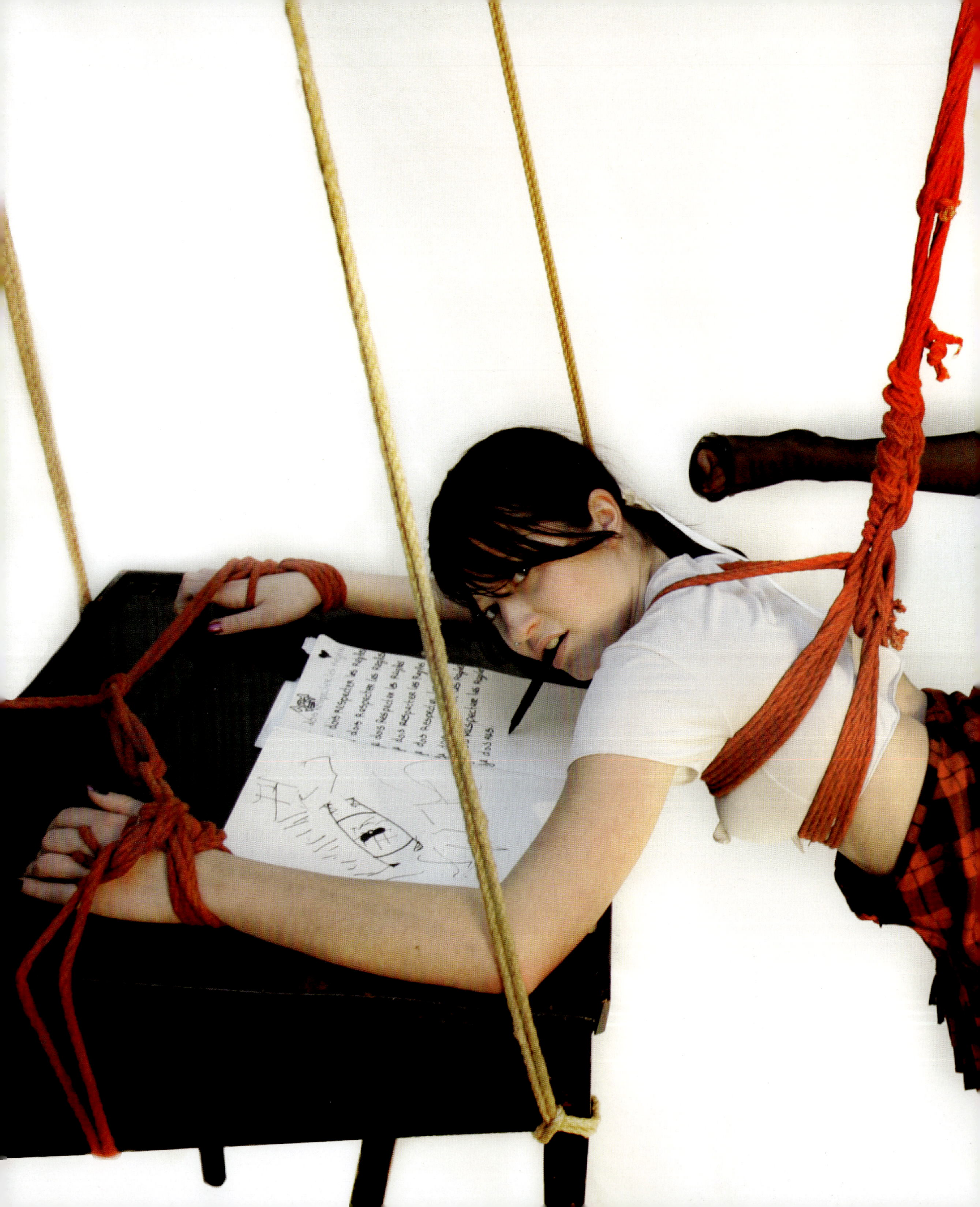
dois Respecter les Règles
dois Respecter les Règles
dois Respecter les Règles

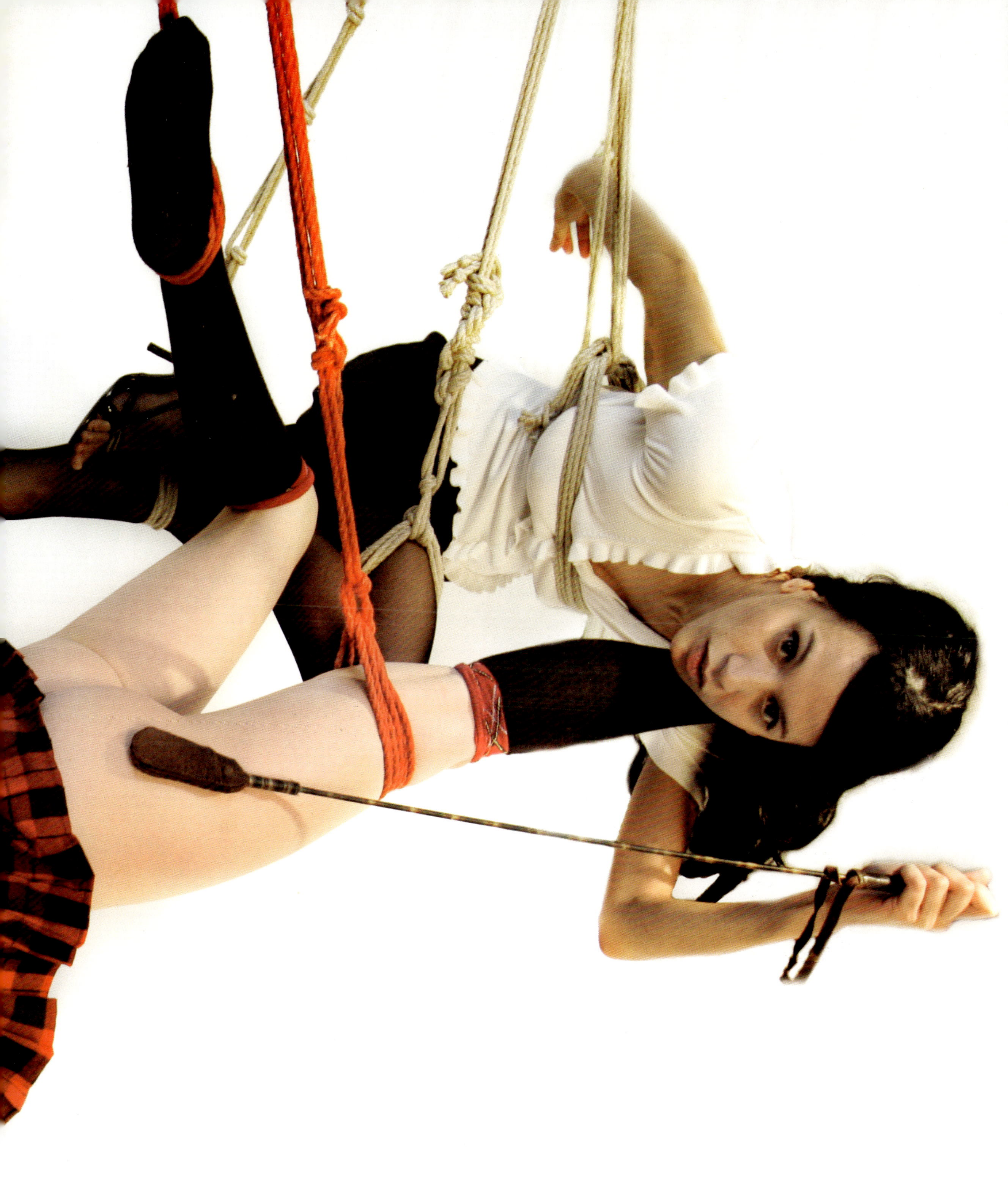

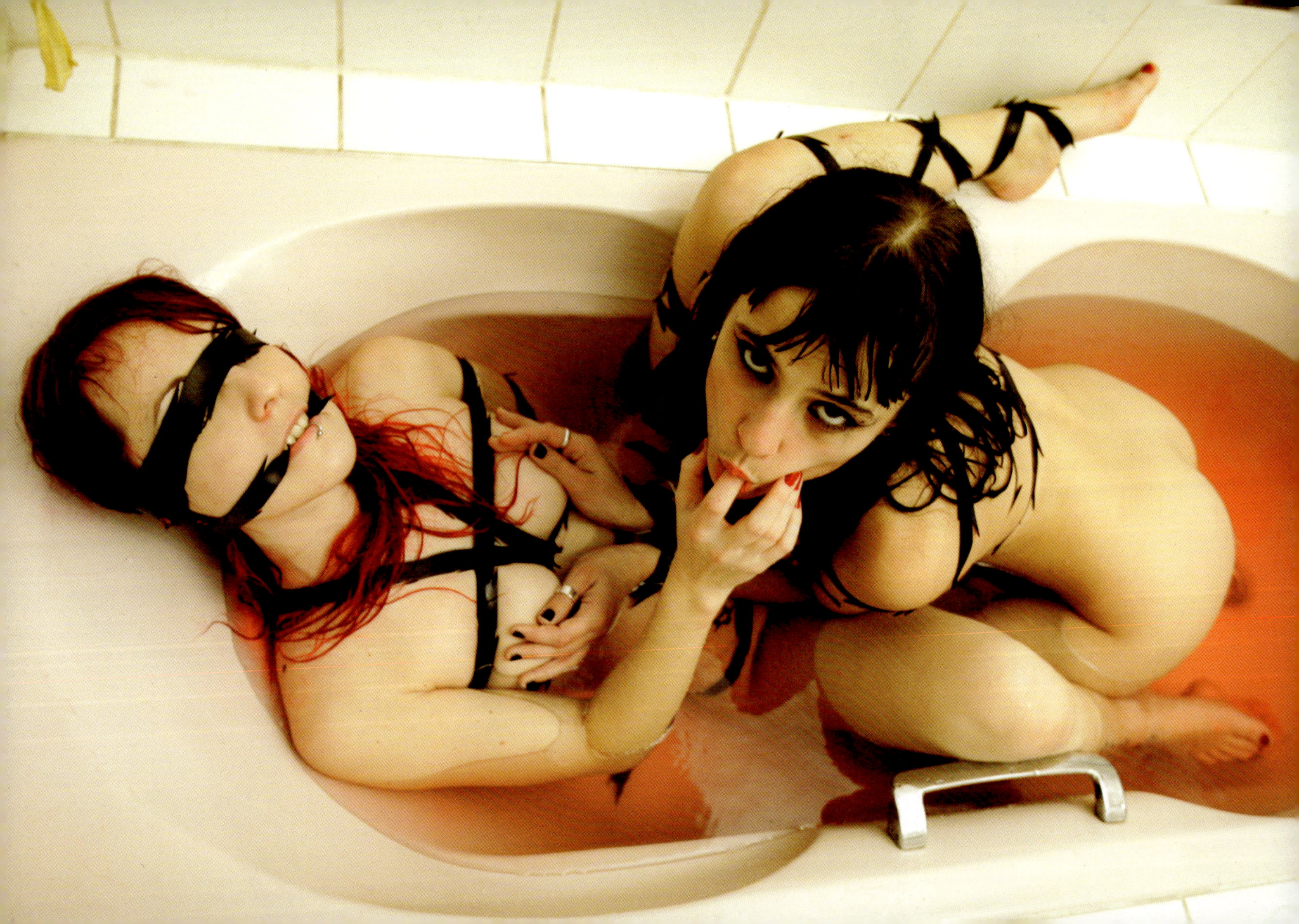

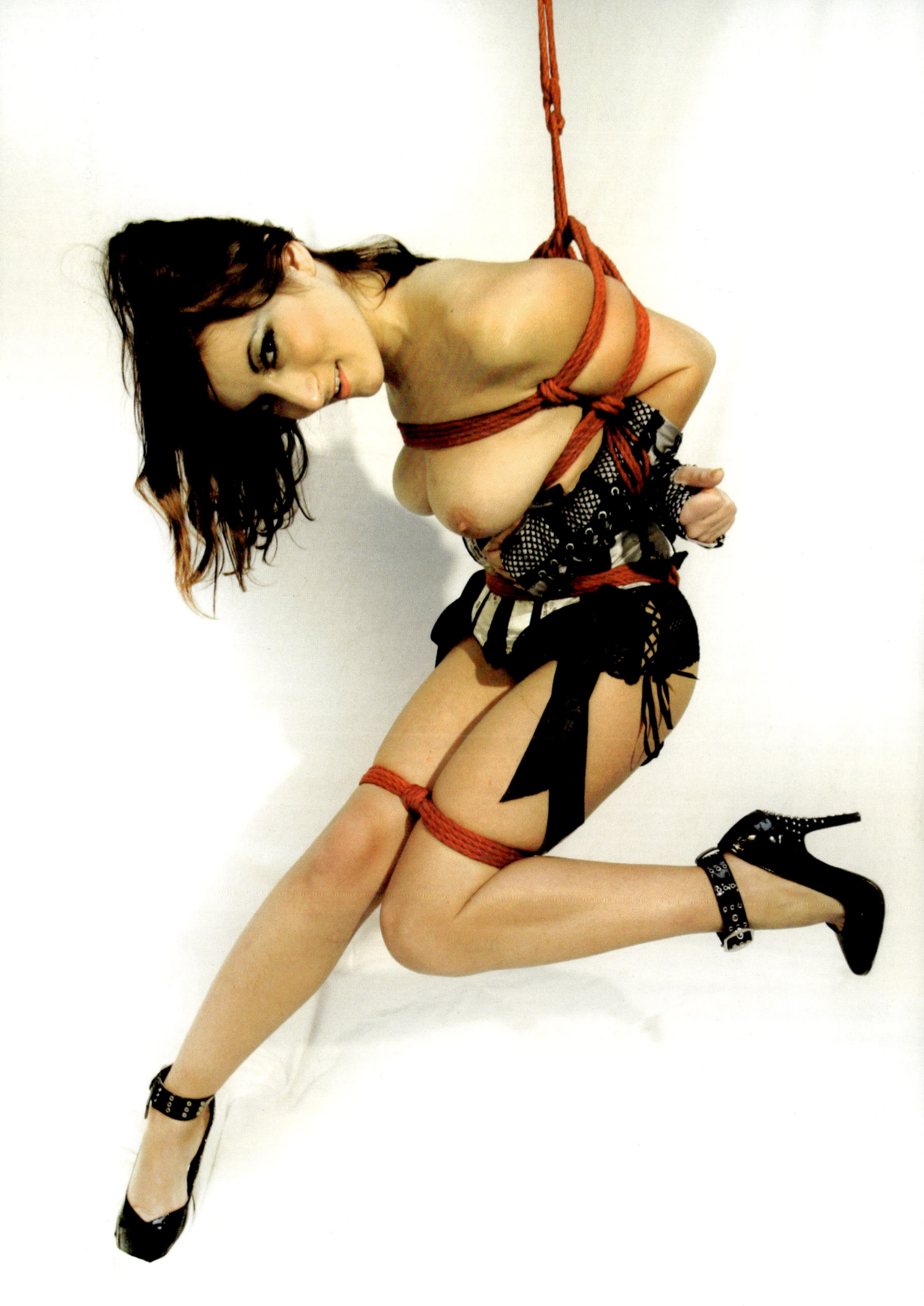

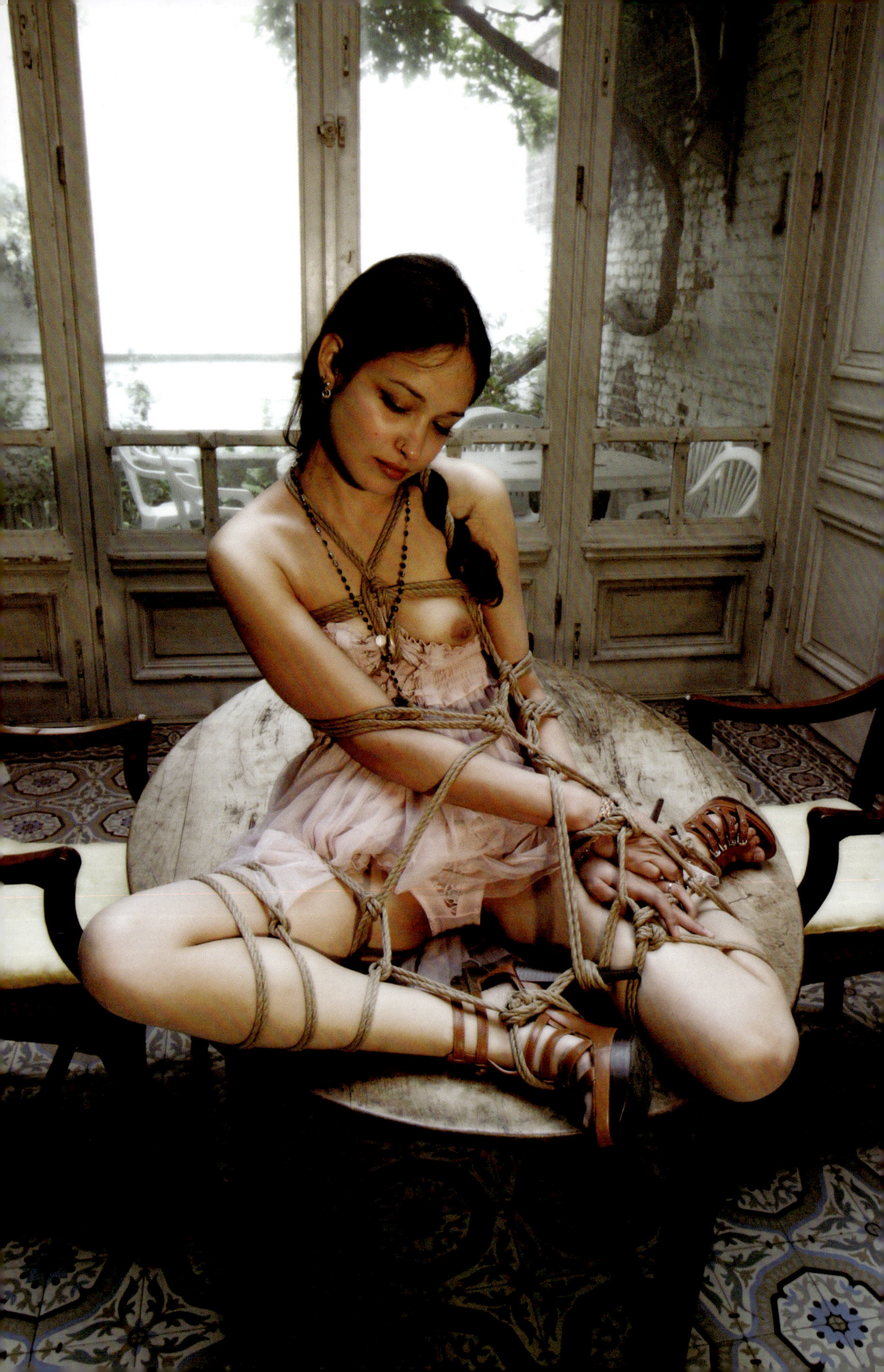

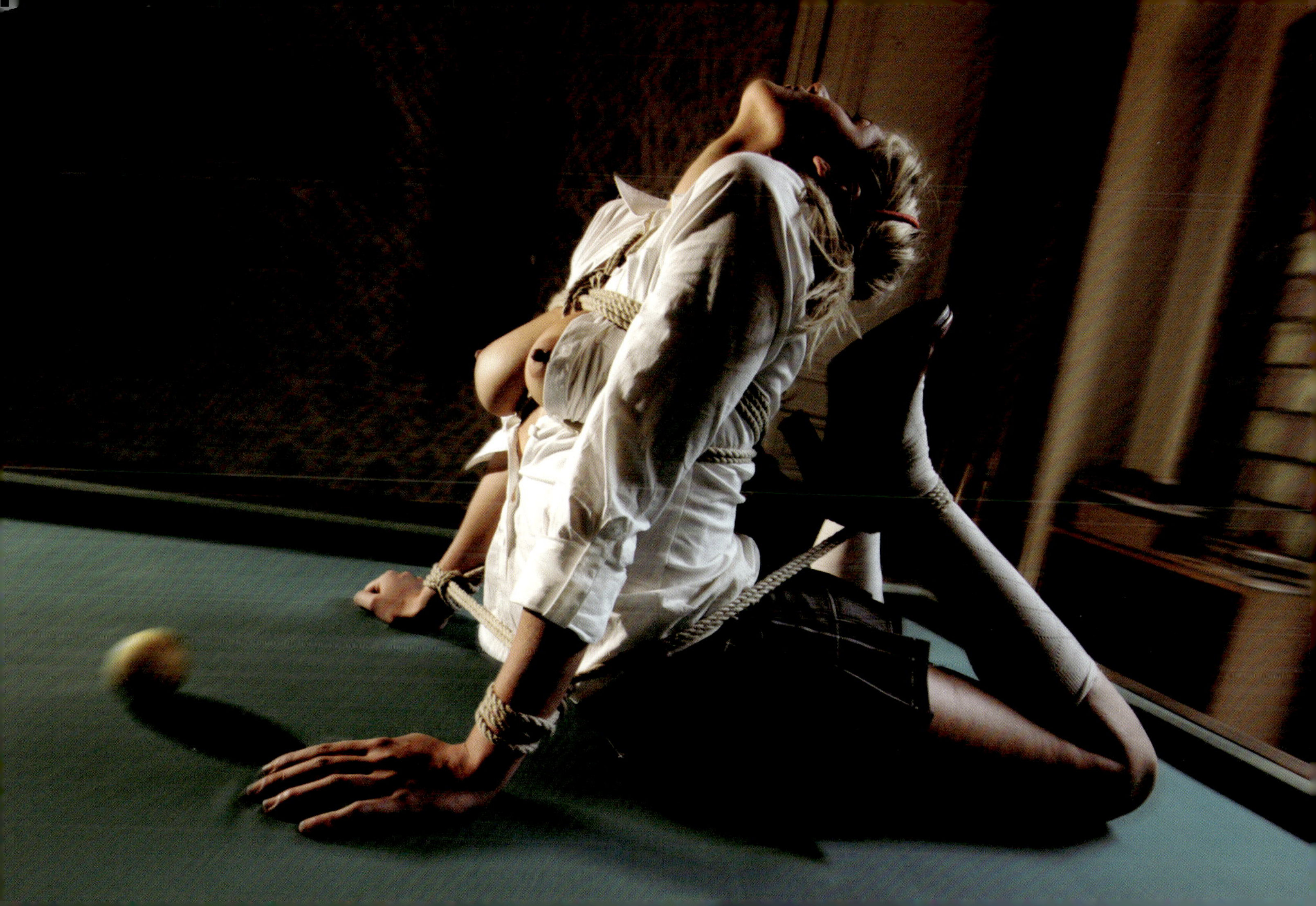

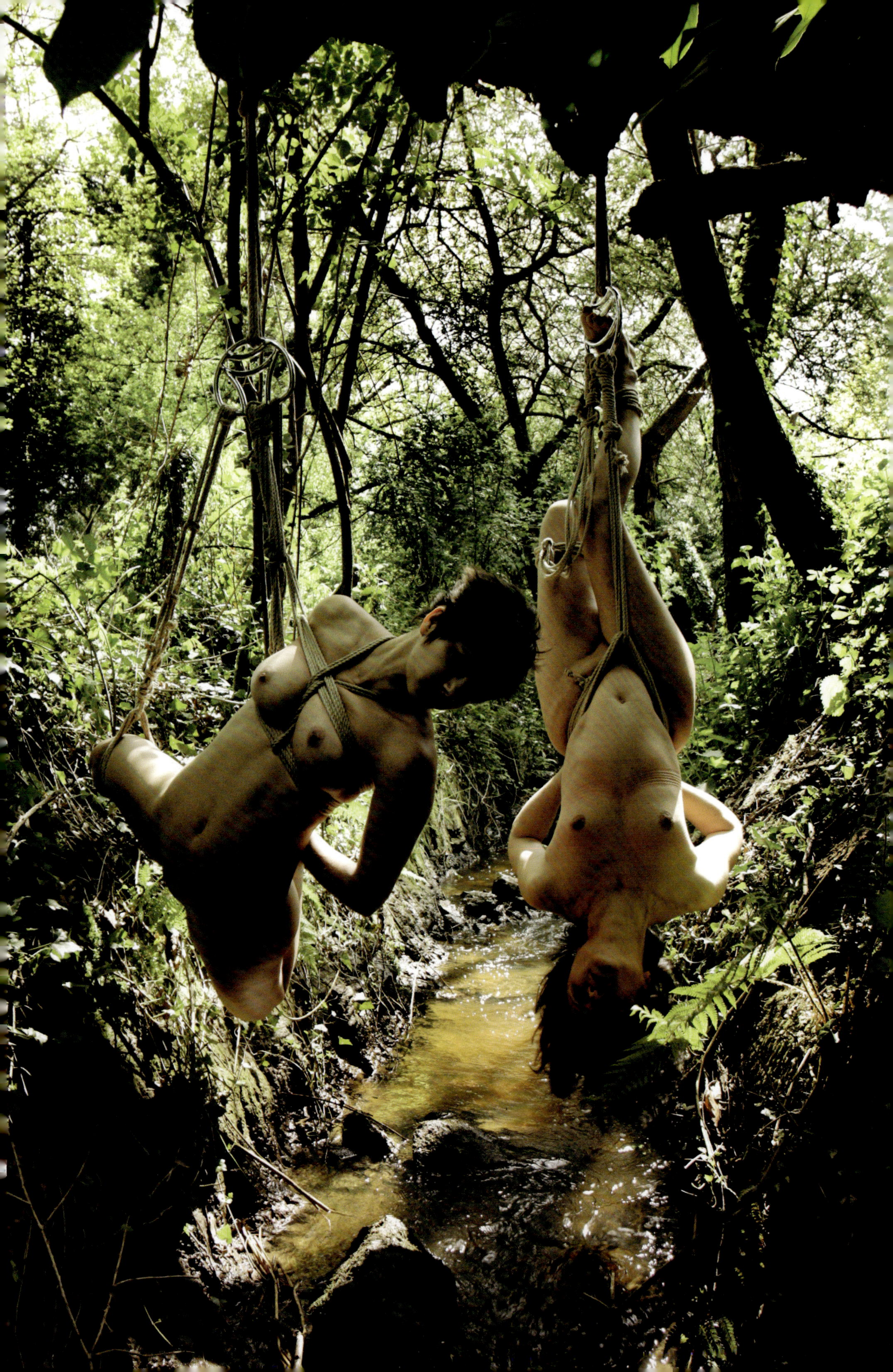

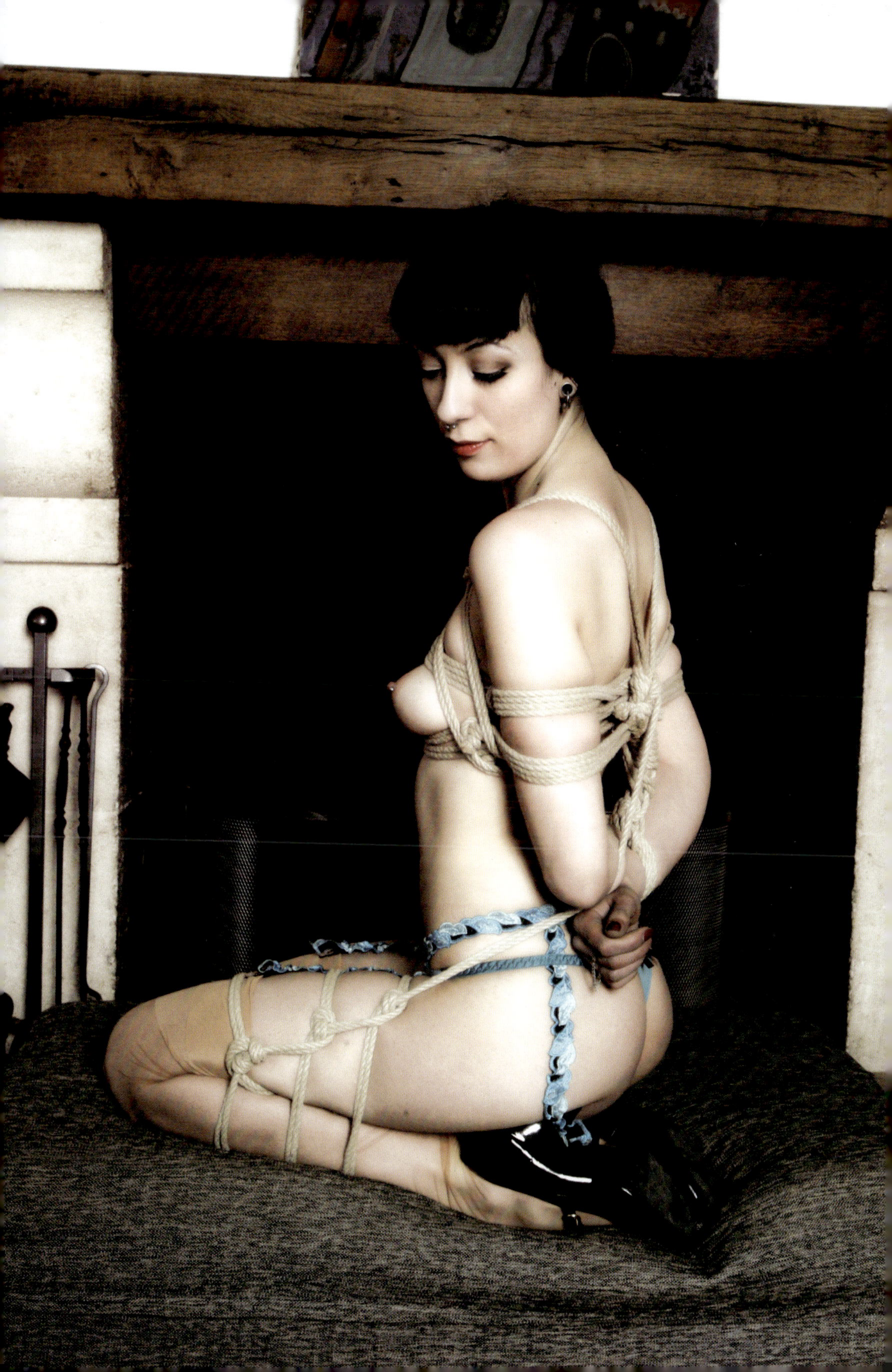

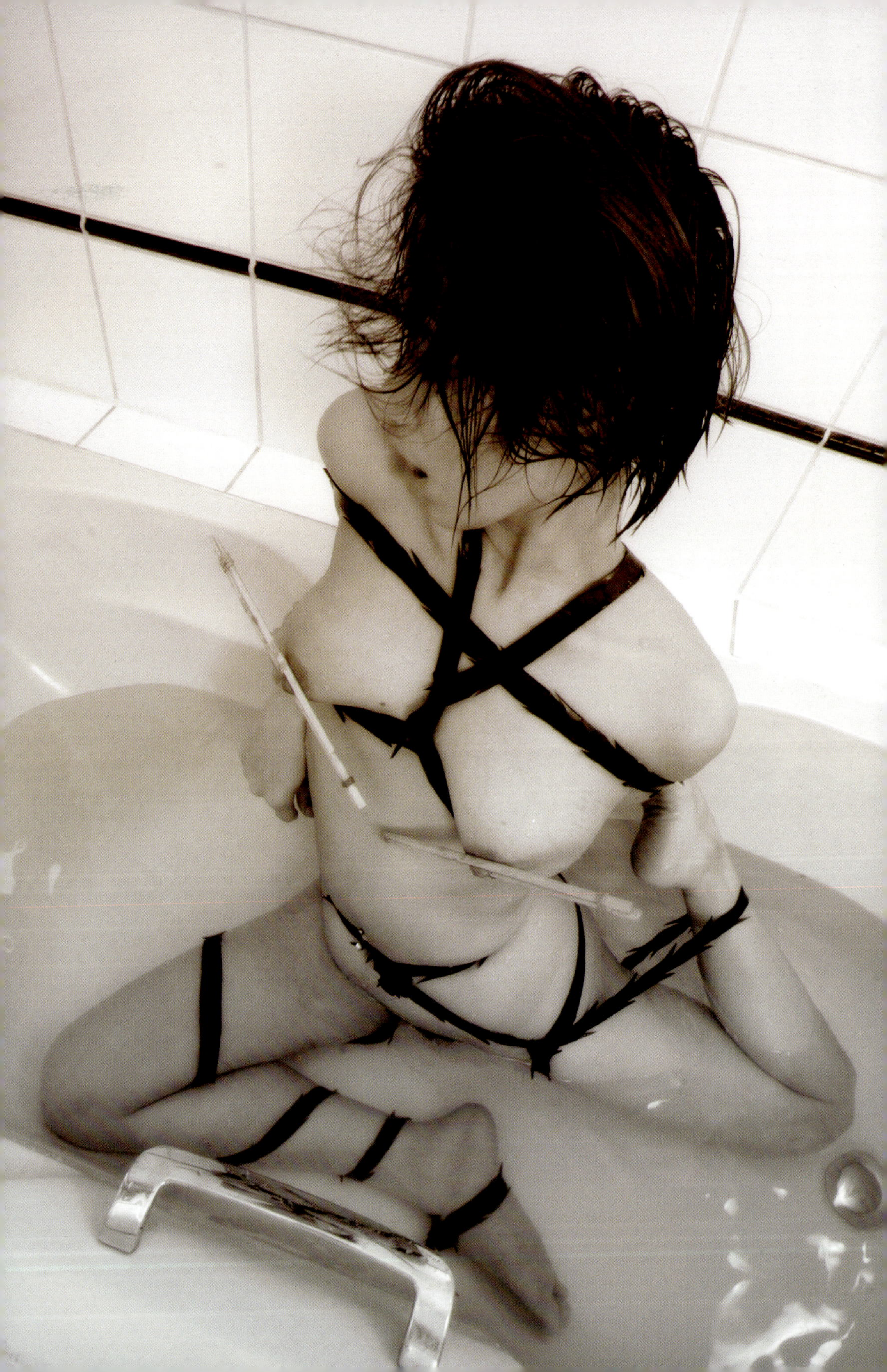

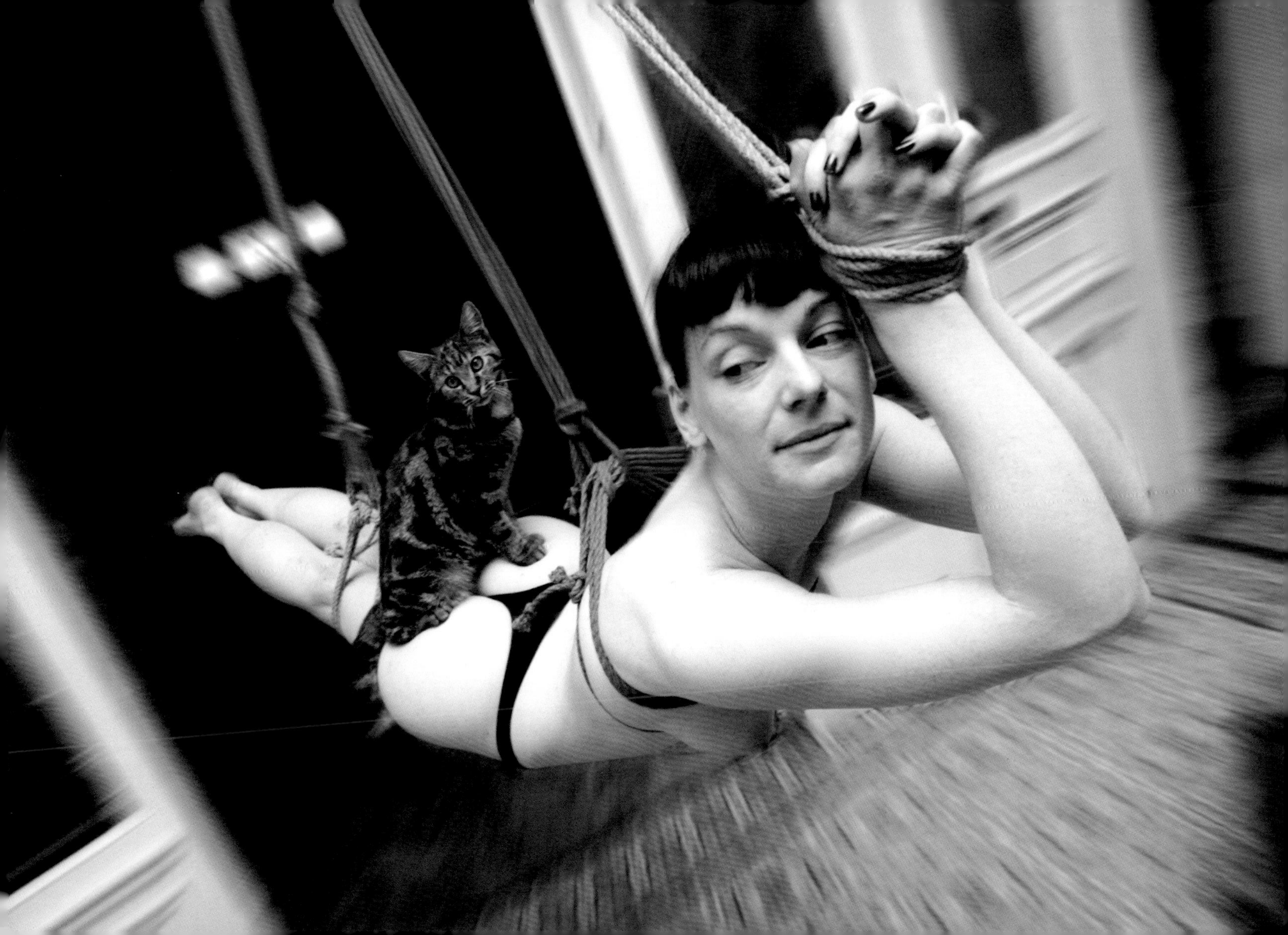

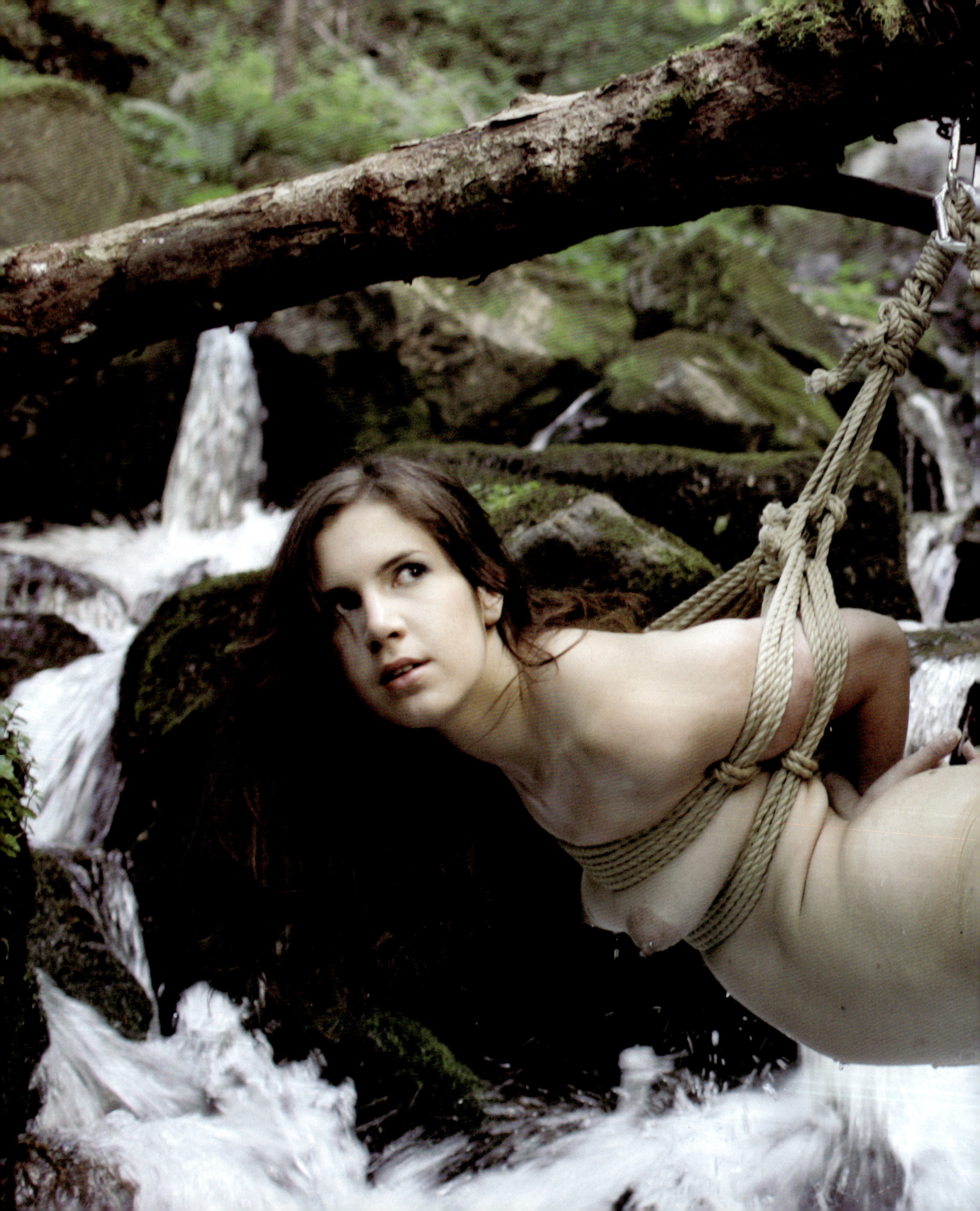

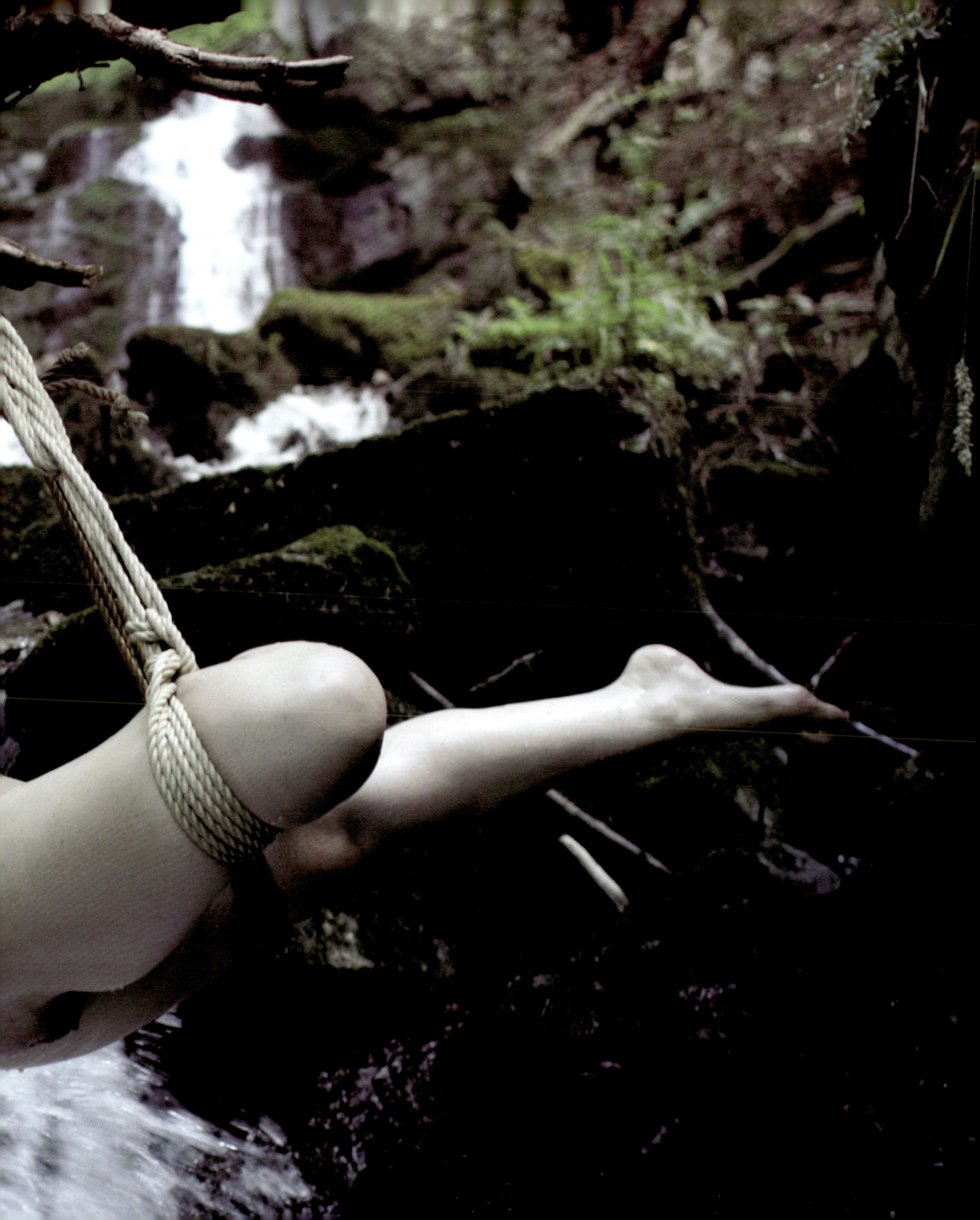

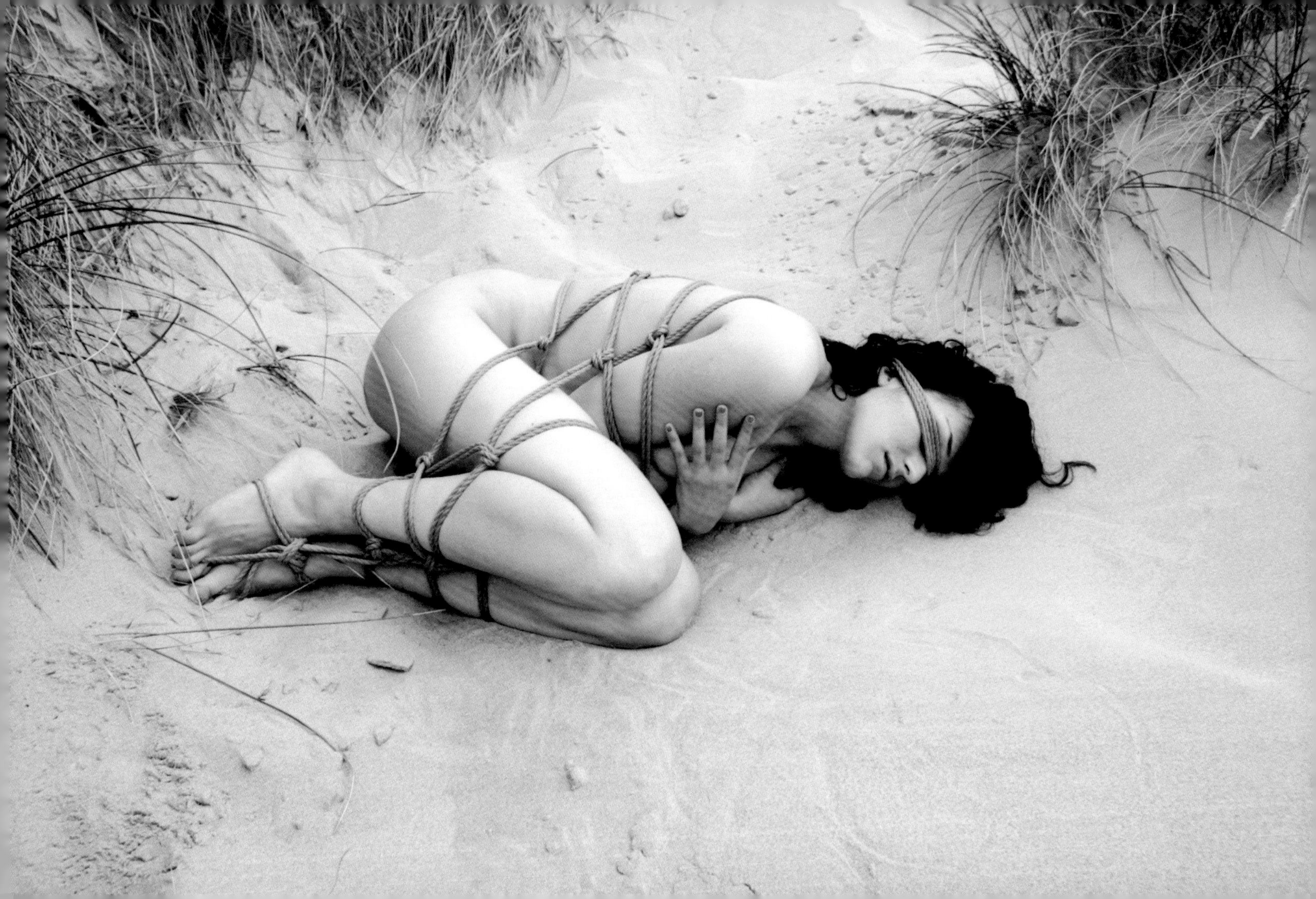

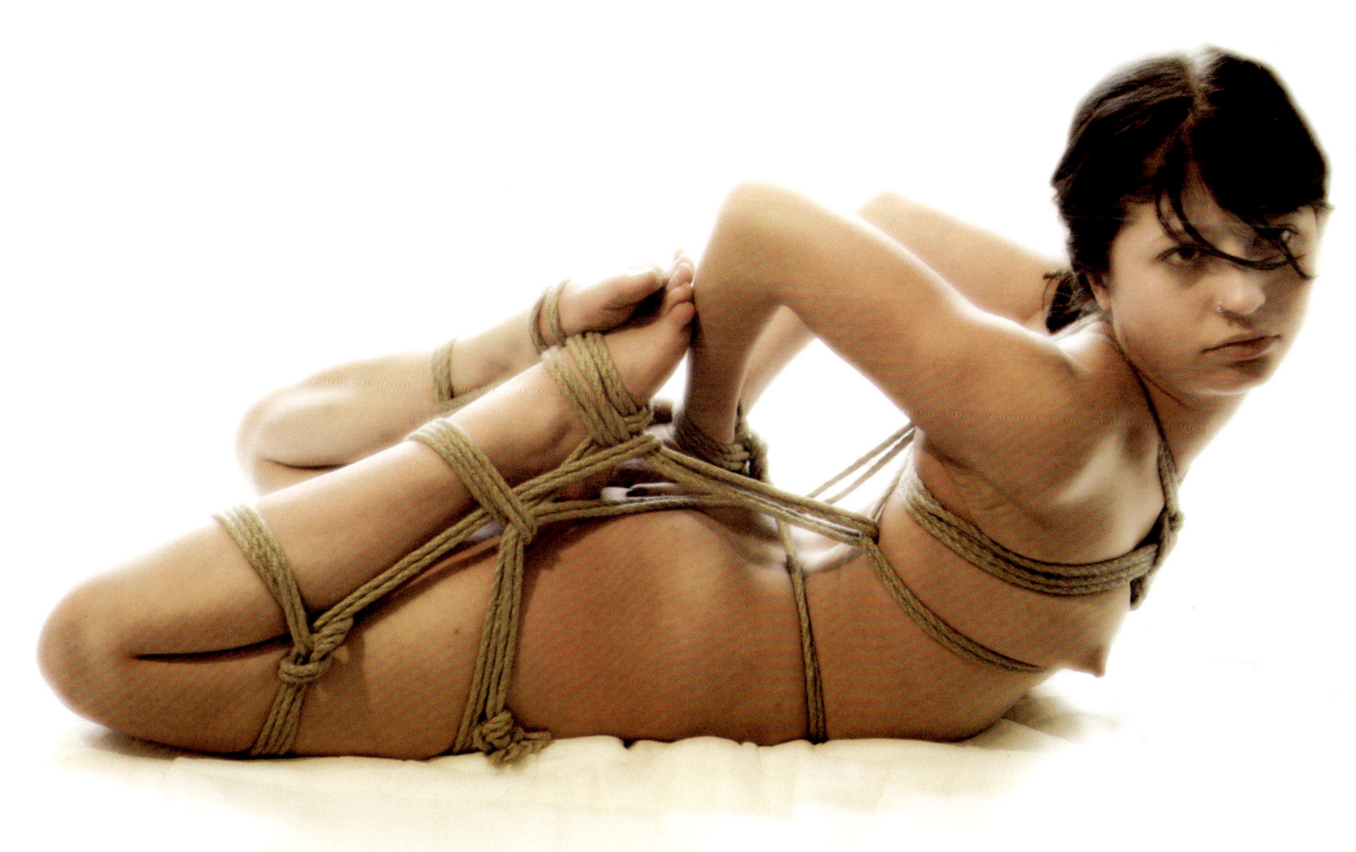

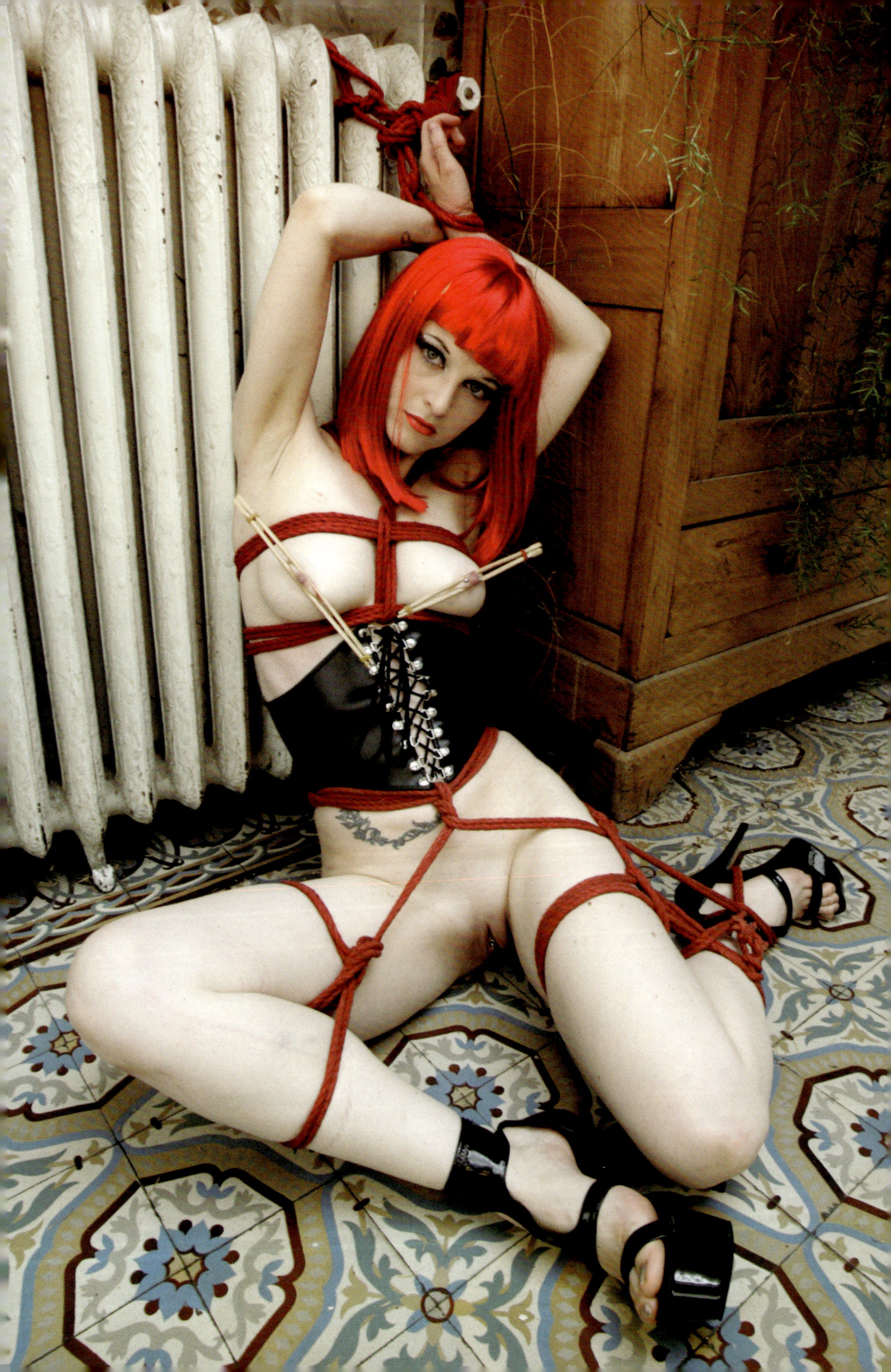

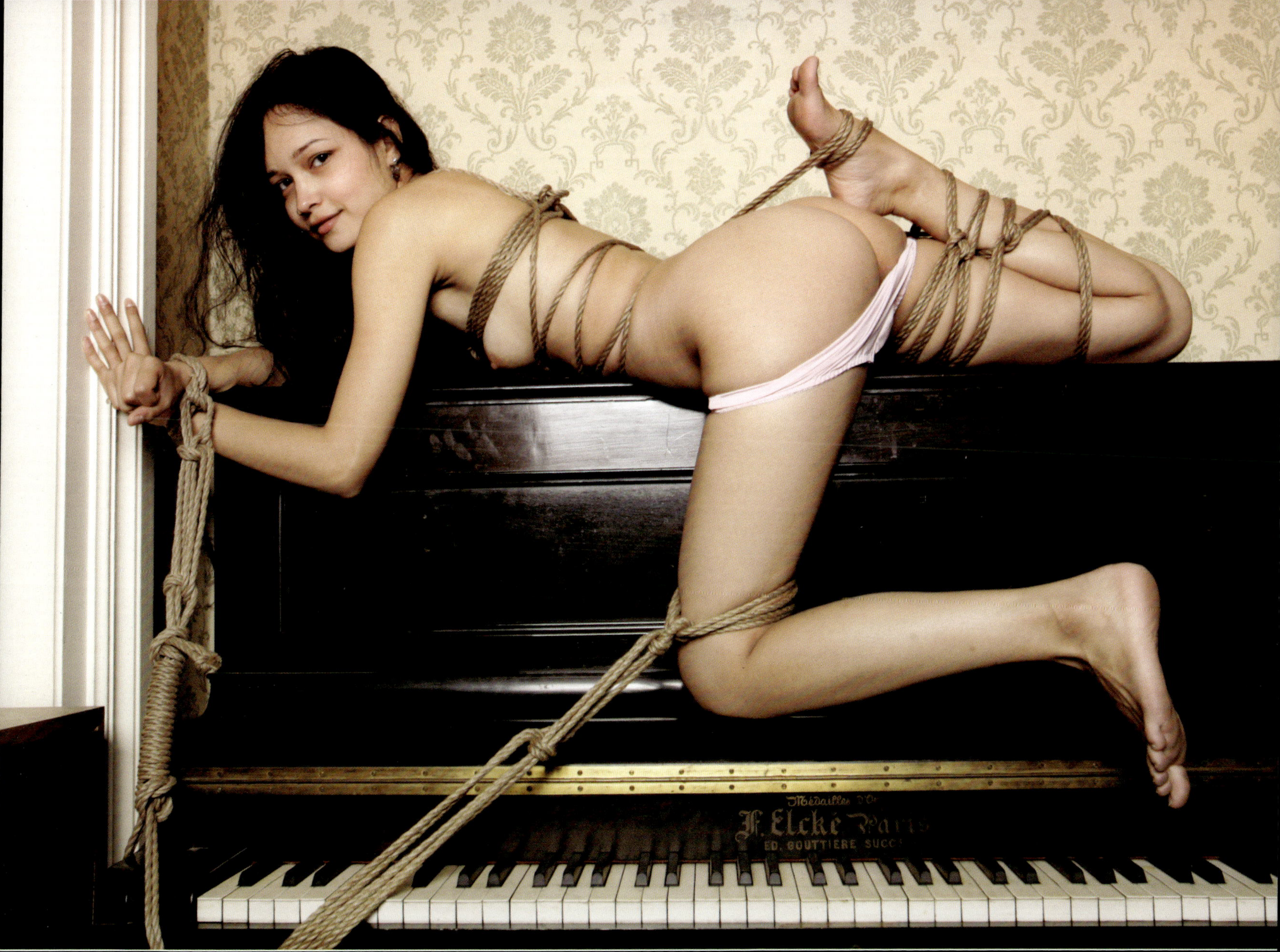
Médailles d'Or
F. Elcké Paris
ED. BOUTTIERE SUCC

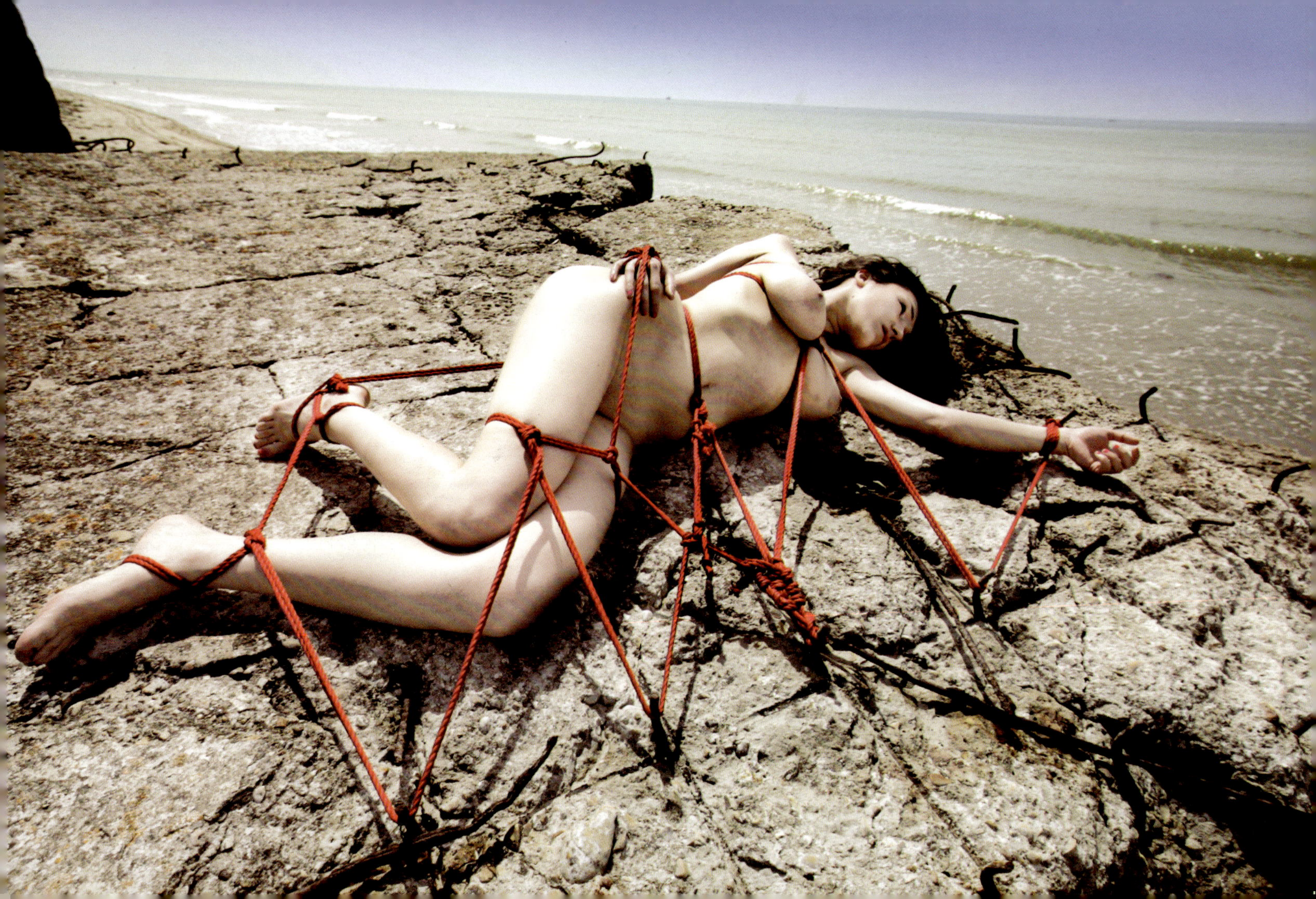

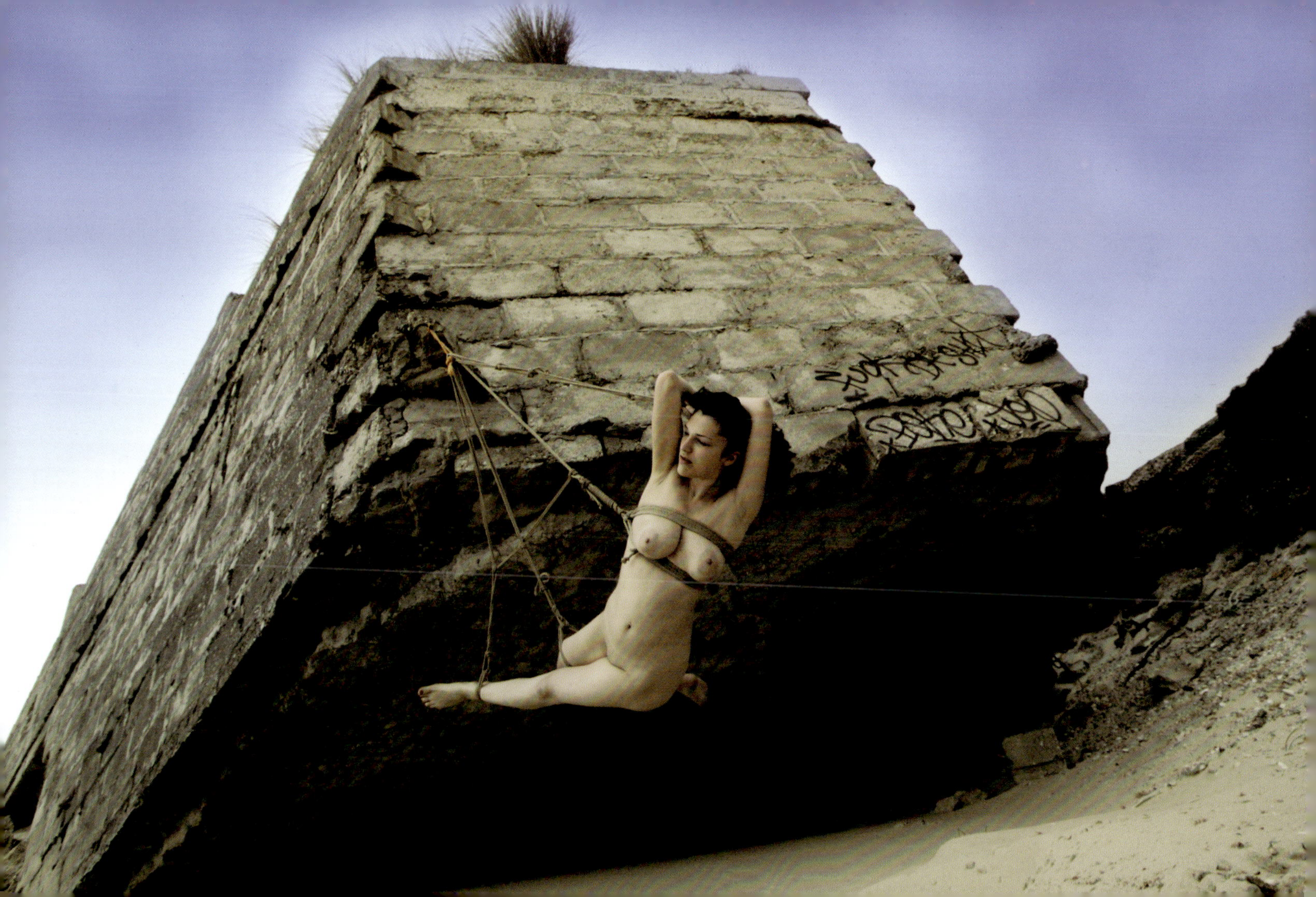

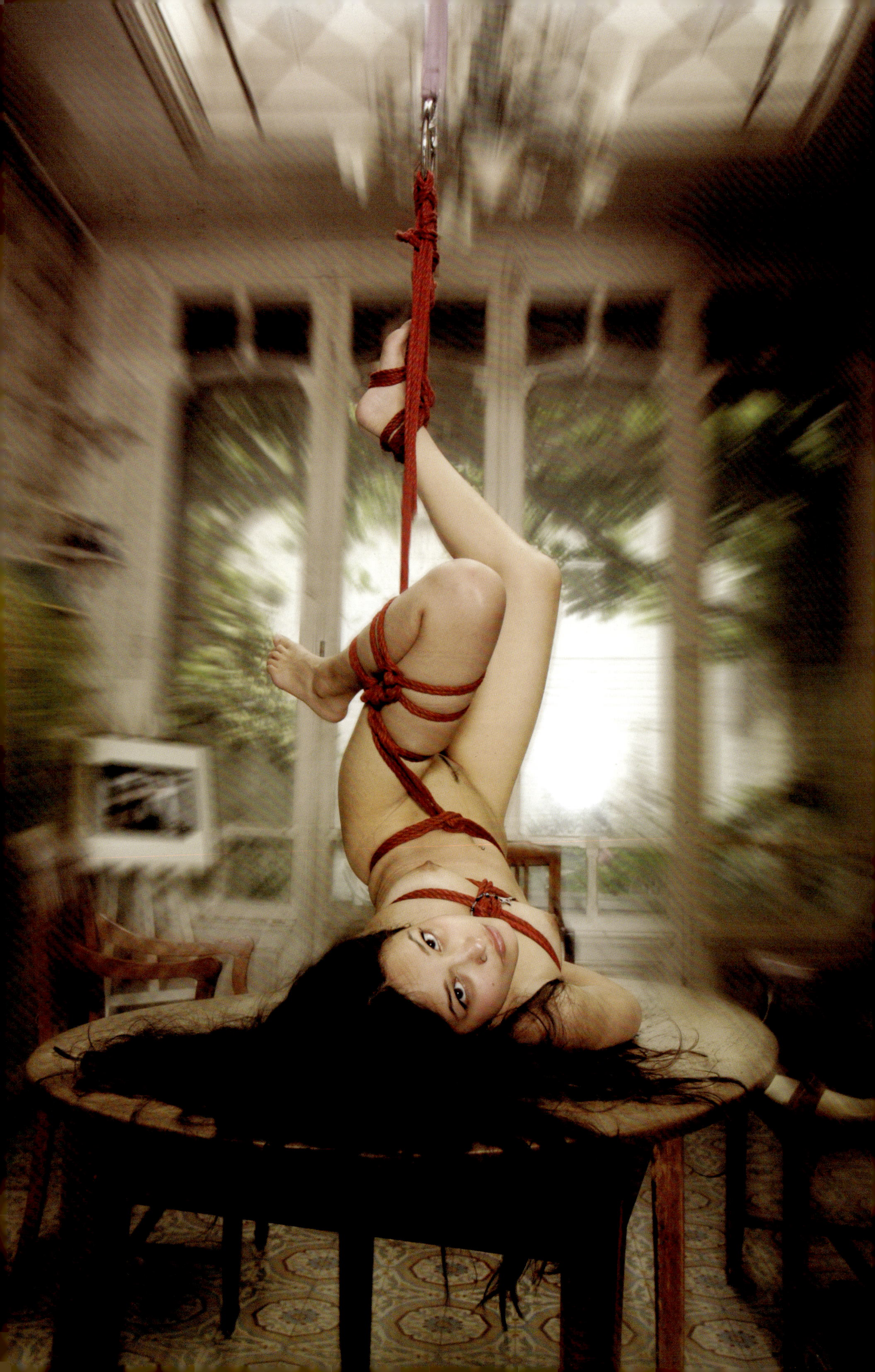

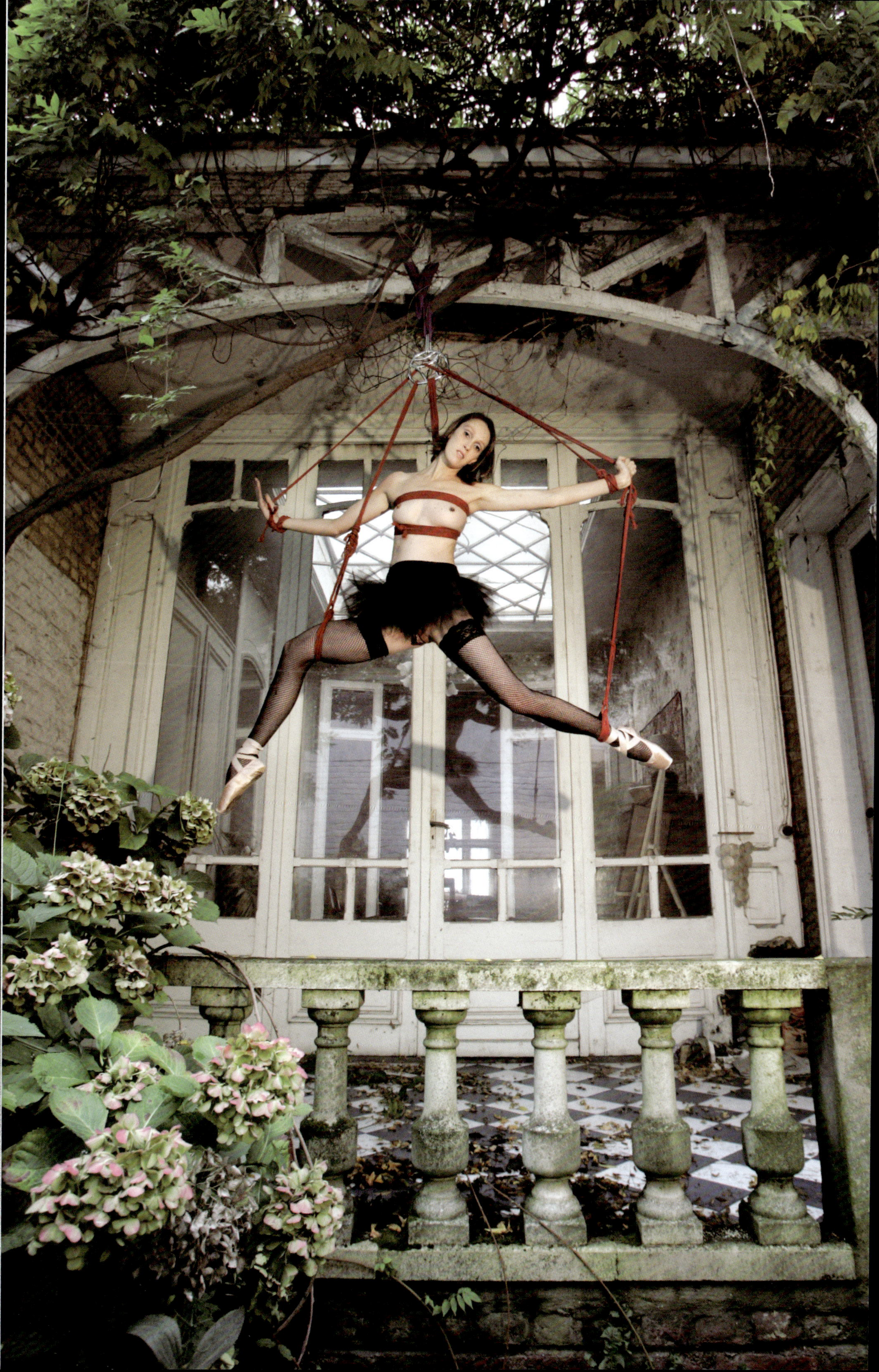

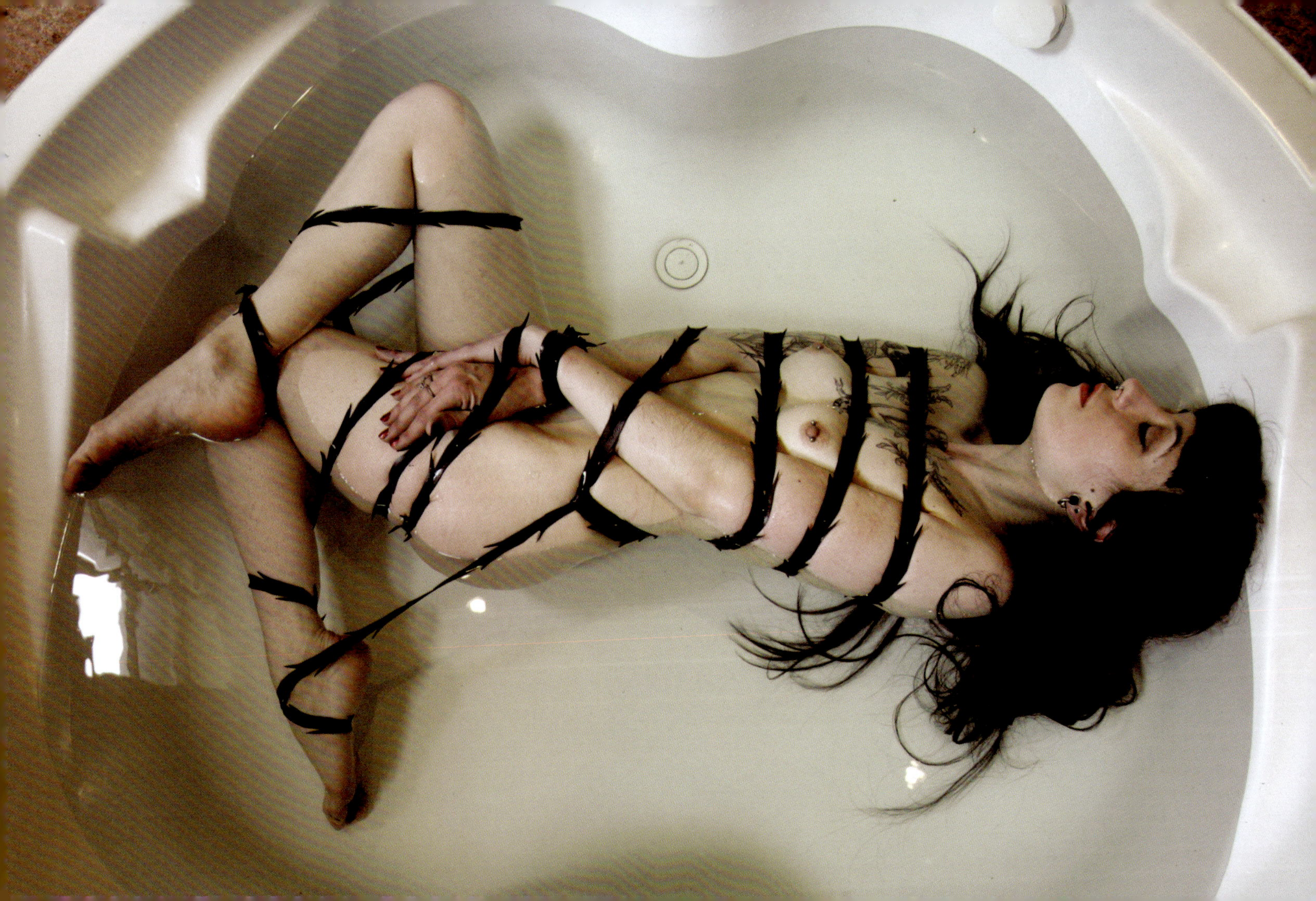

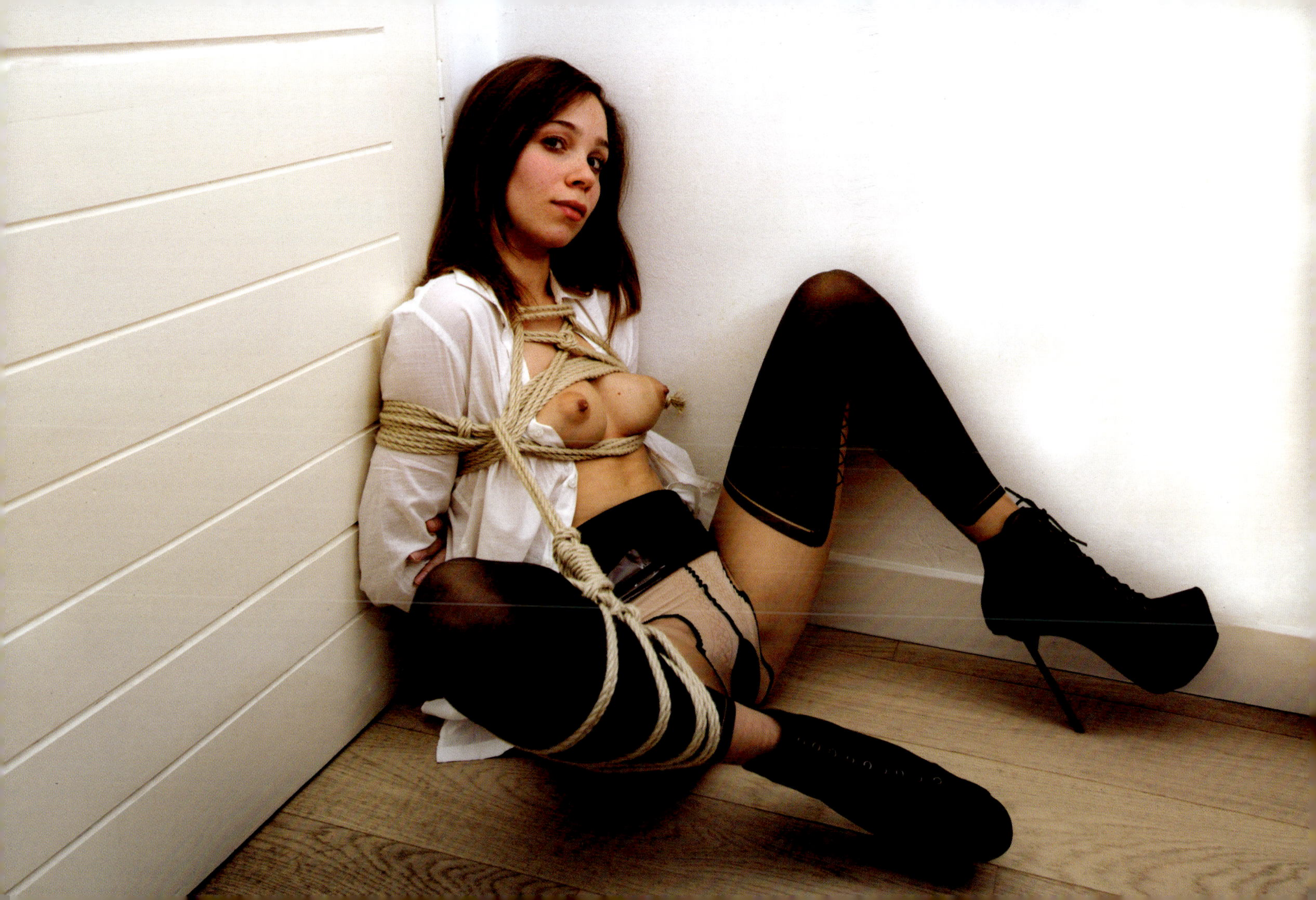

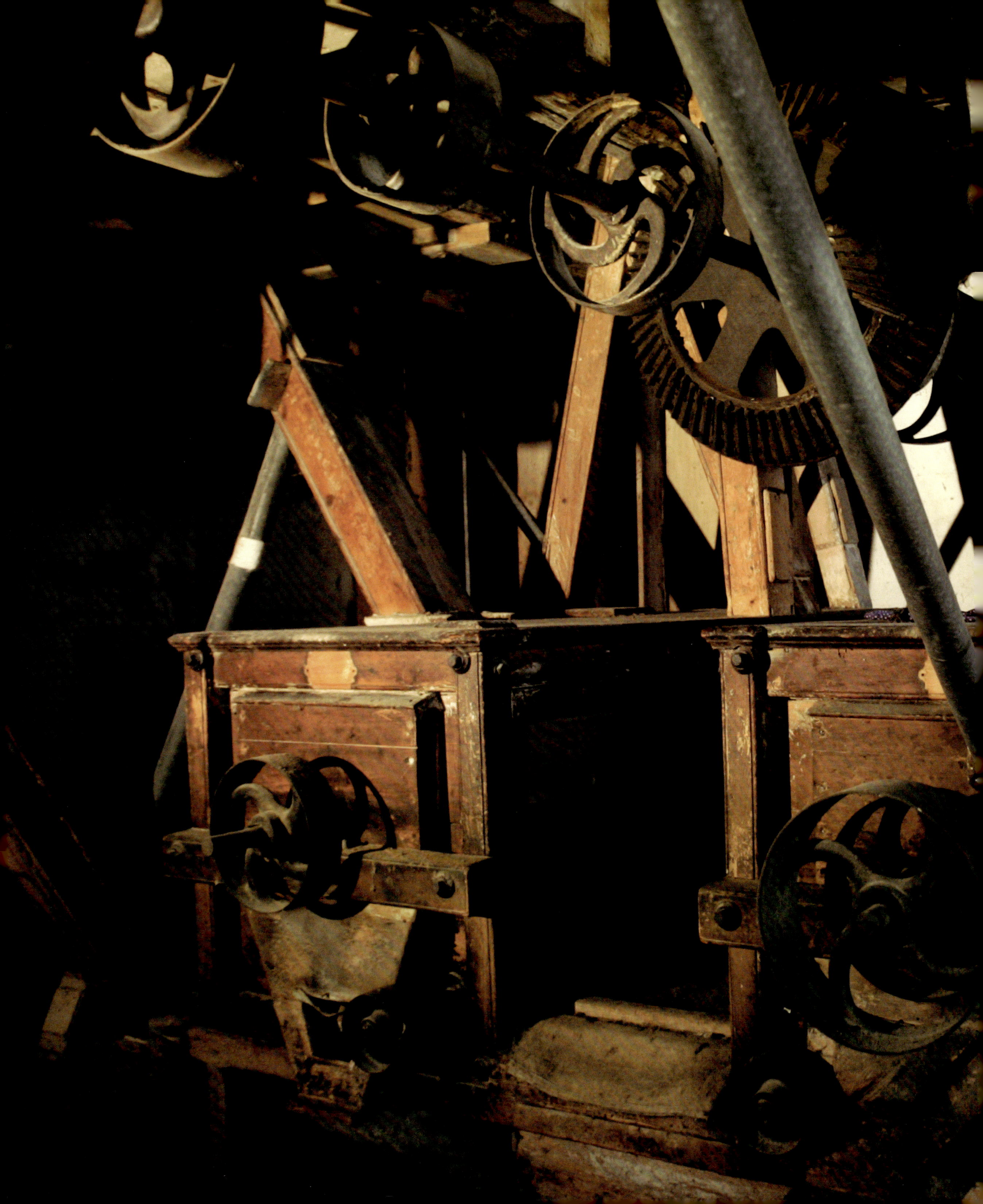

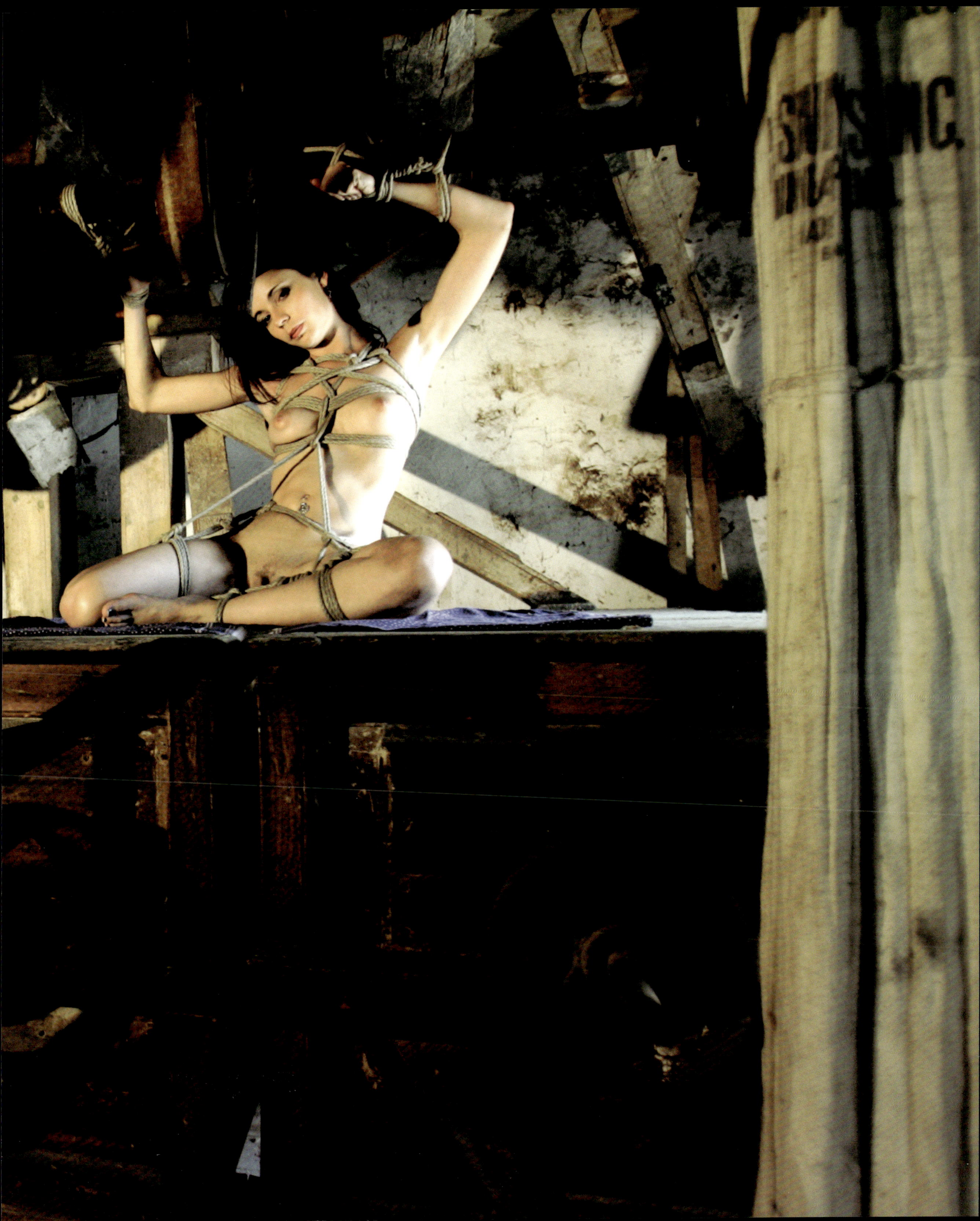

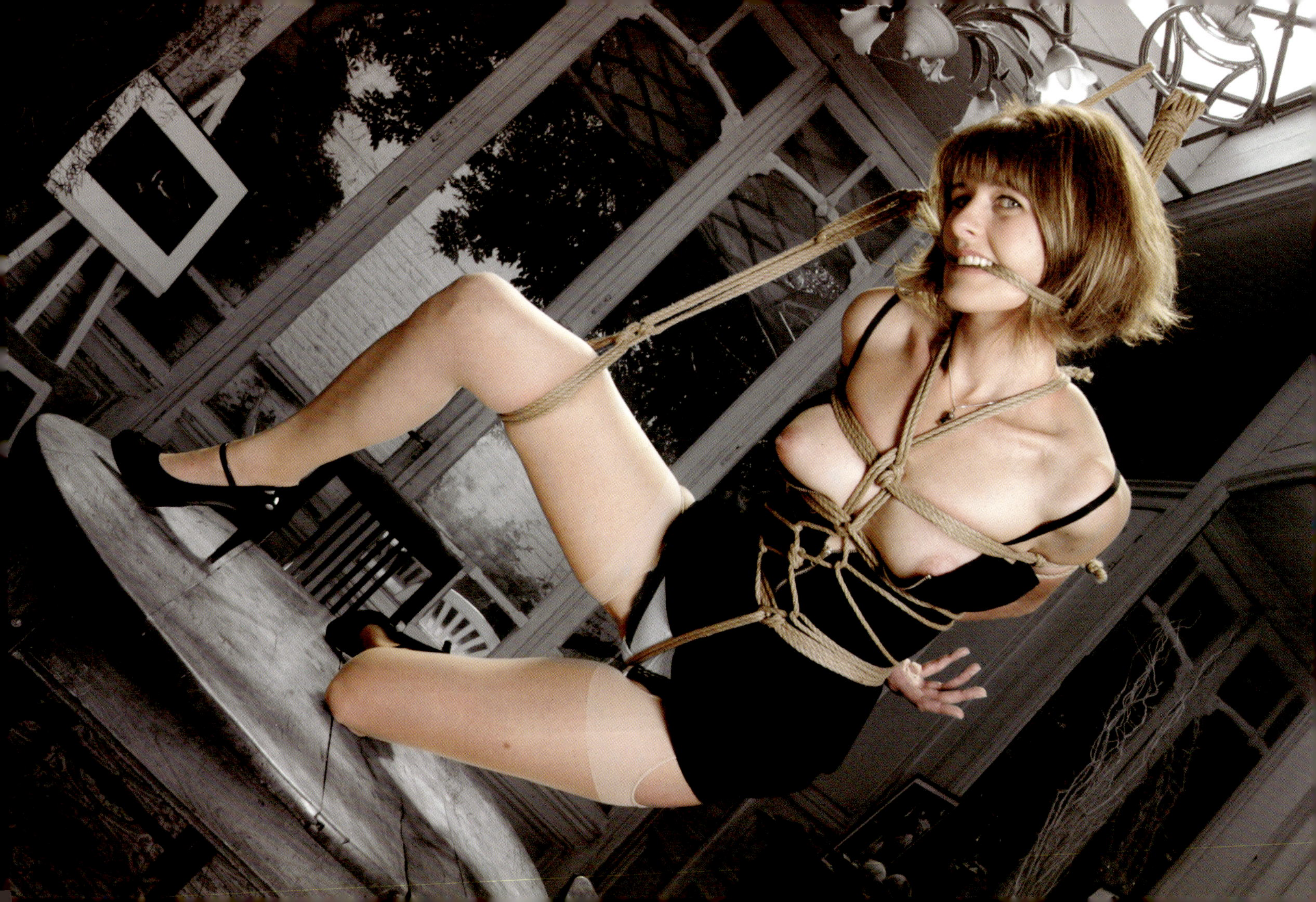

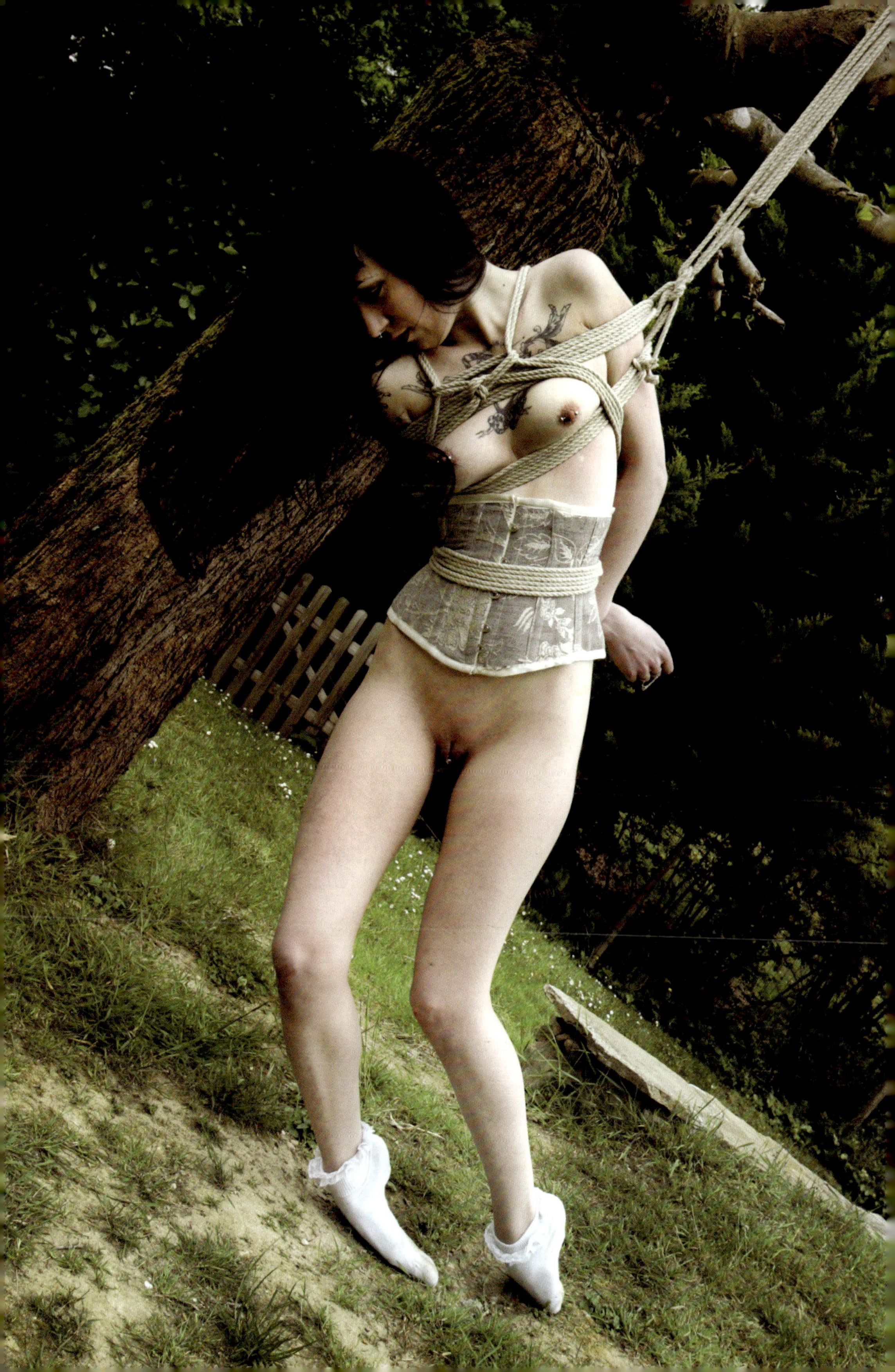

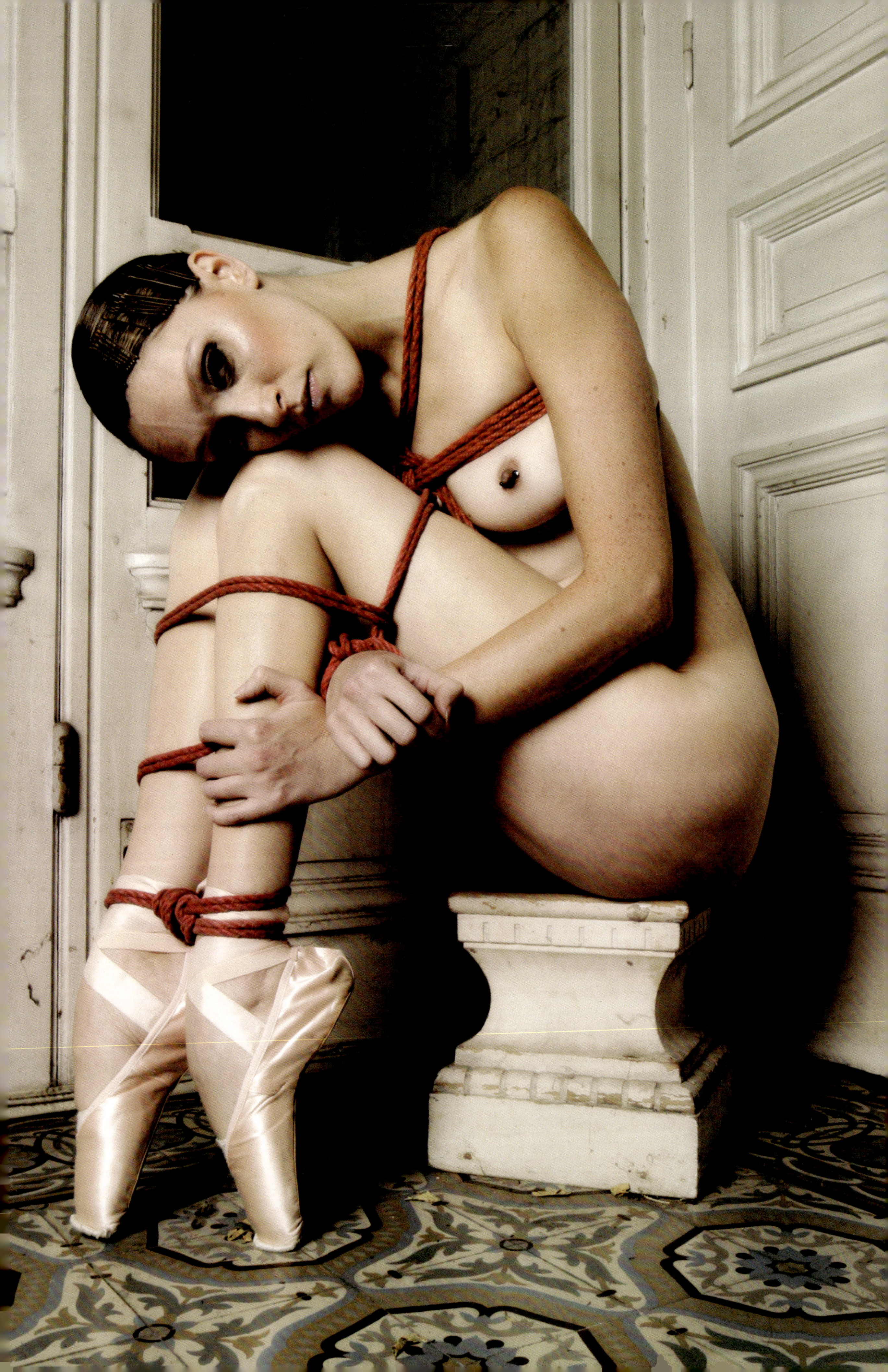

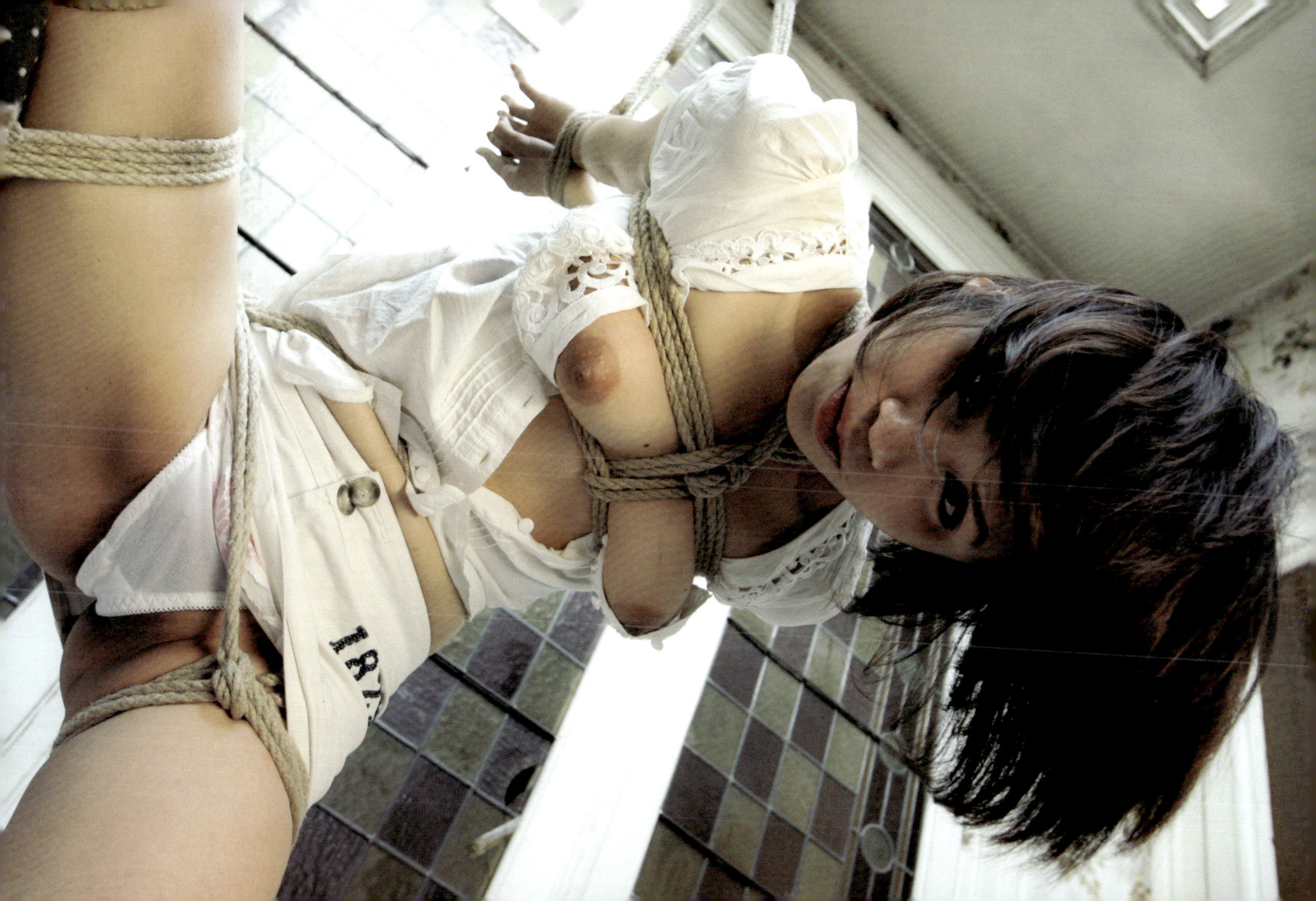

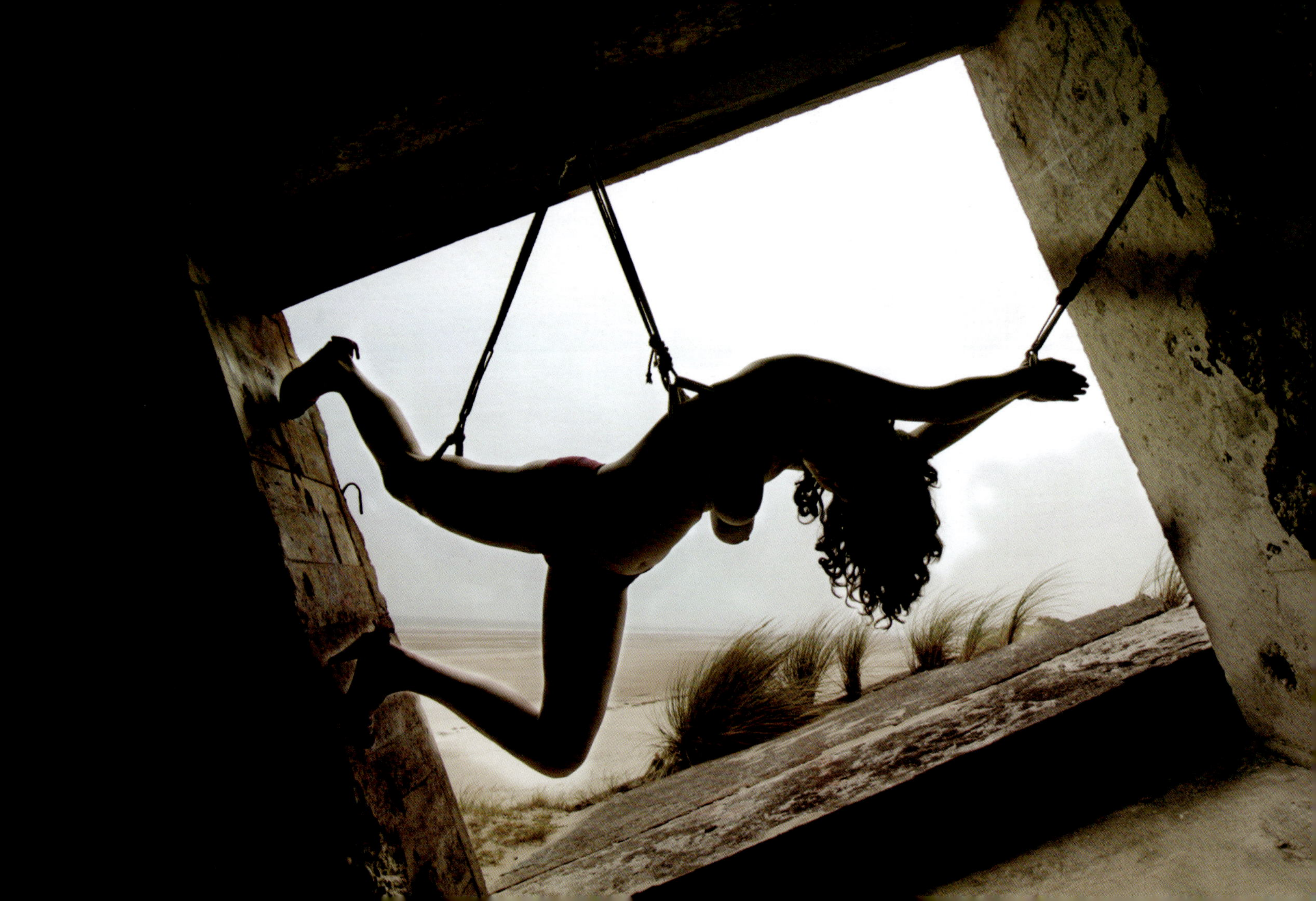

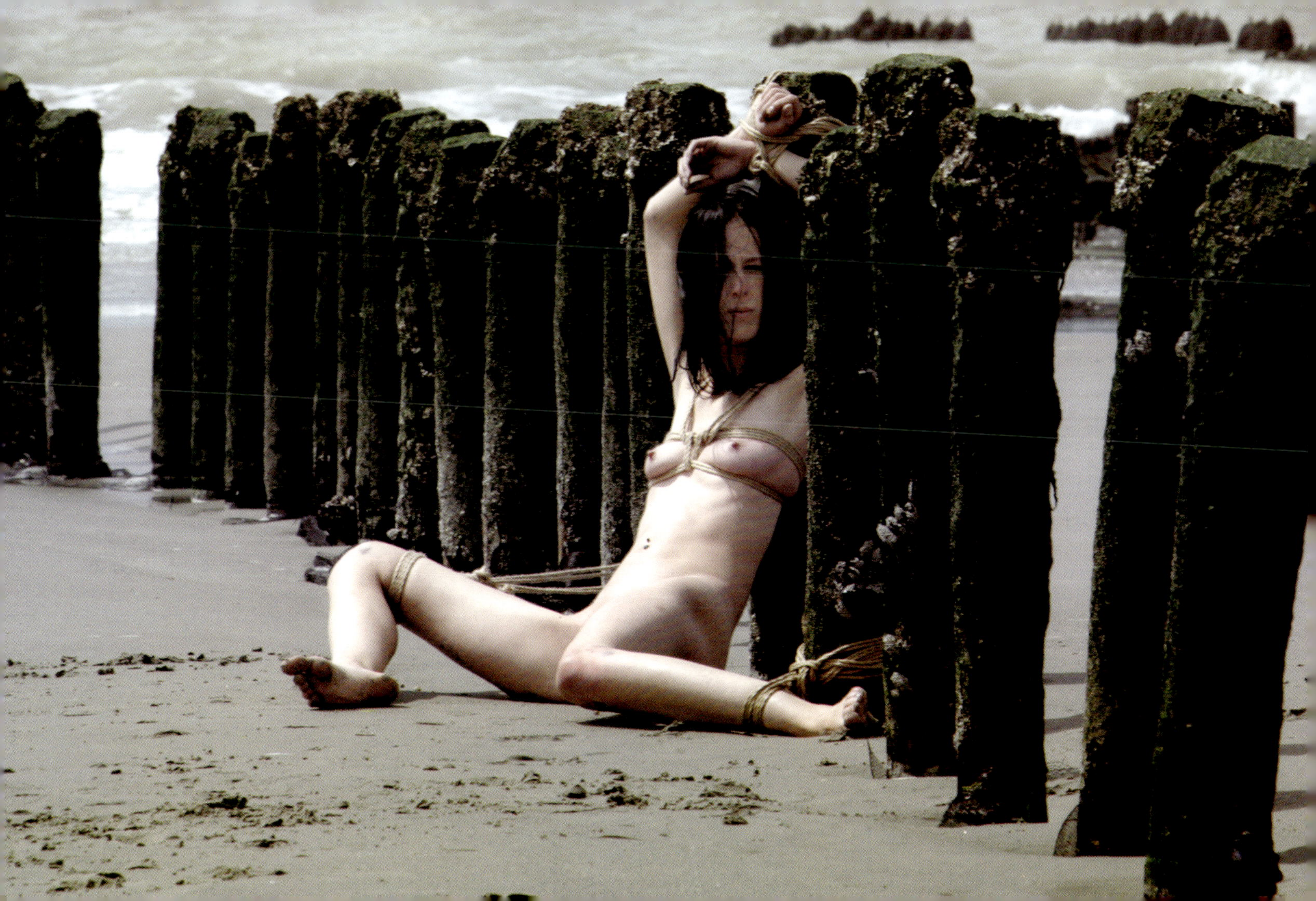

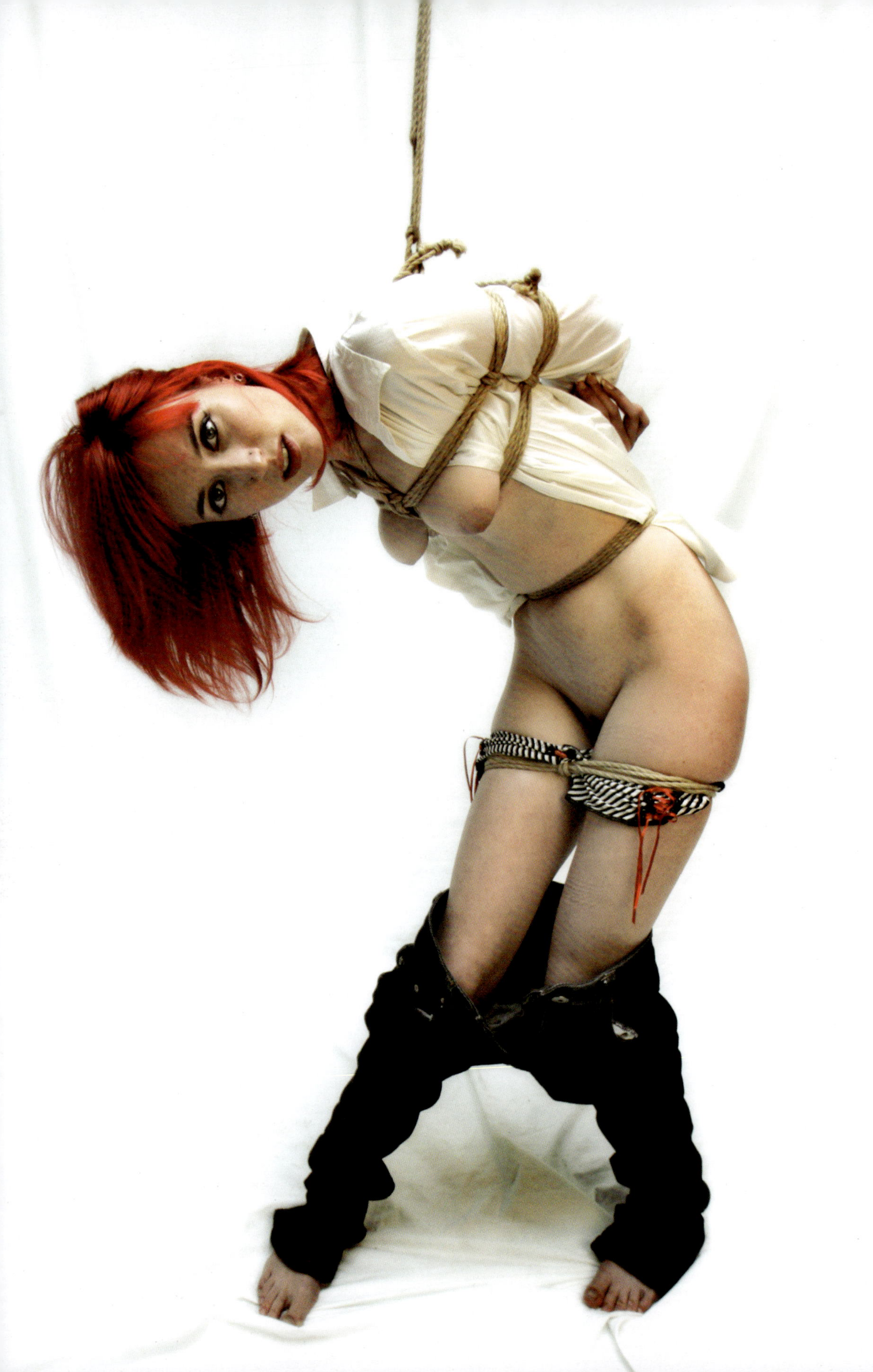

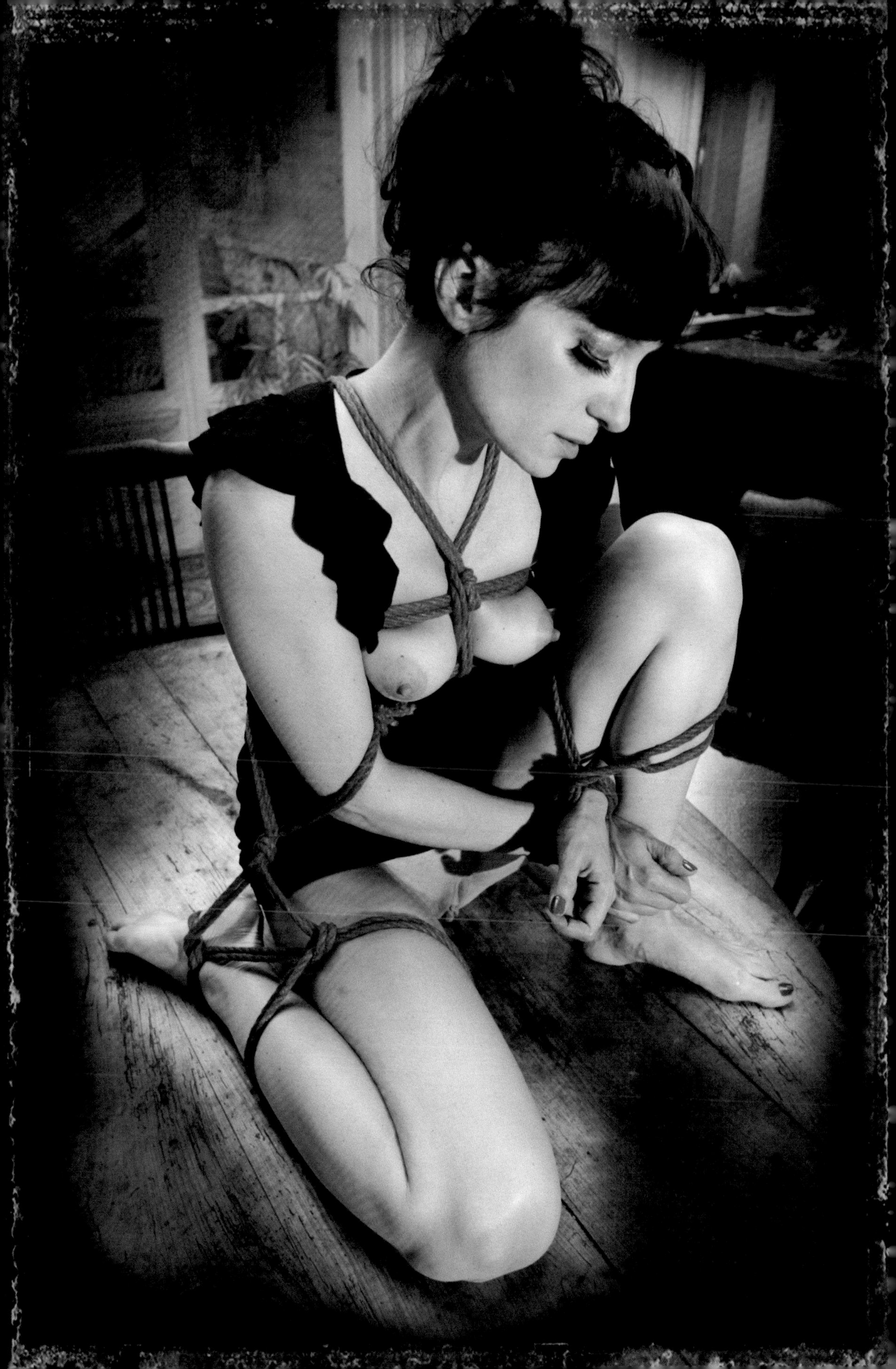

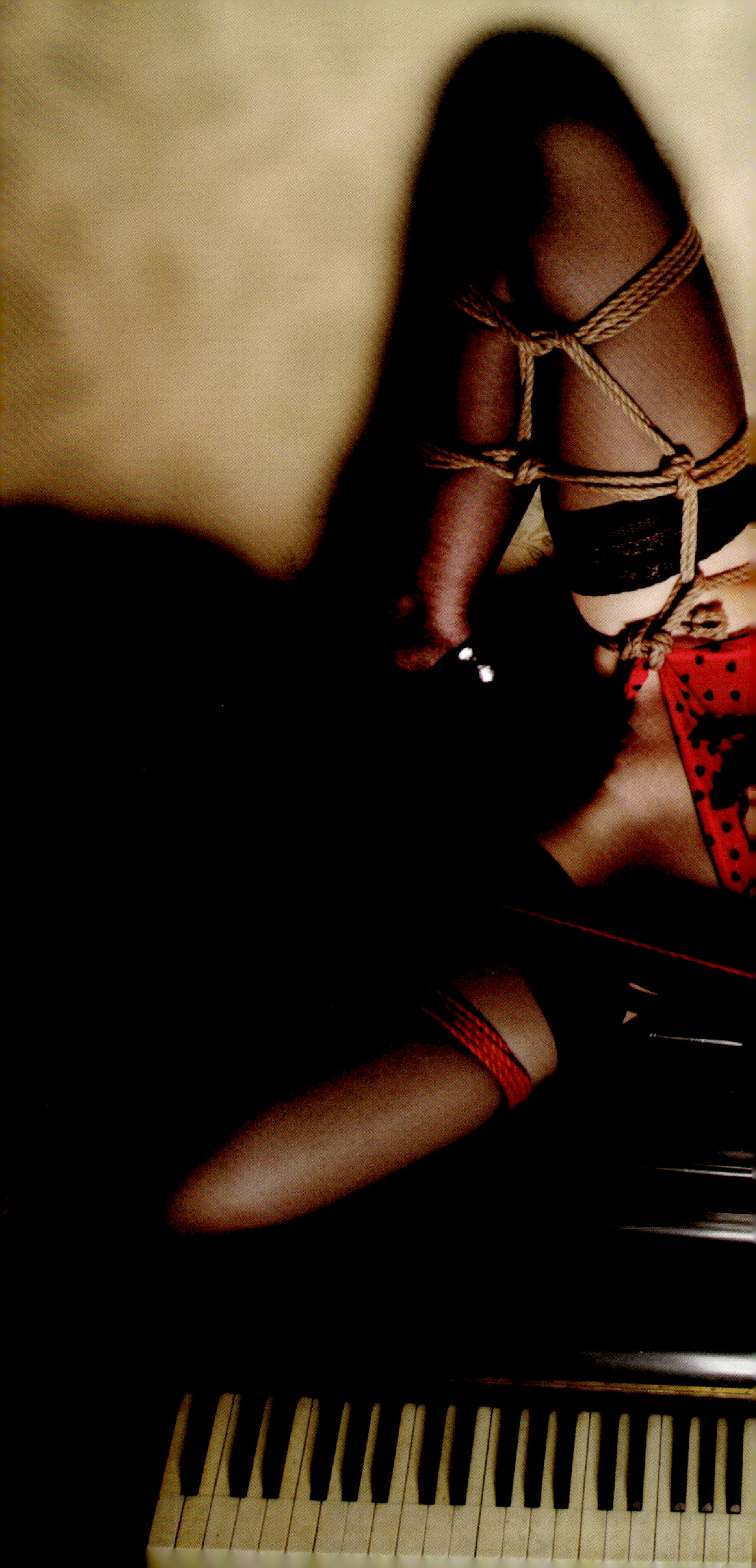

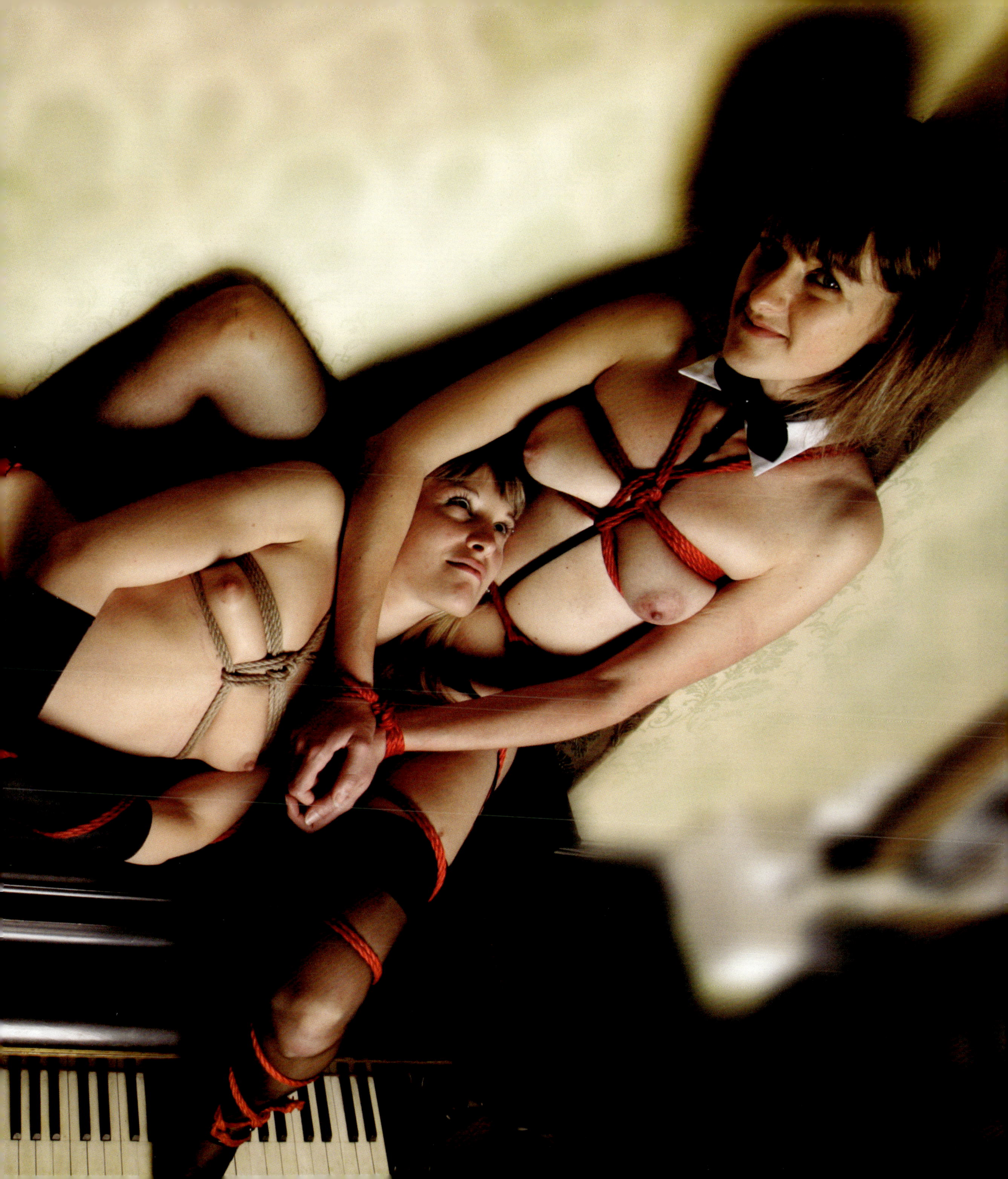

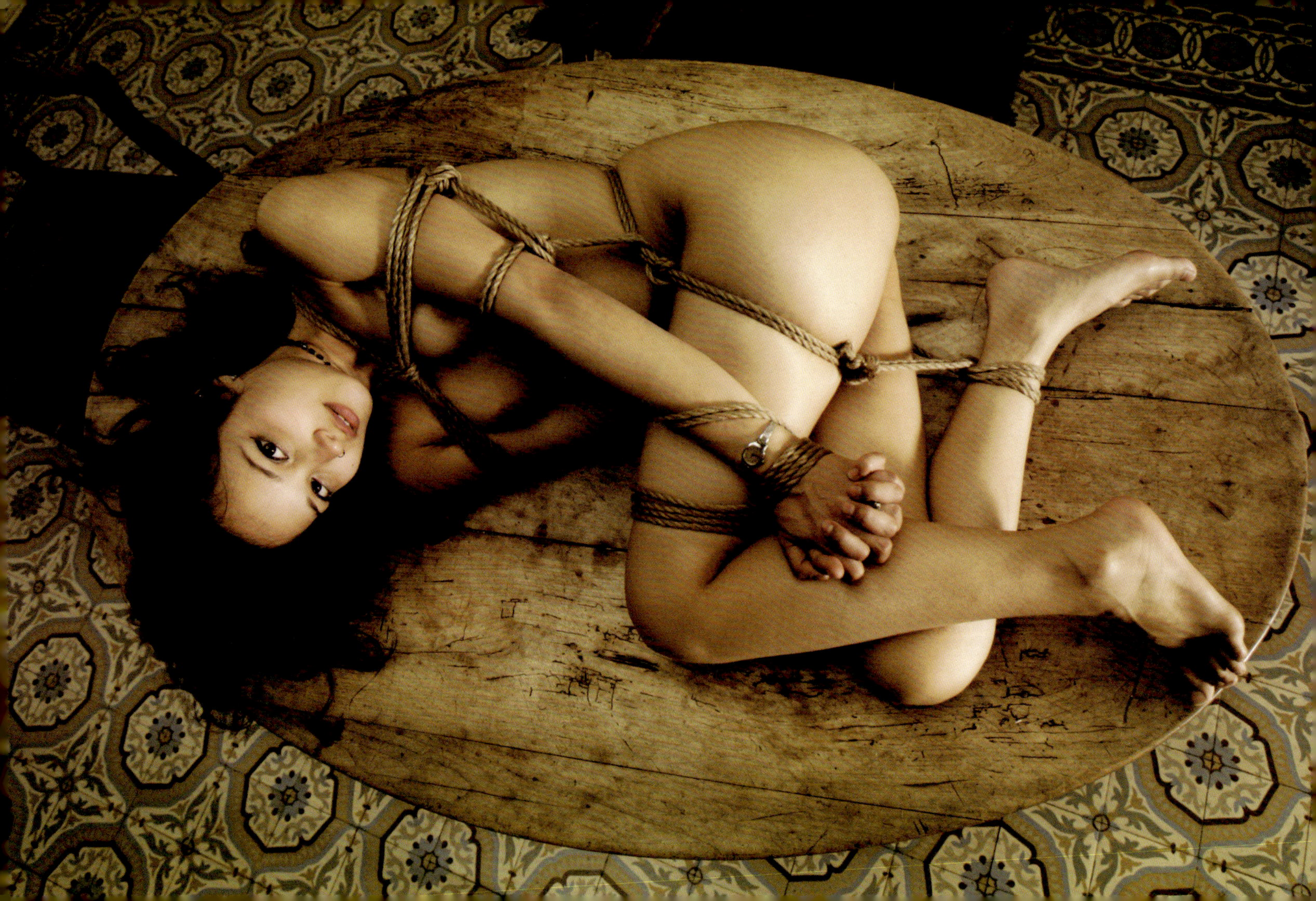

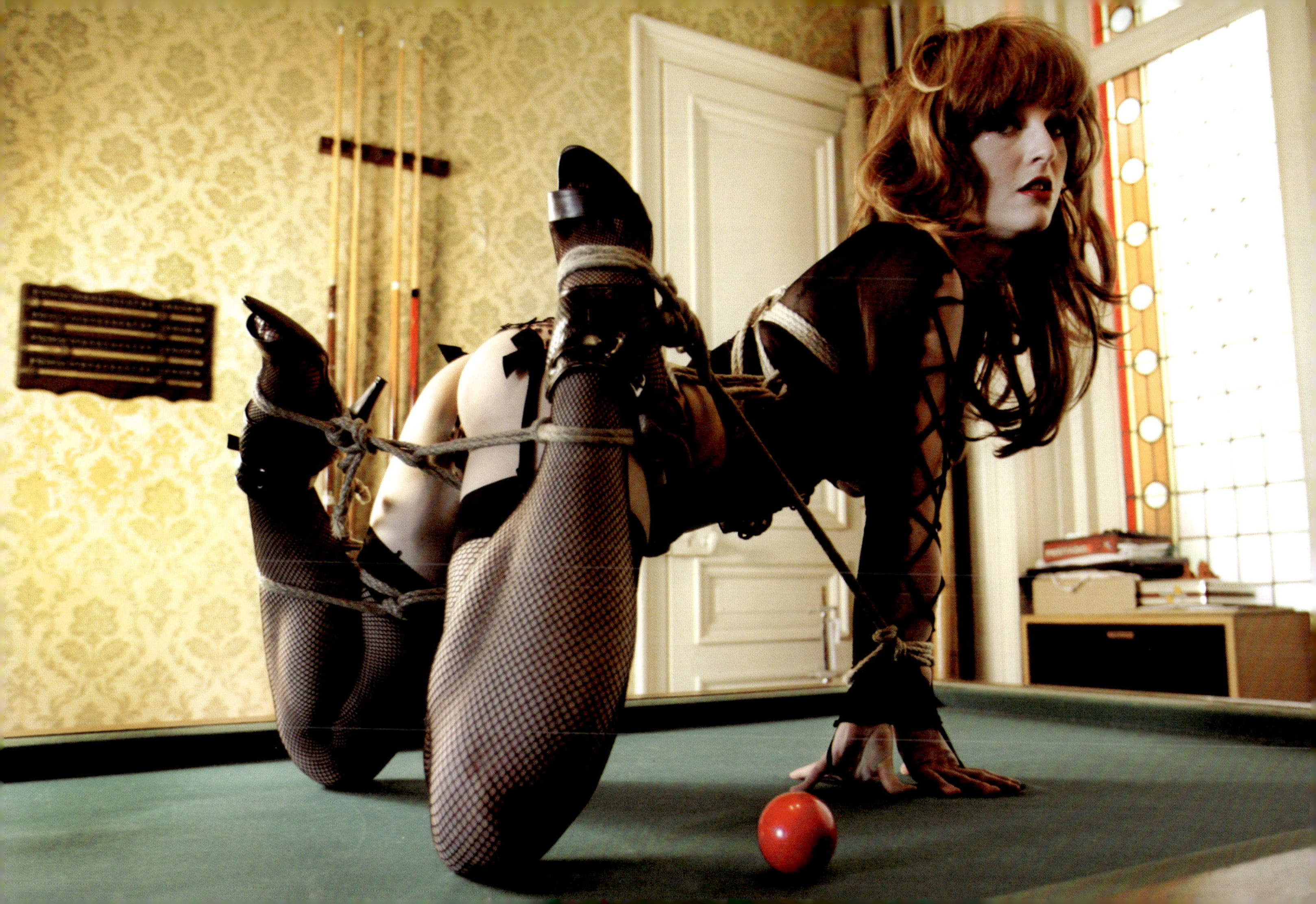

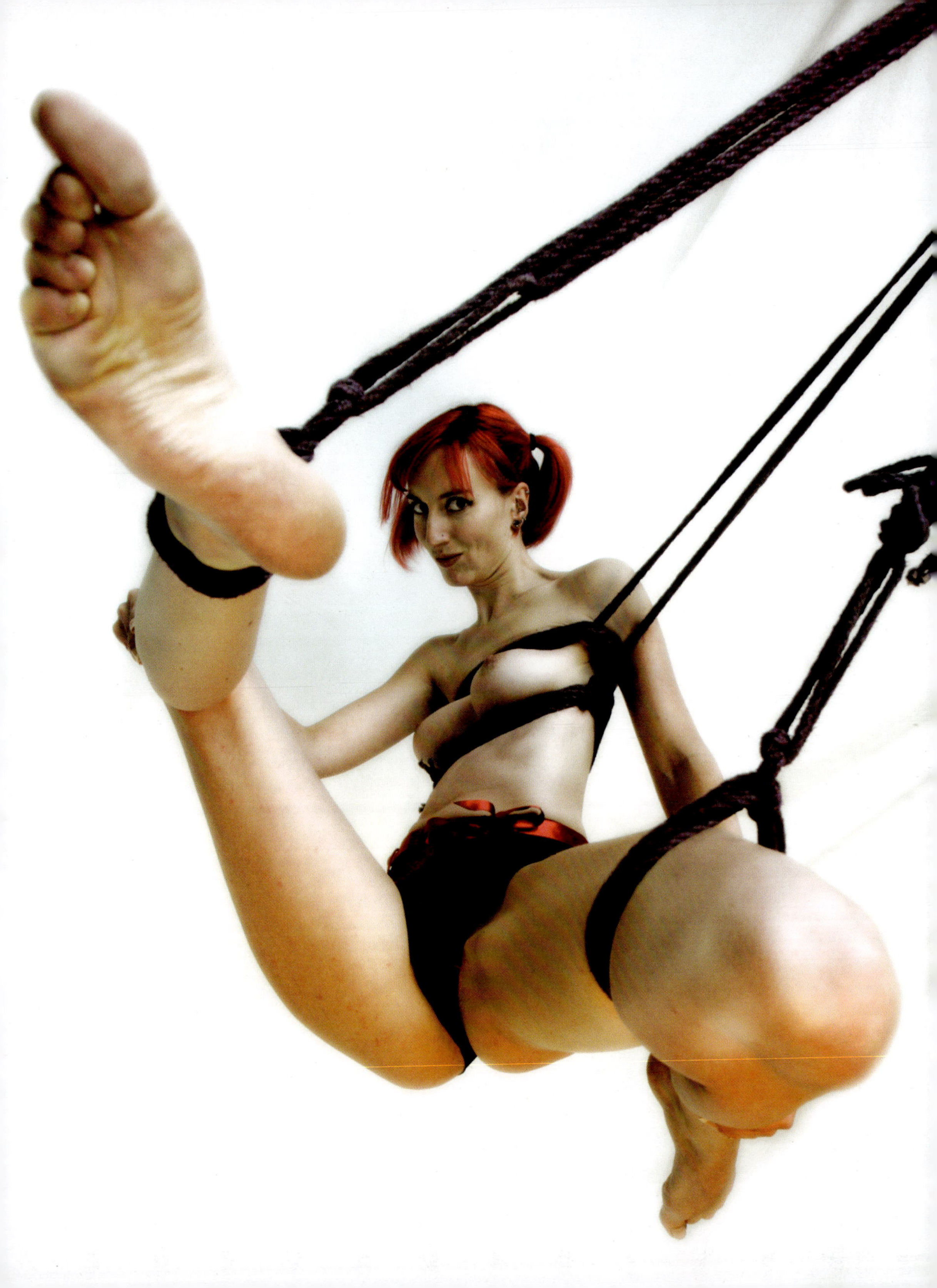

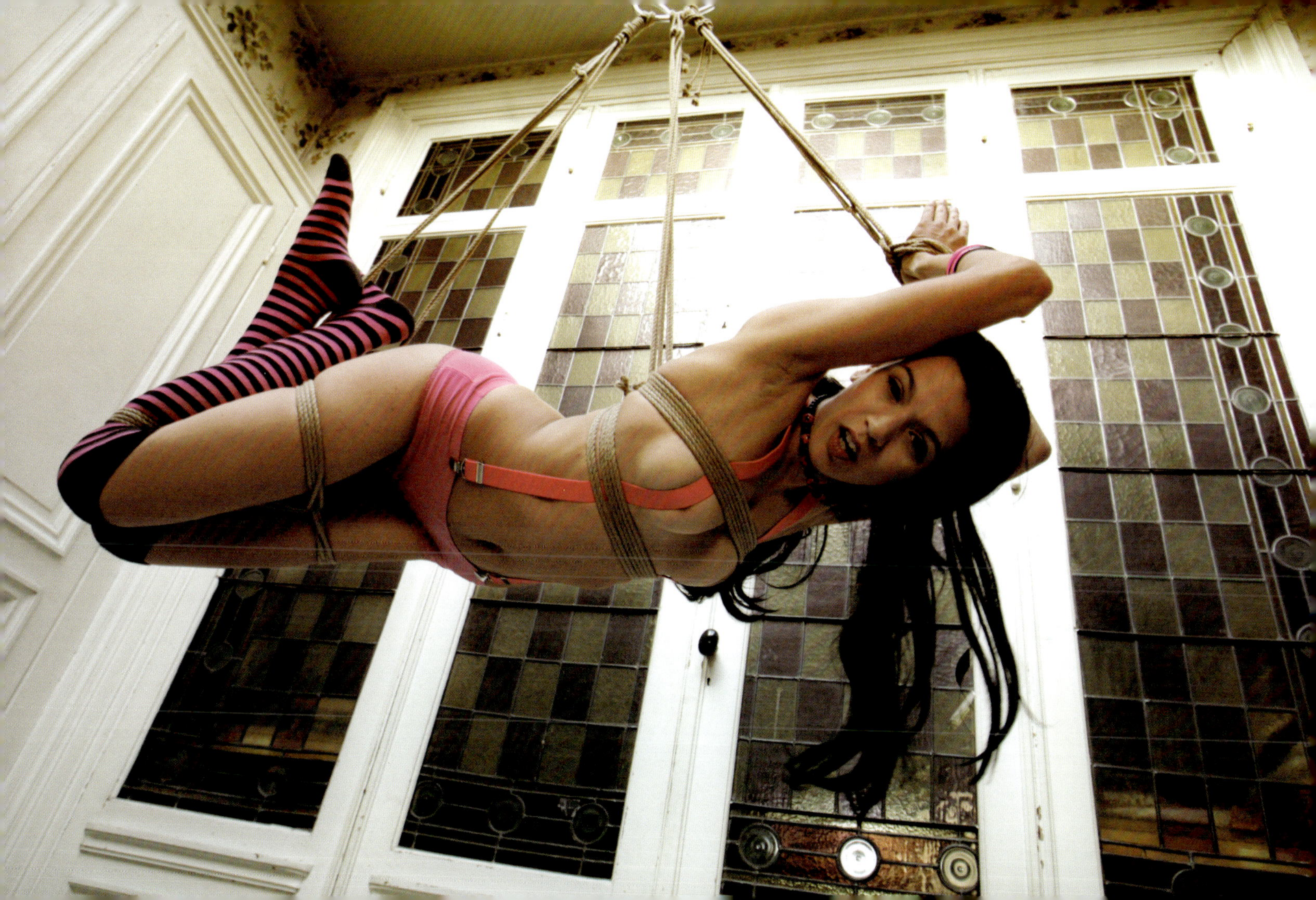

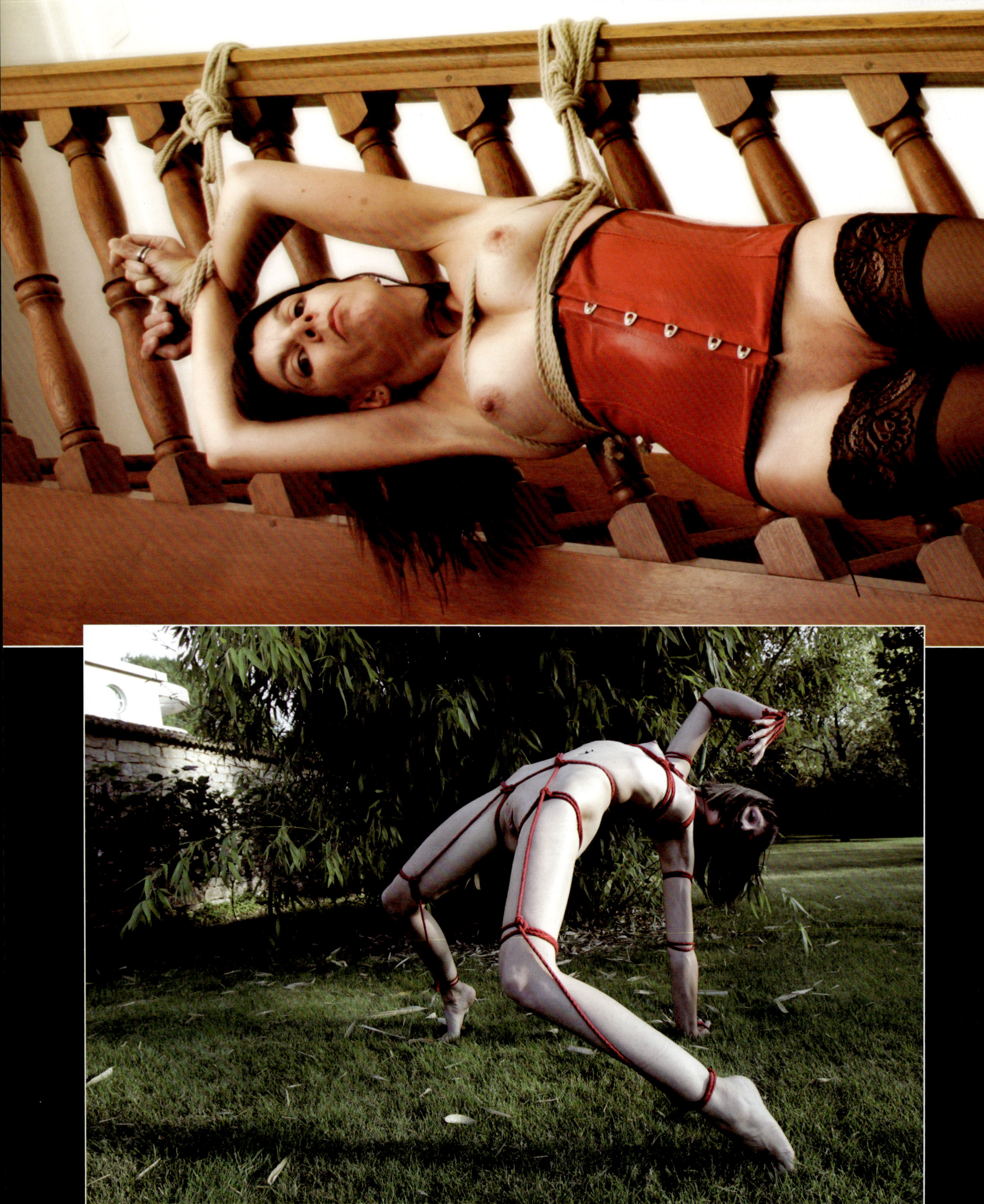

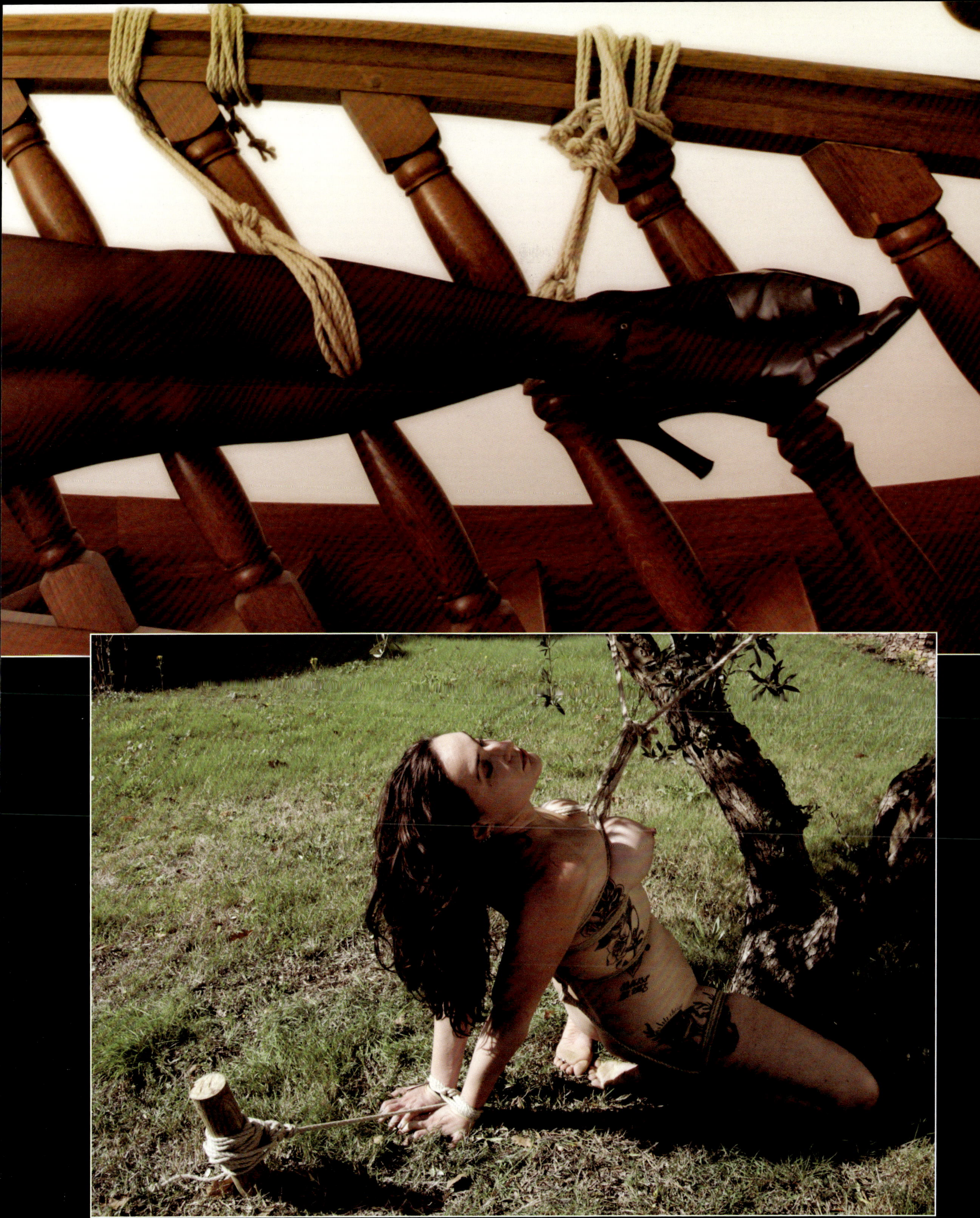

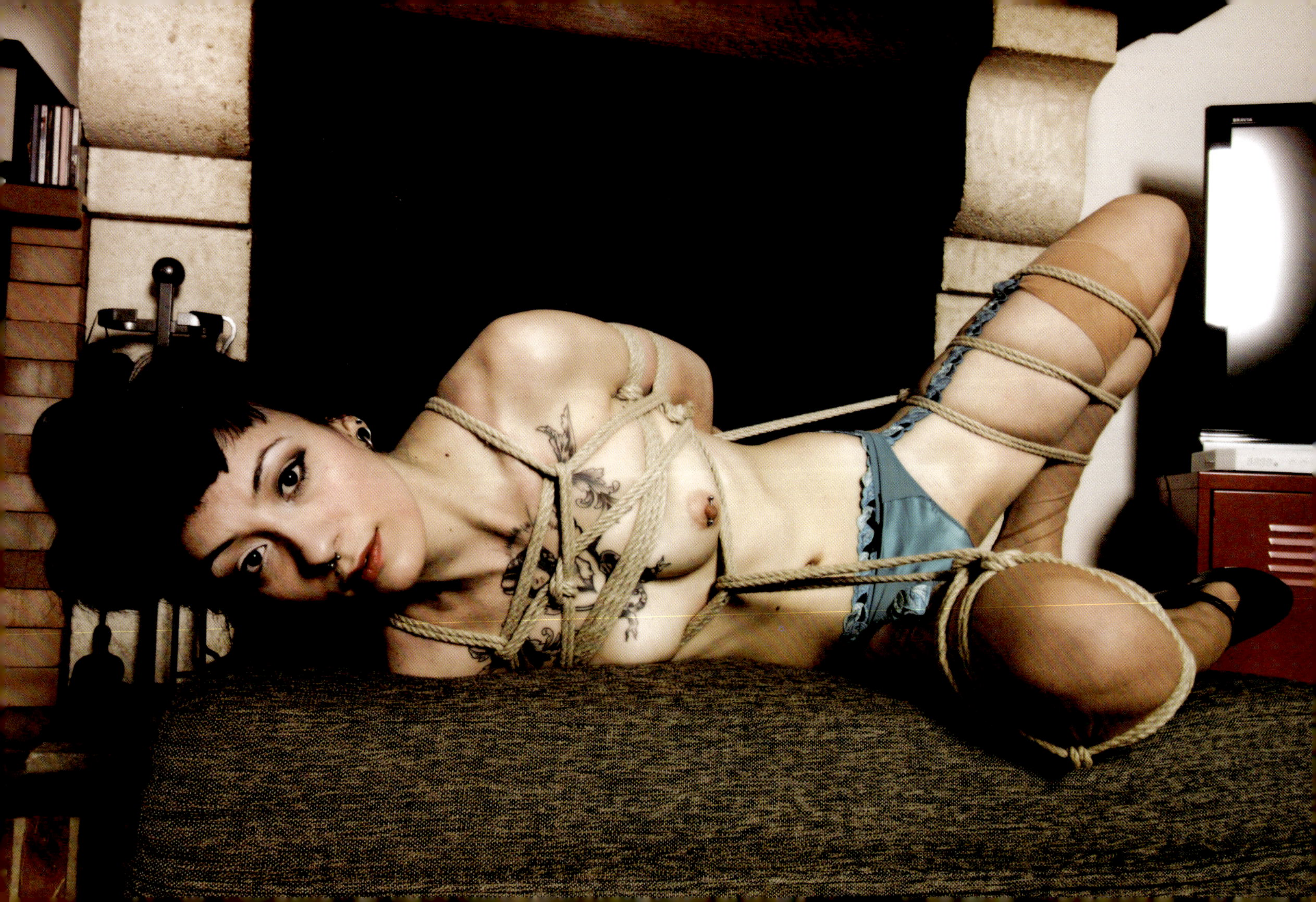

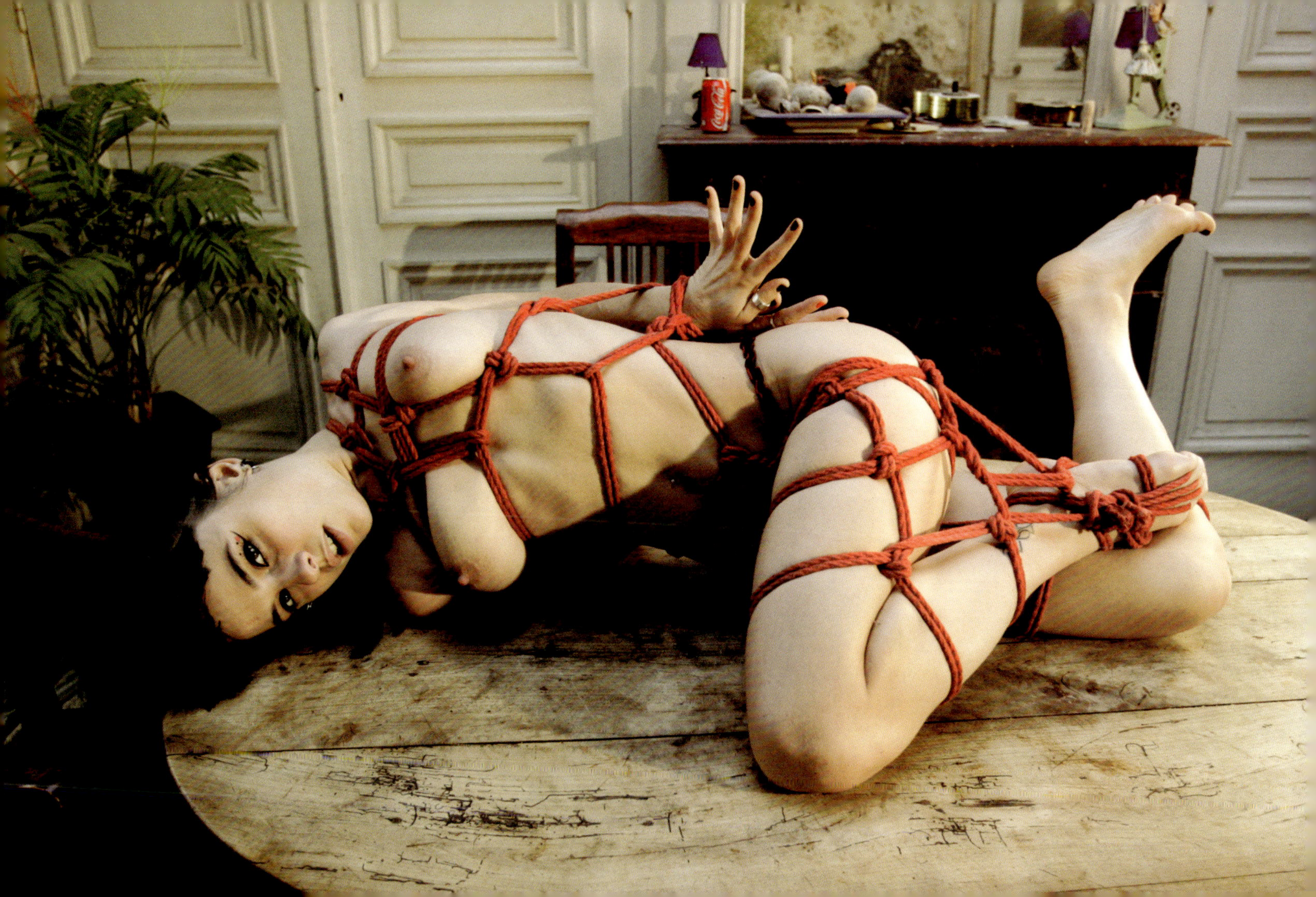
Coca-Cola

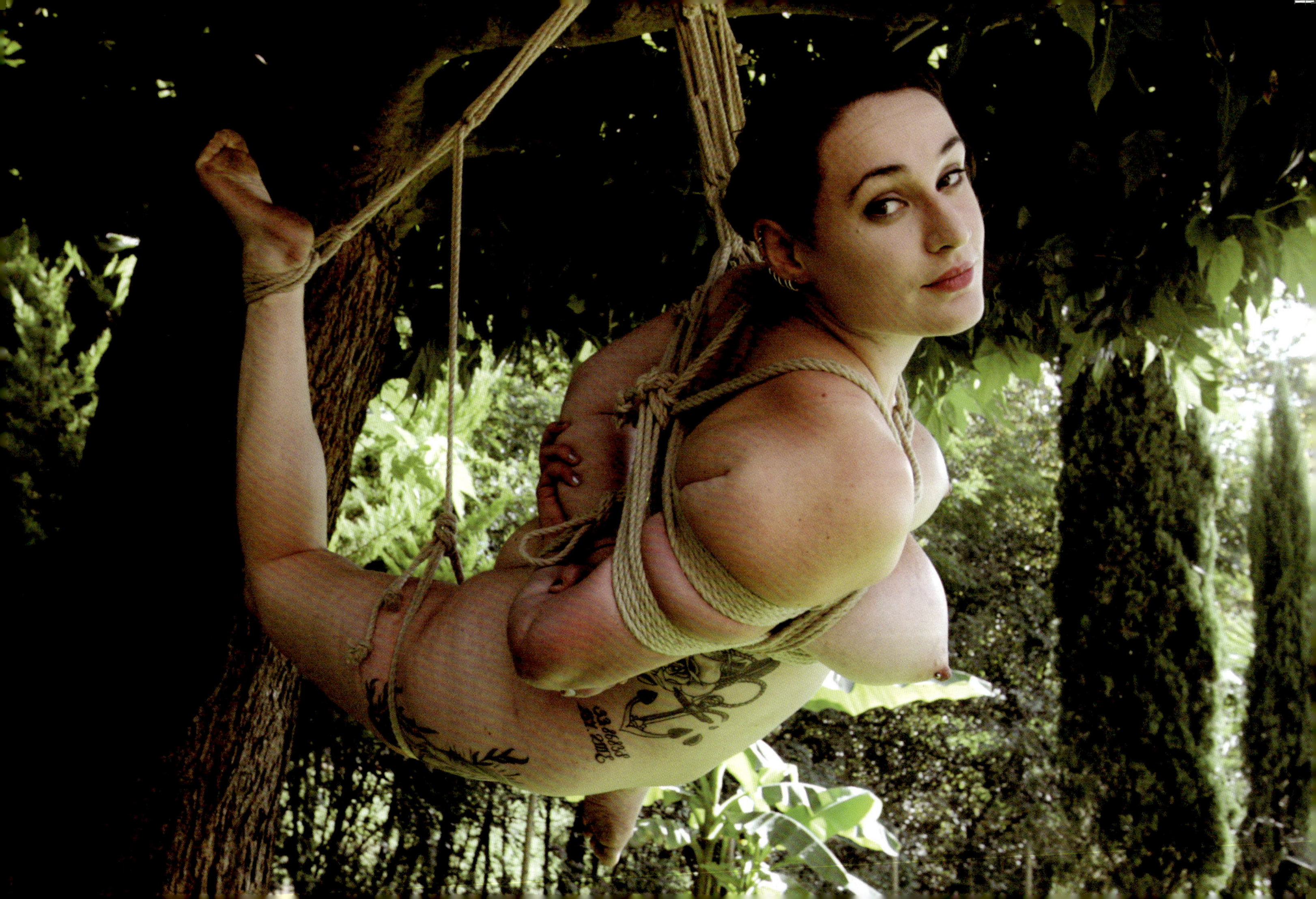

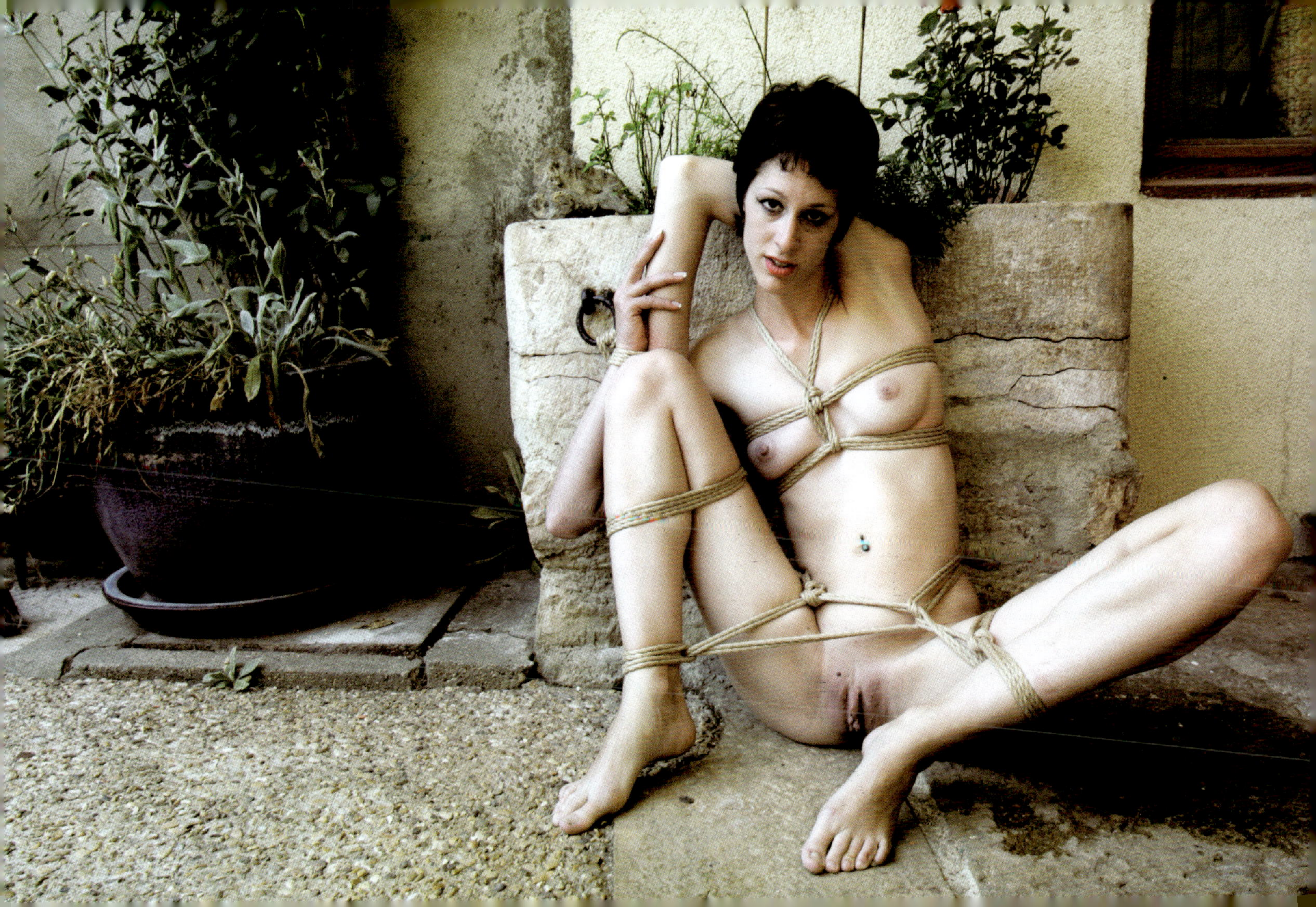

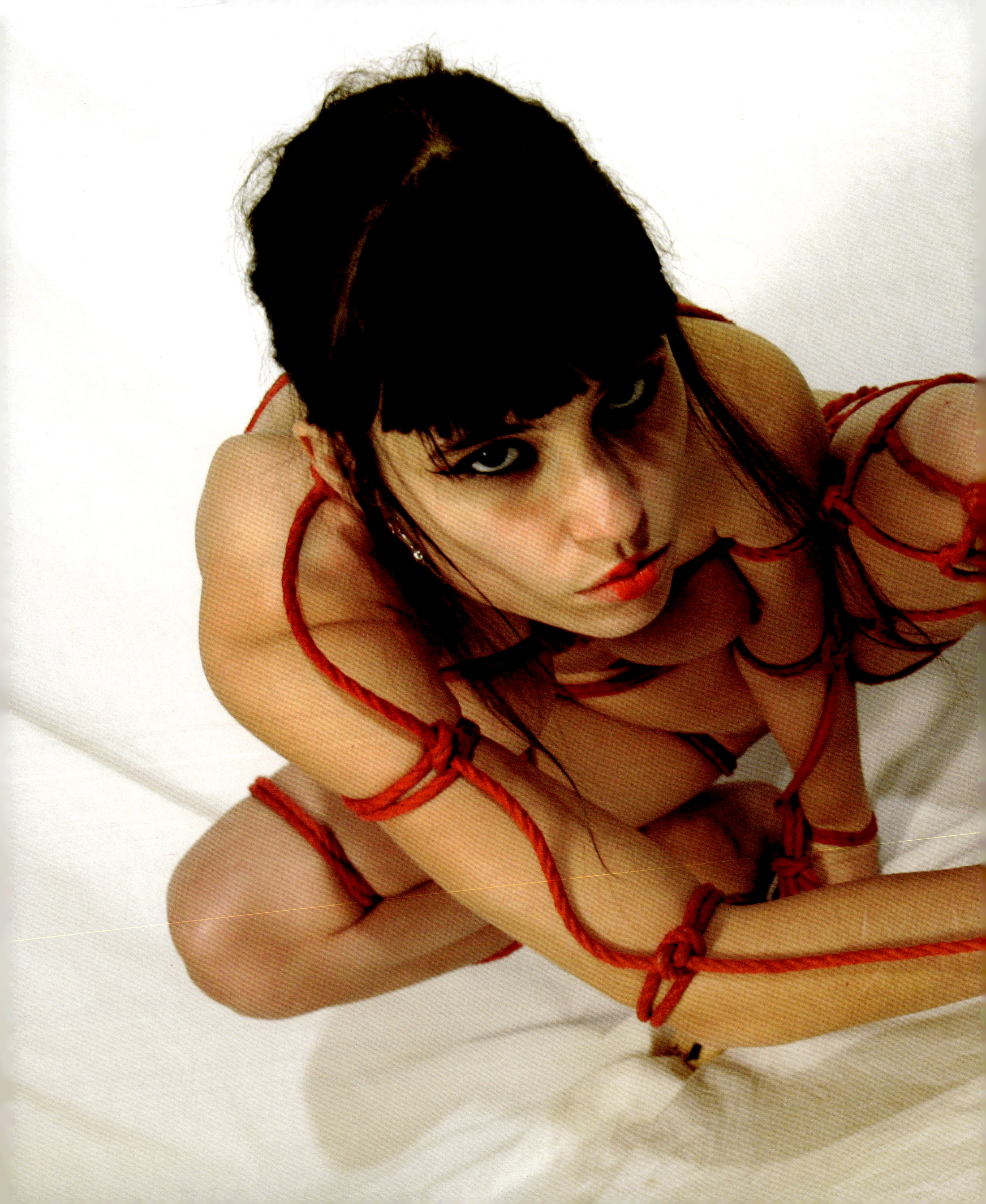

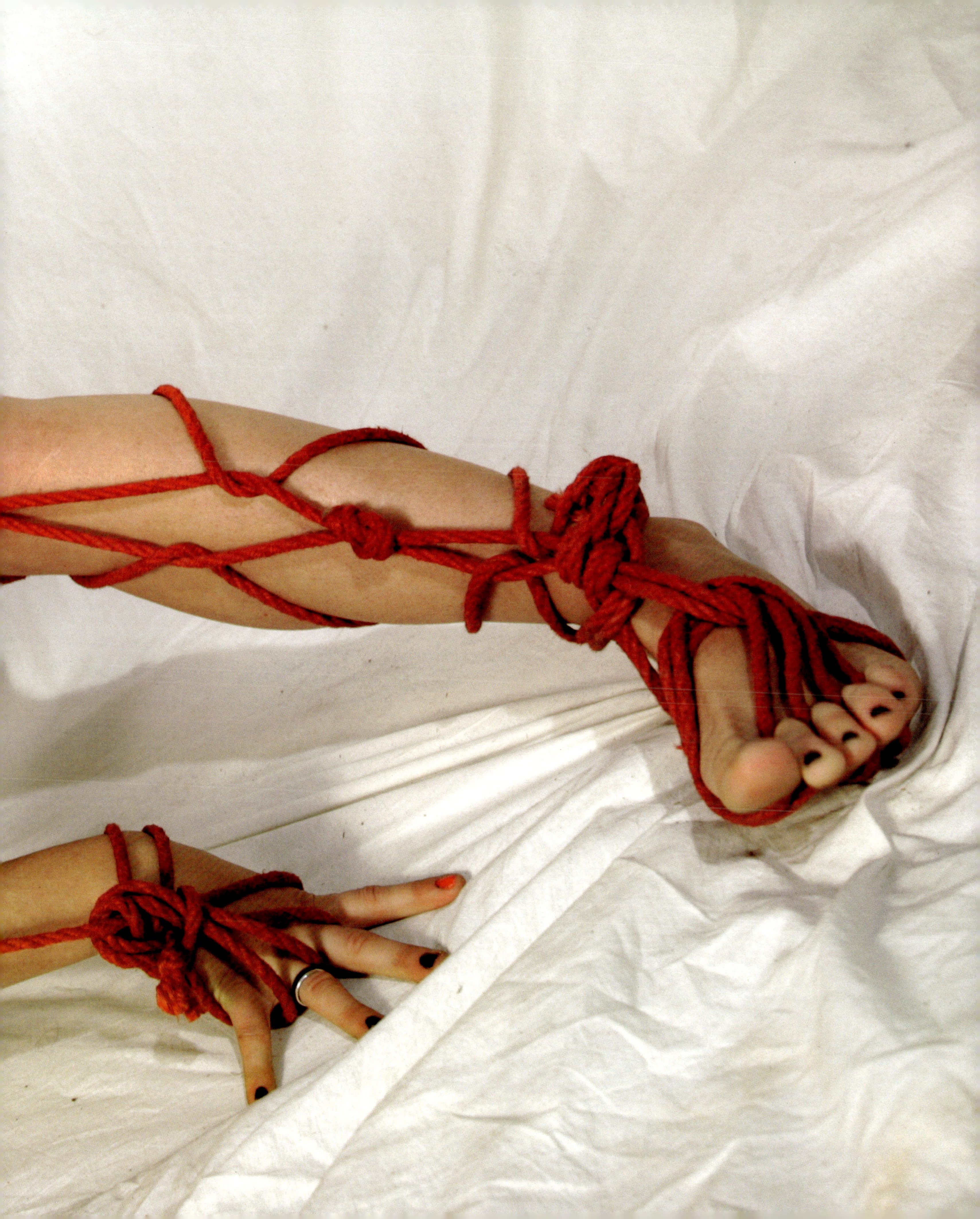

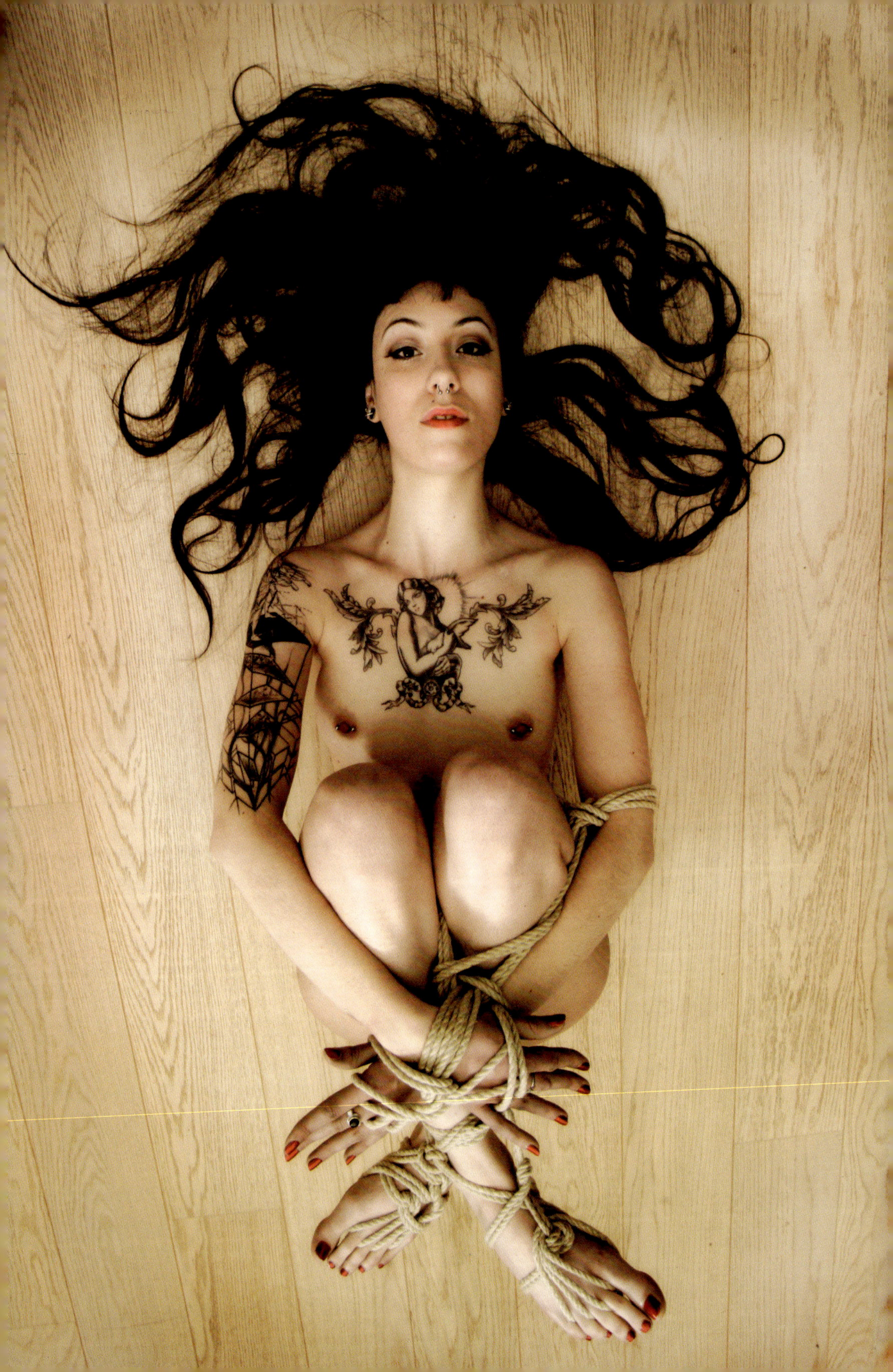

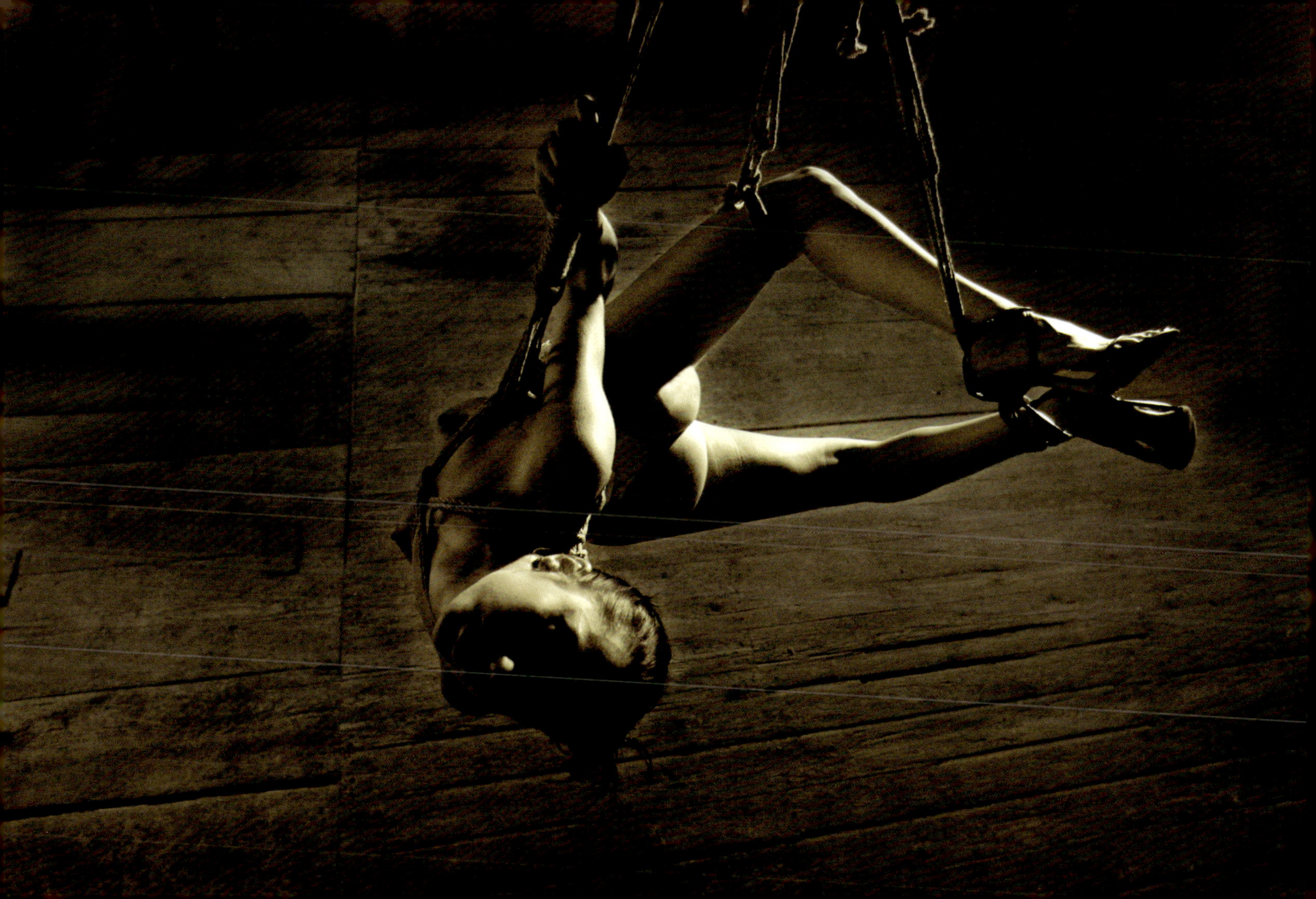

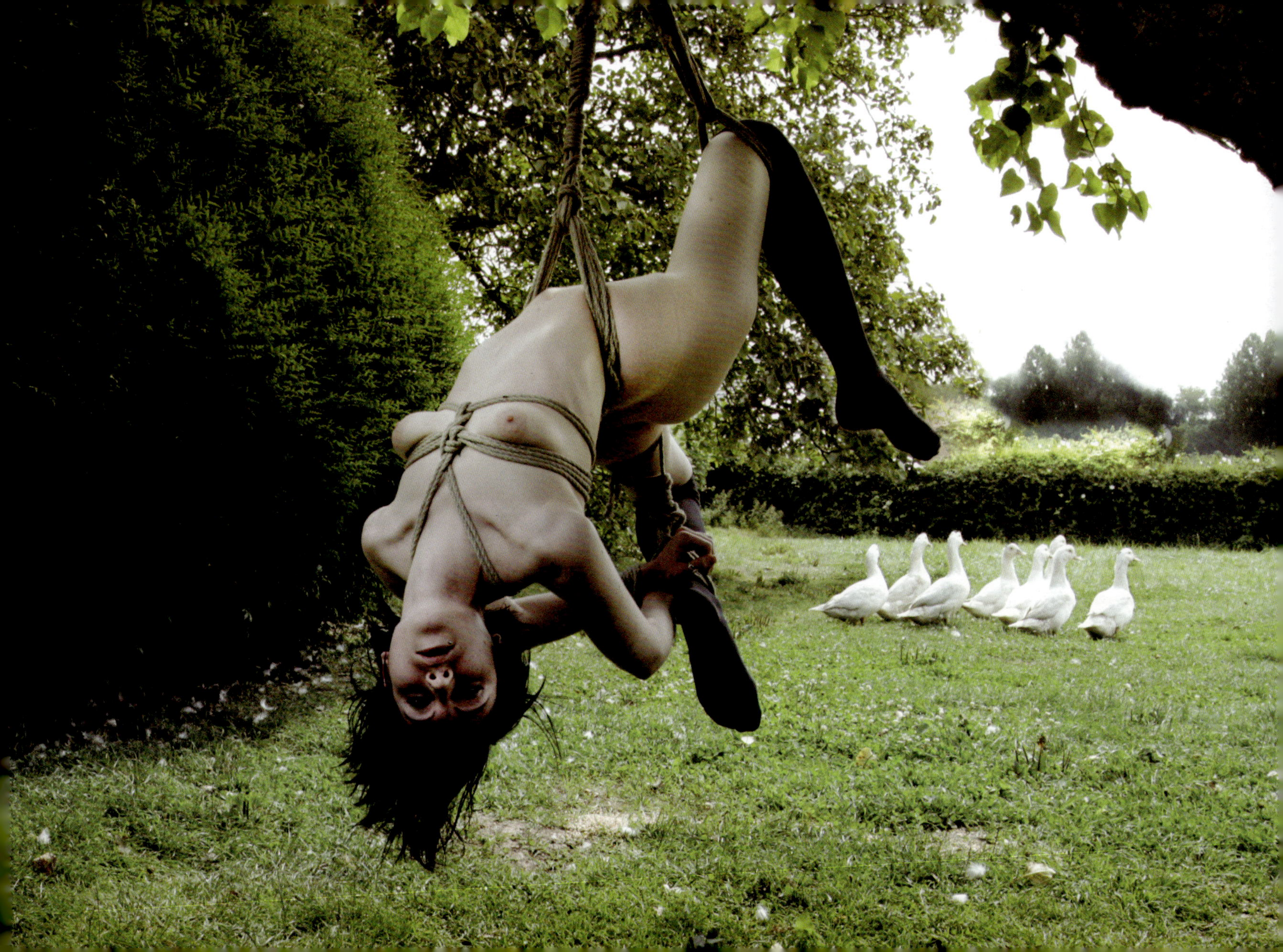

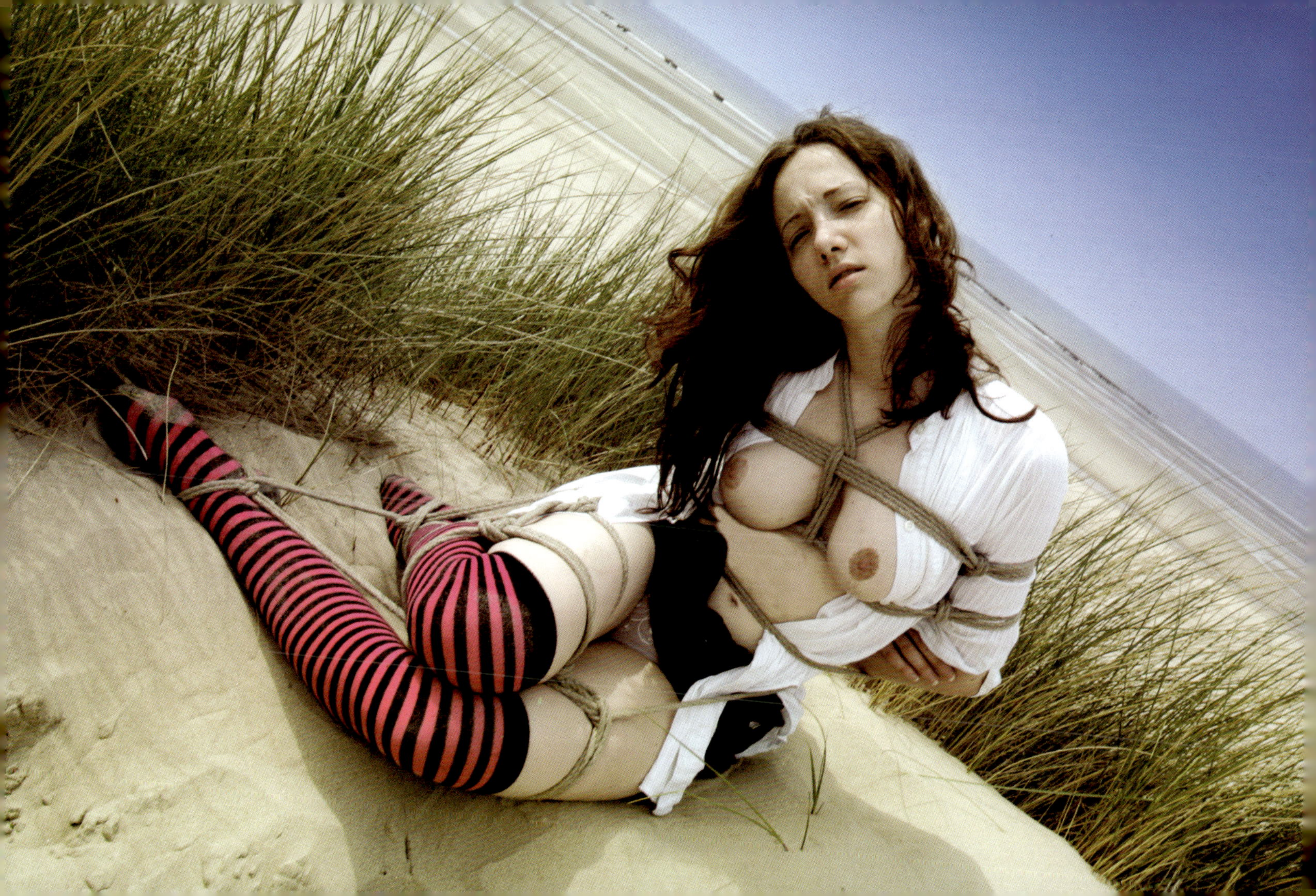

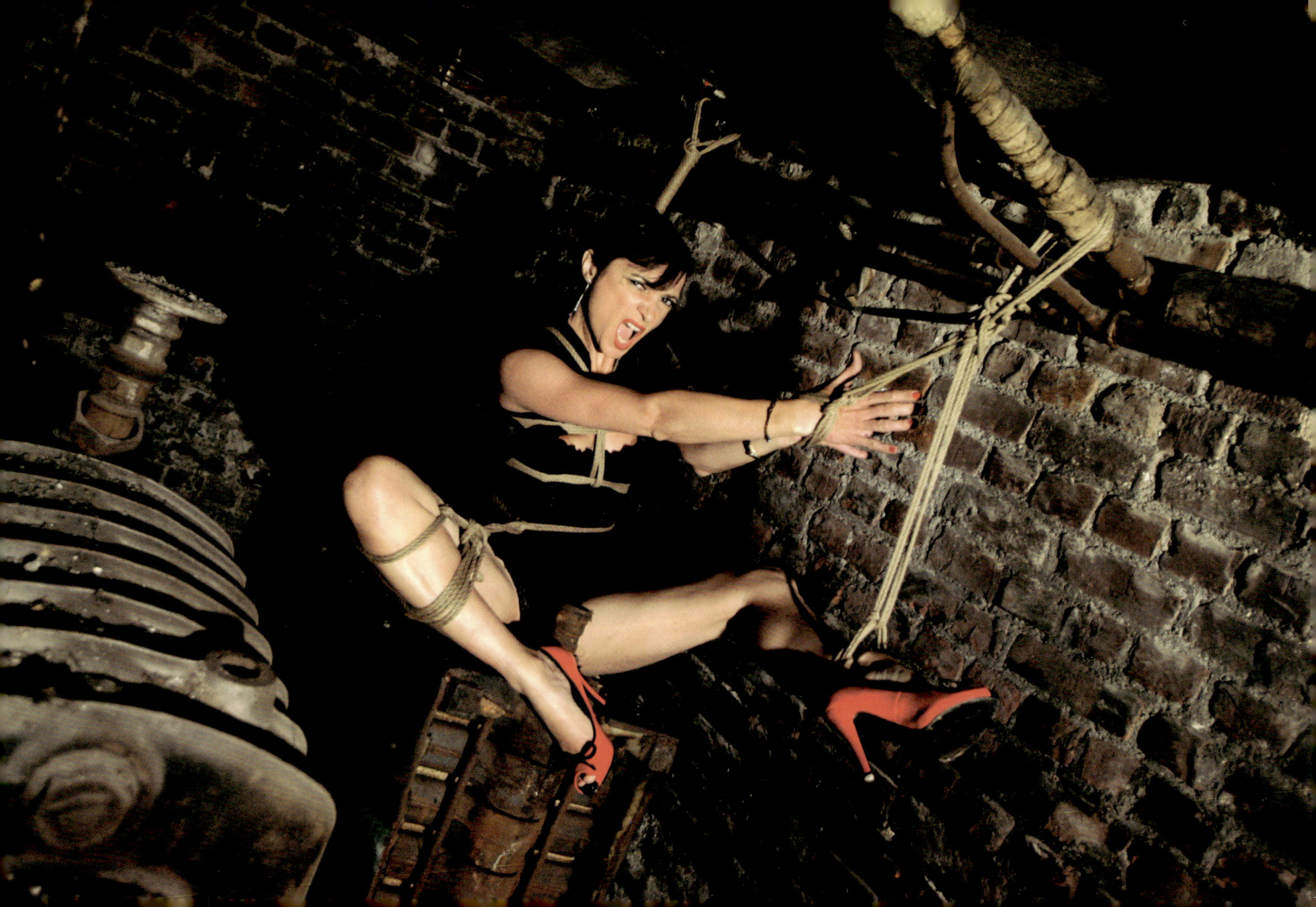

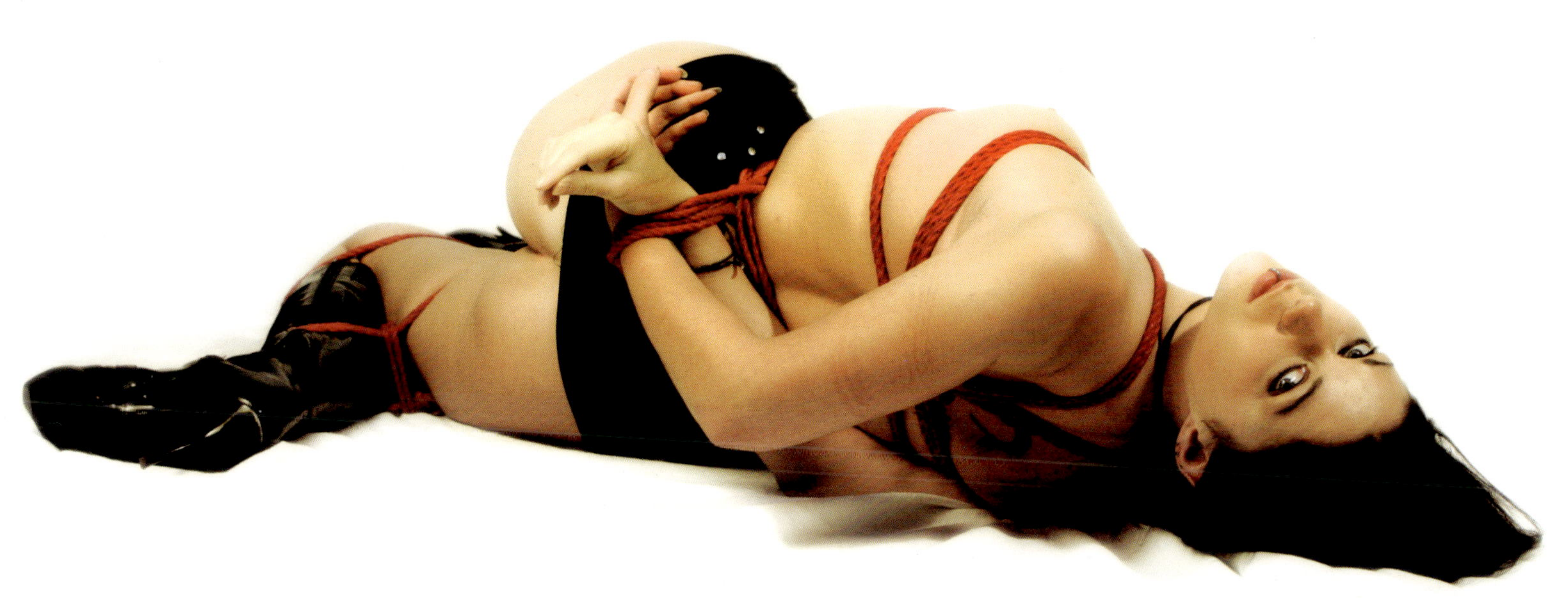

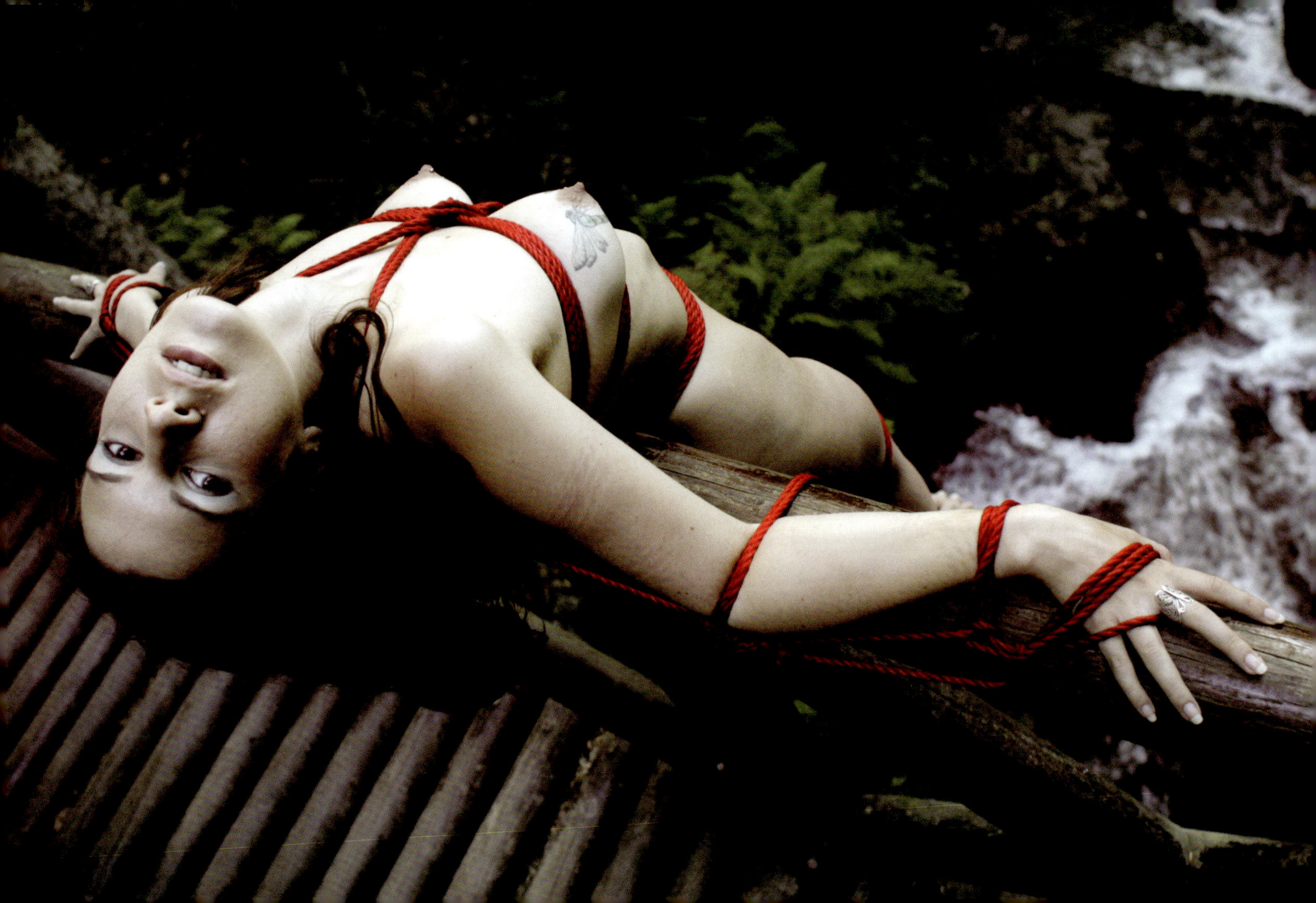

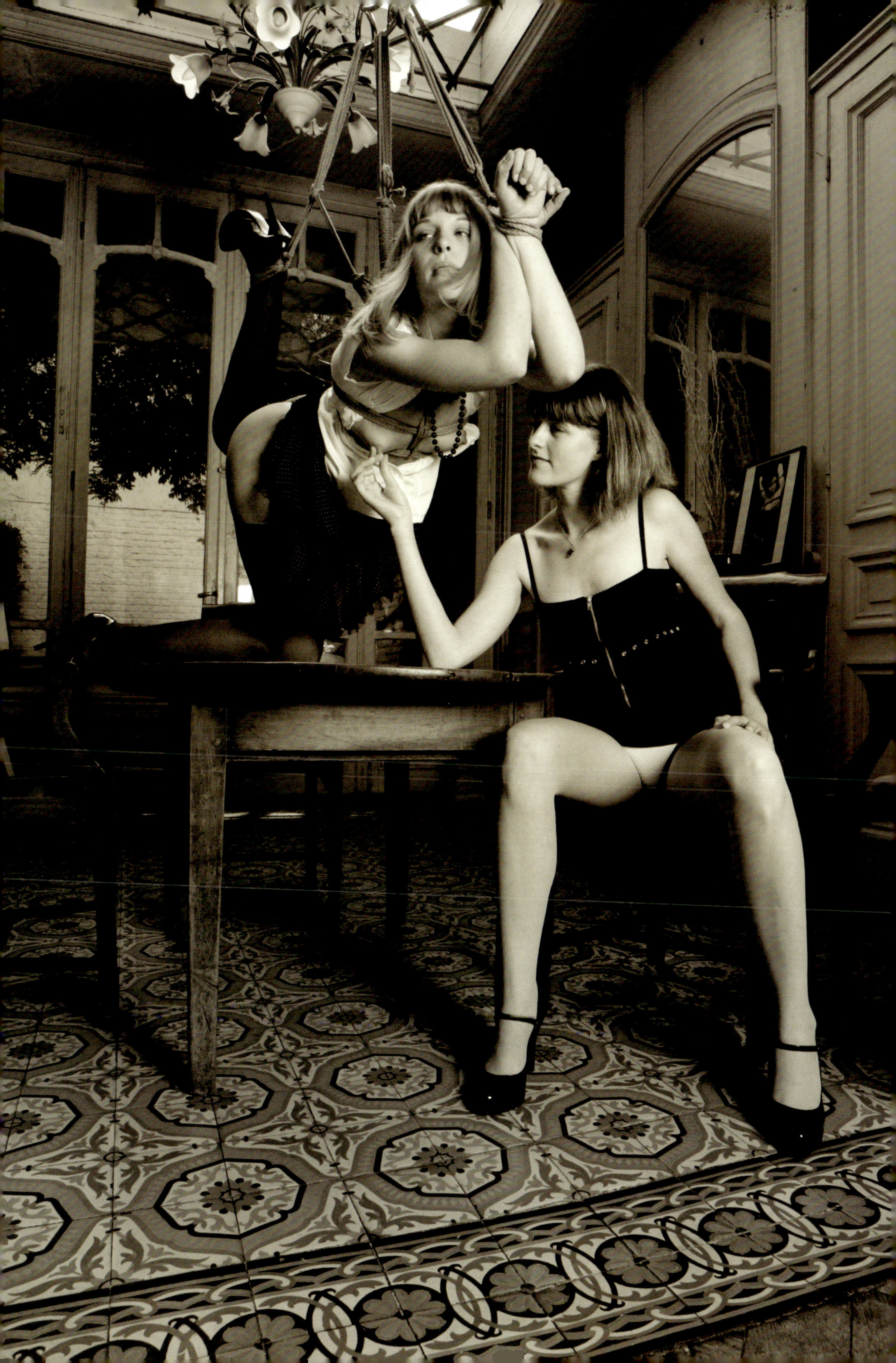

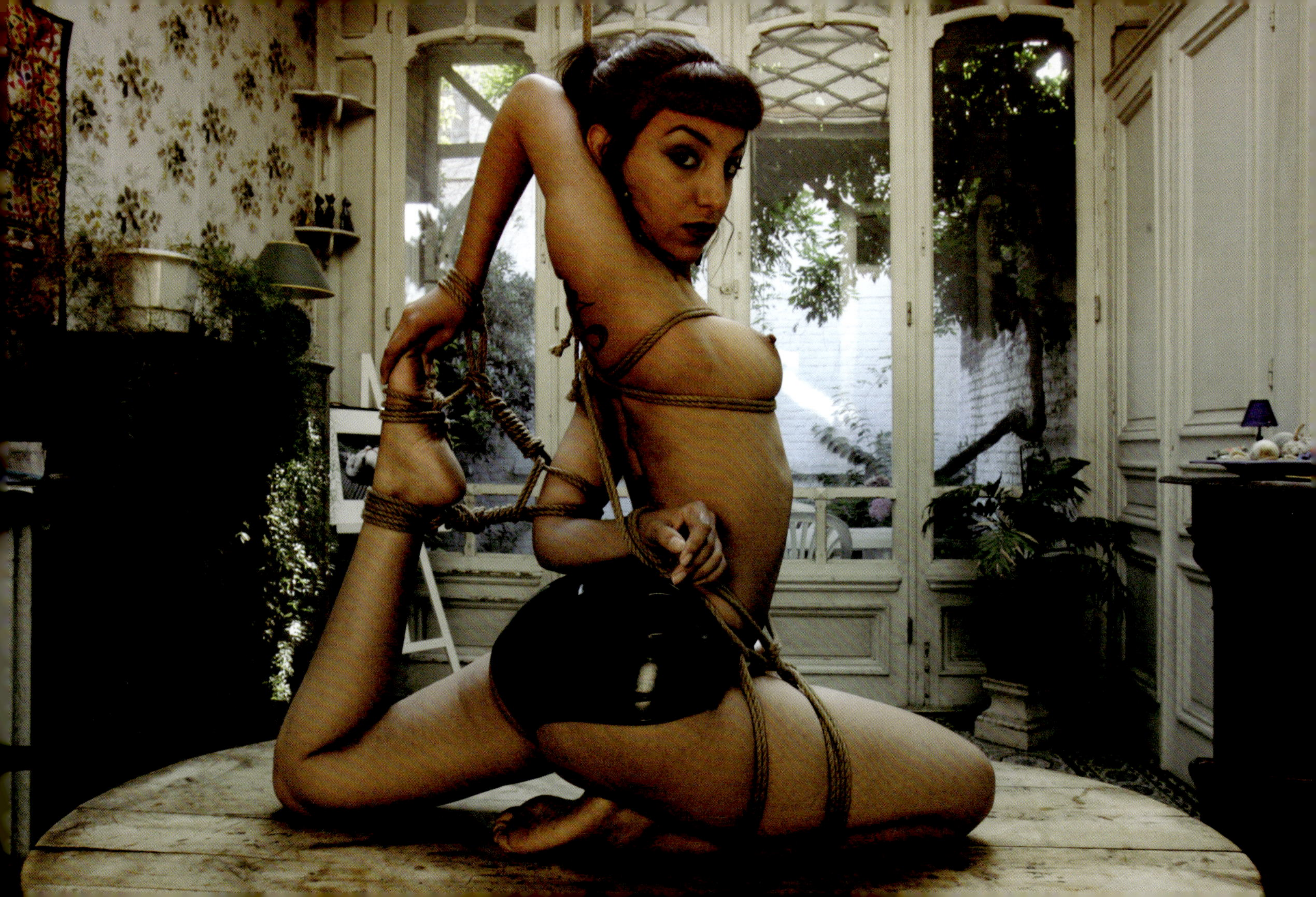

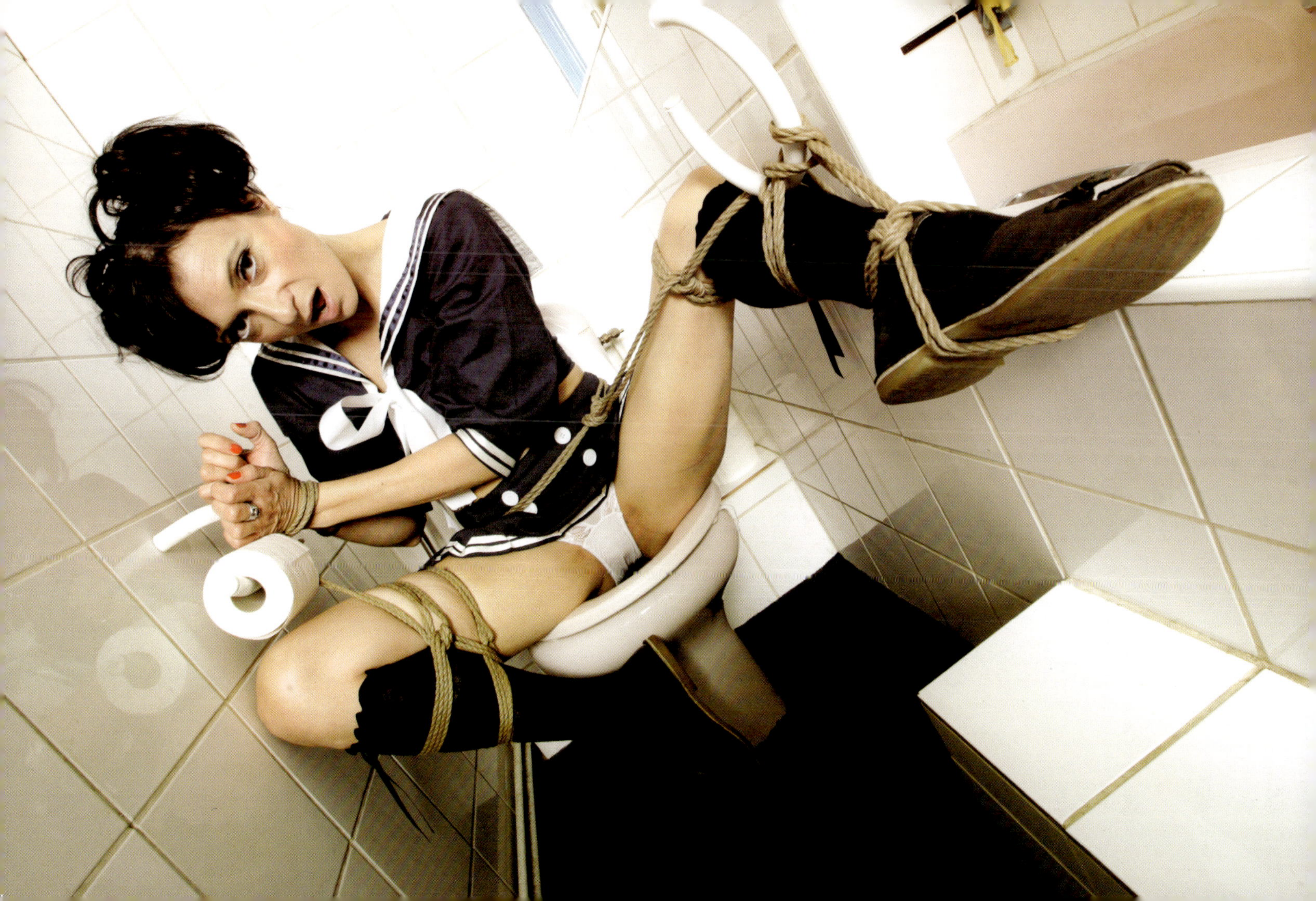

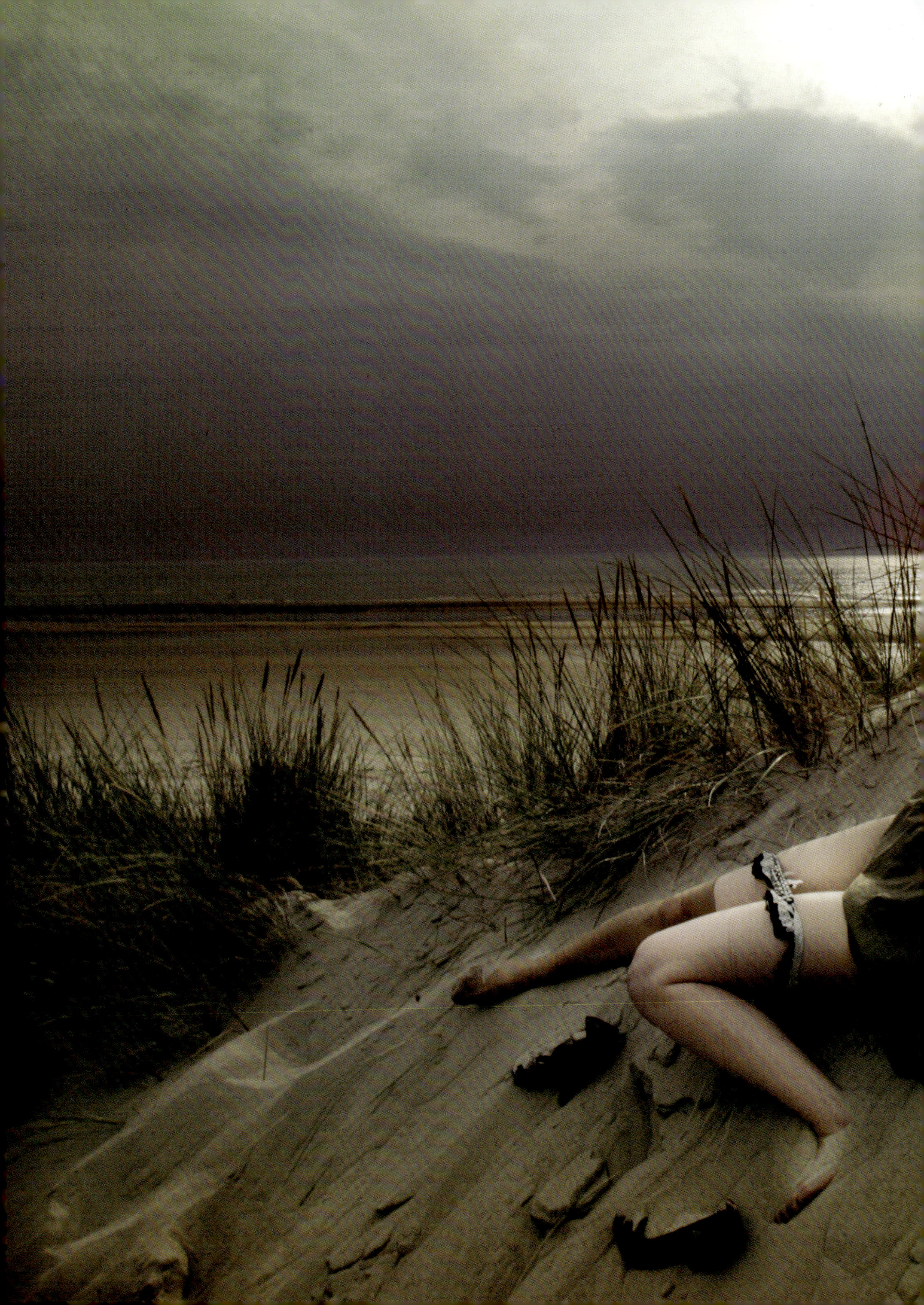

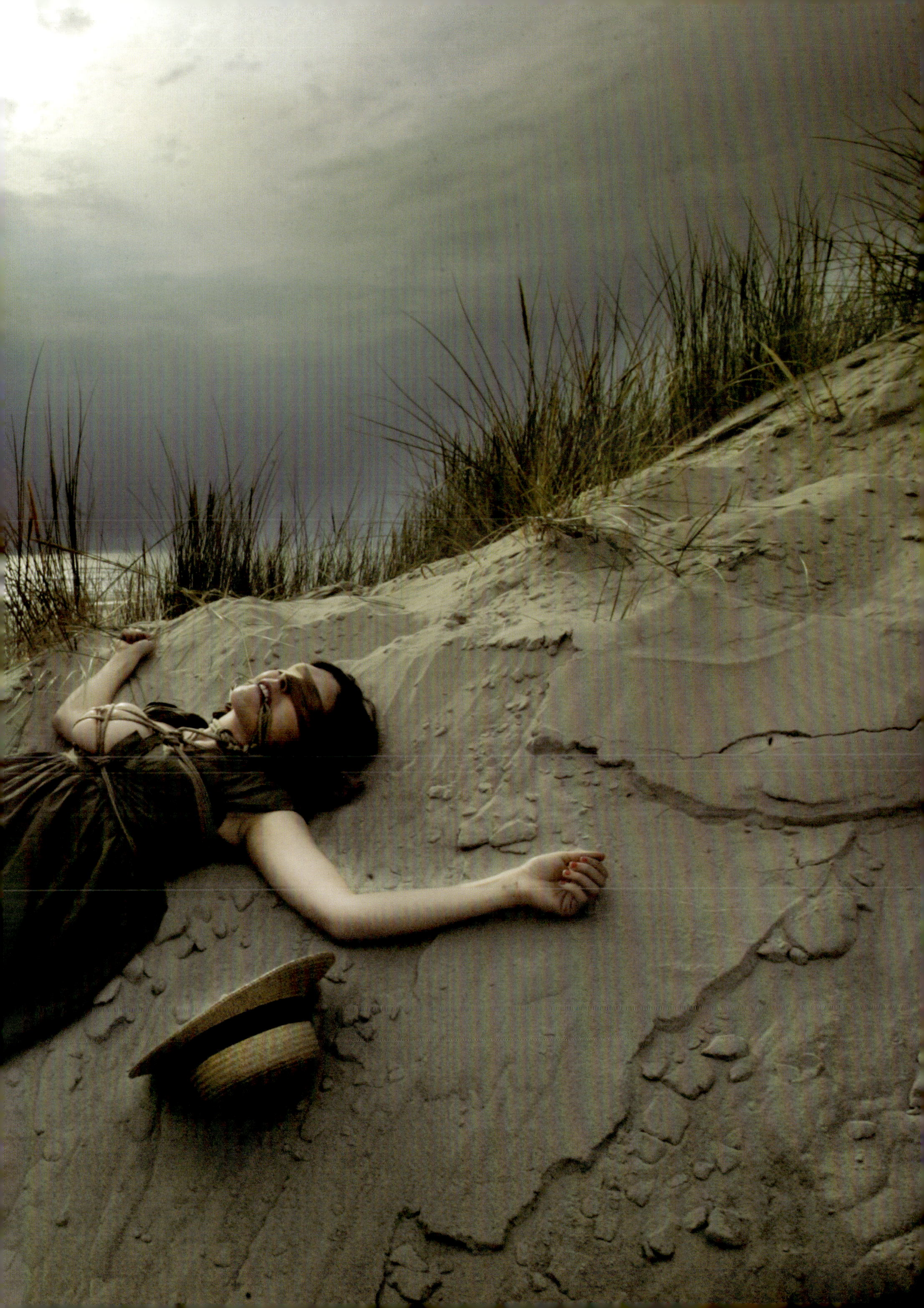

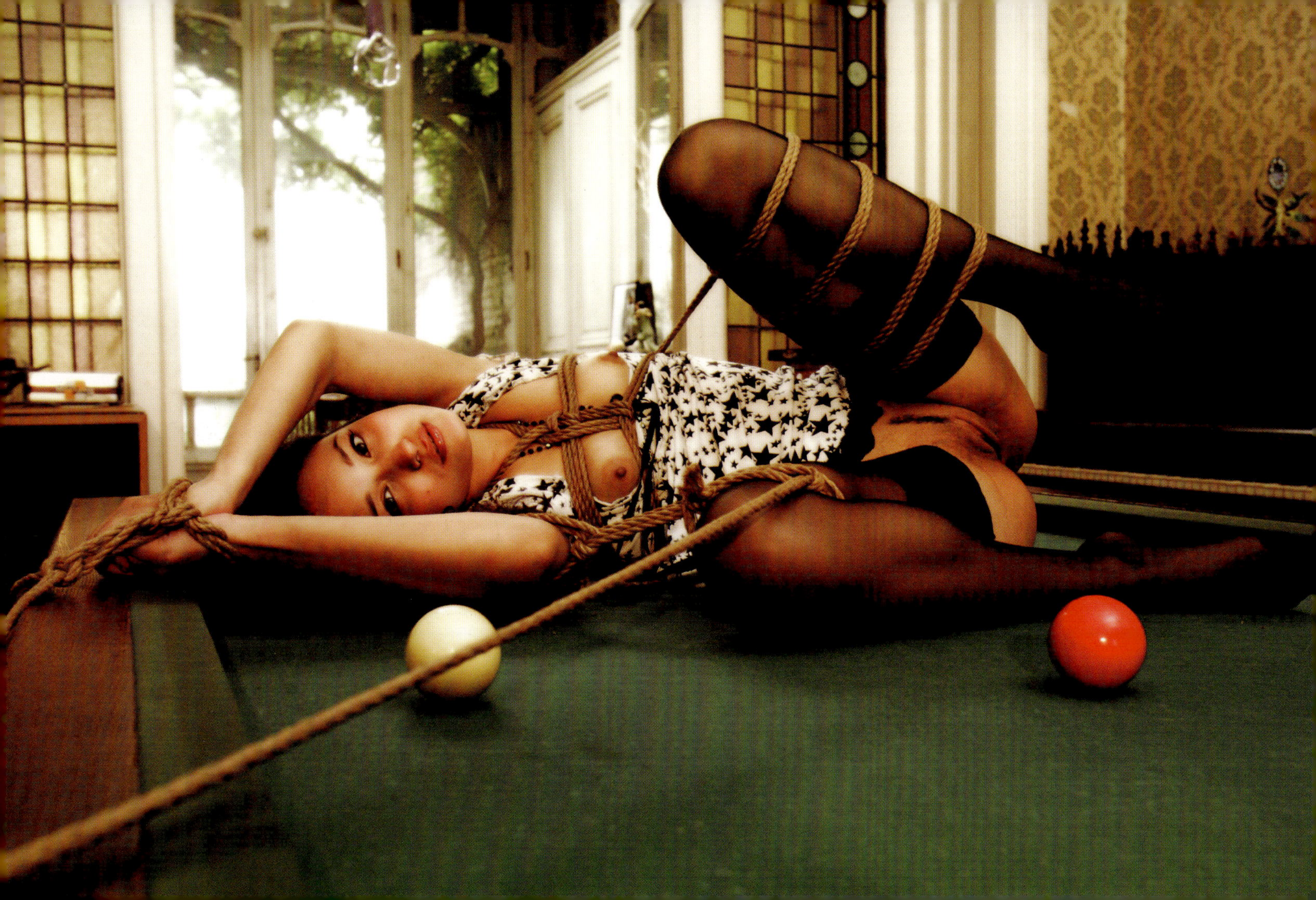

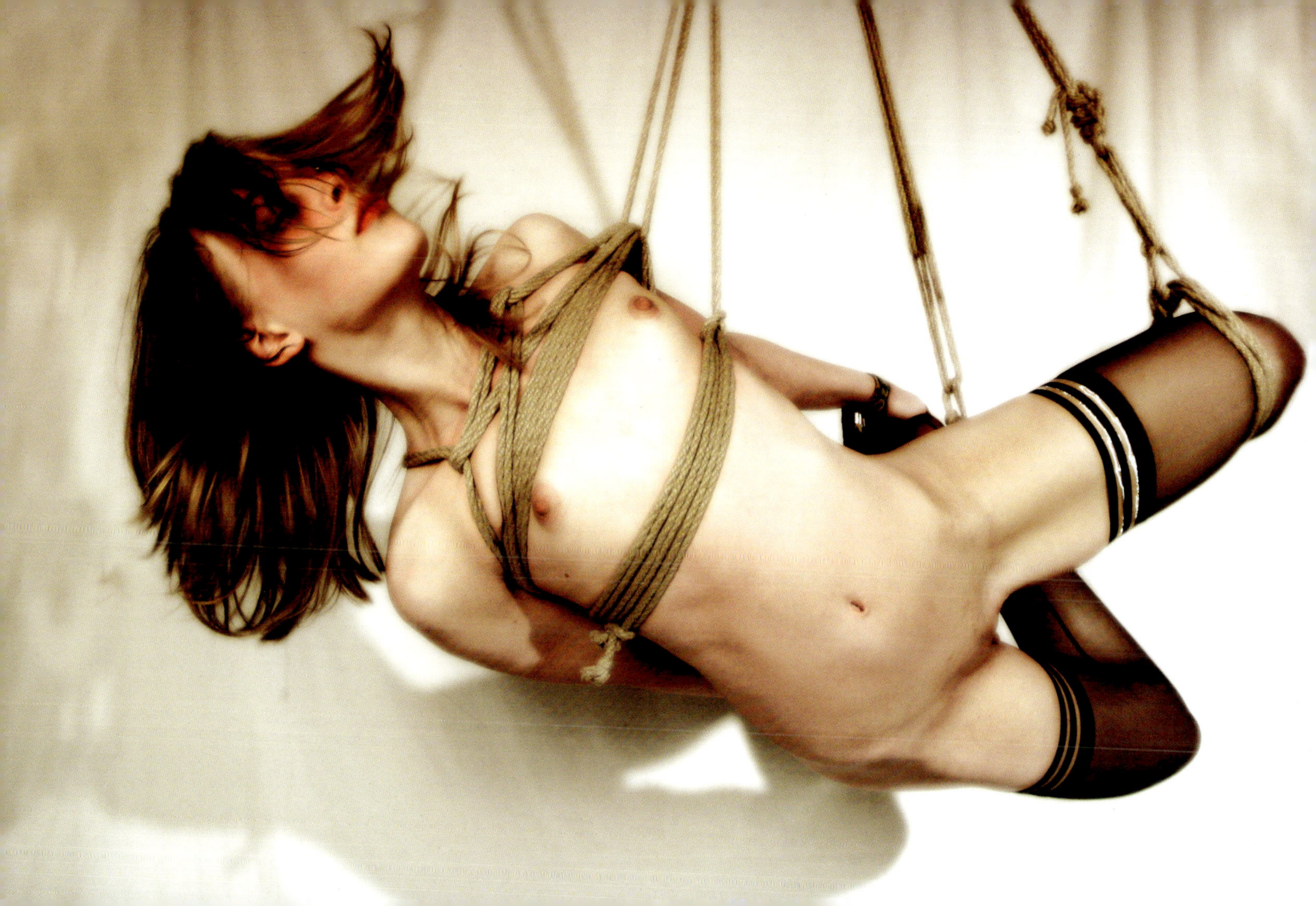

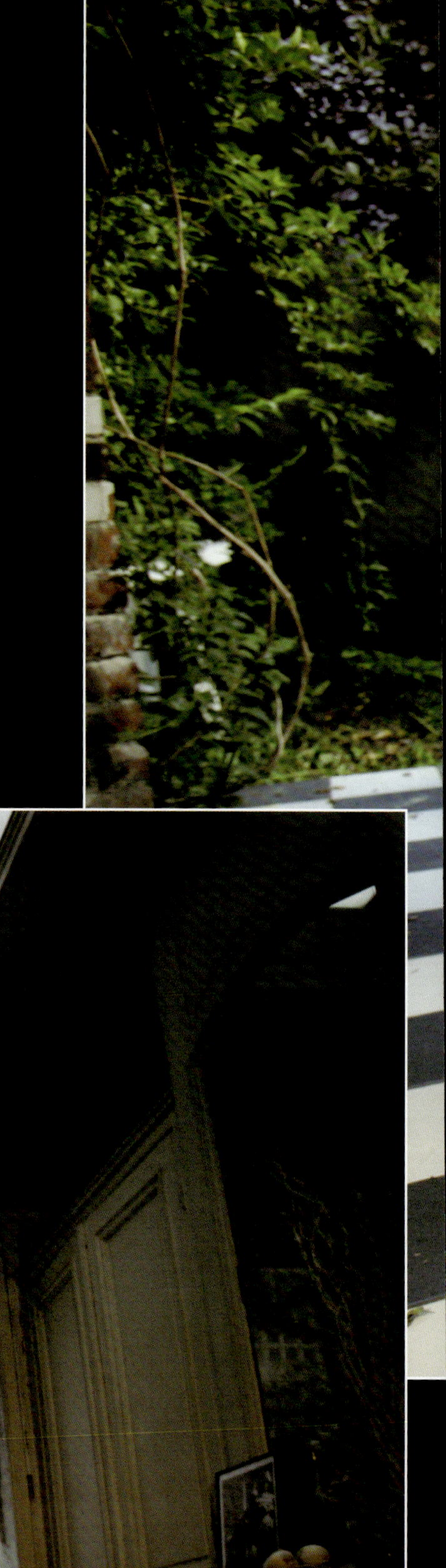

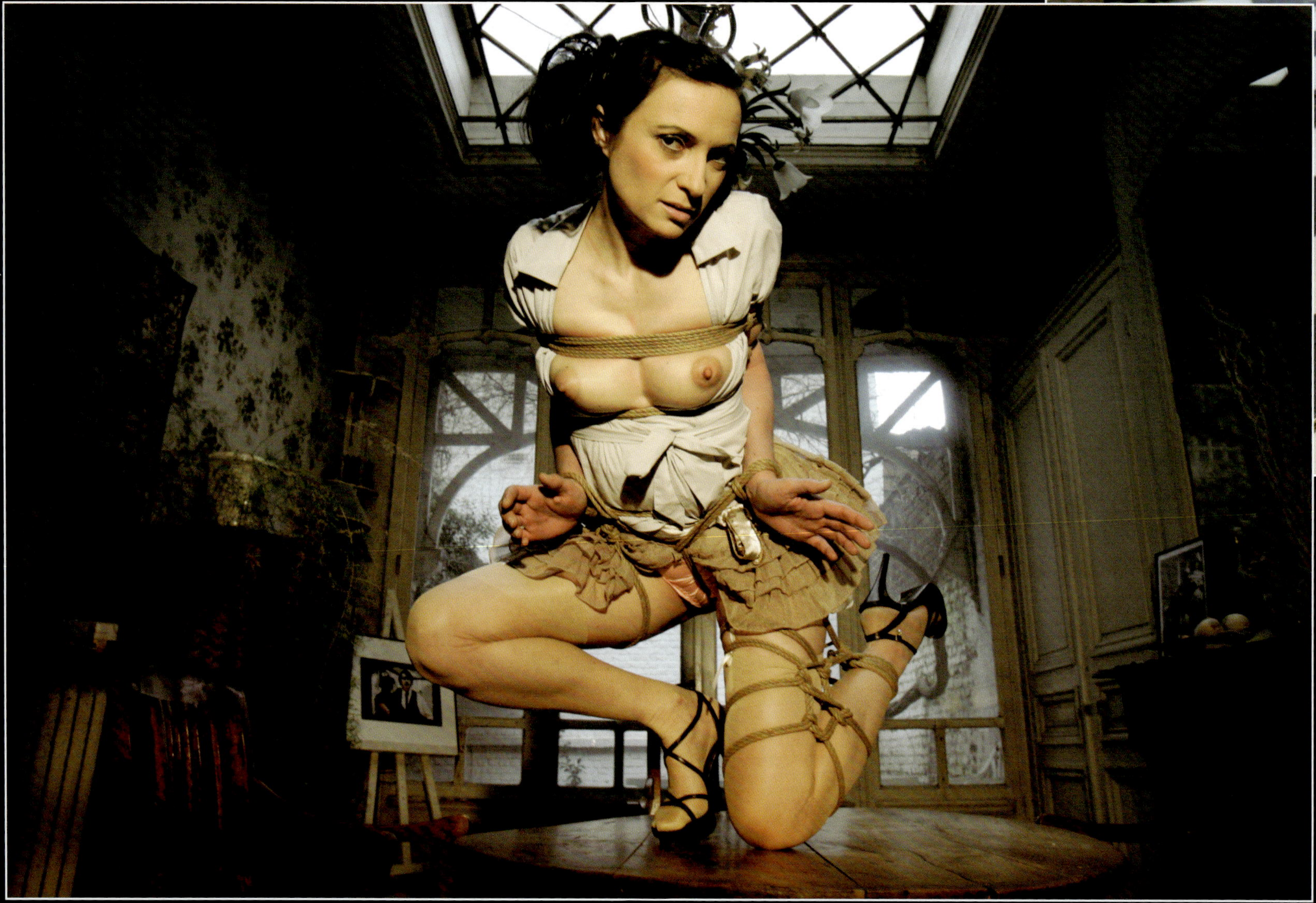

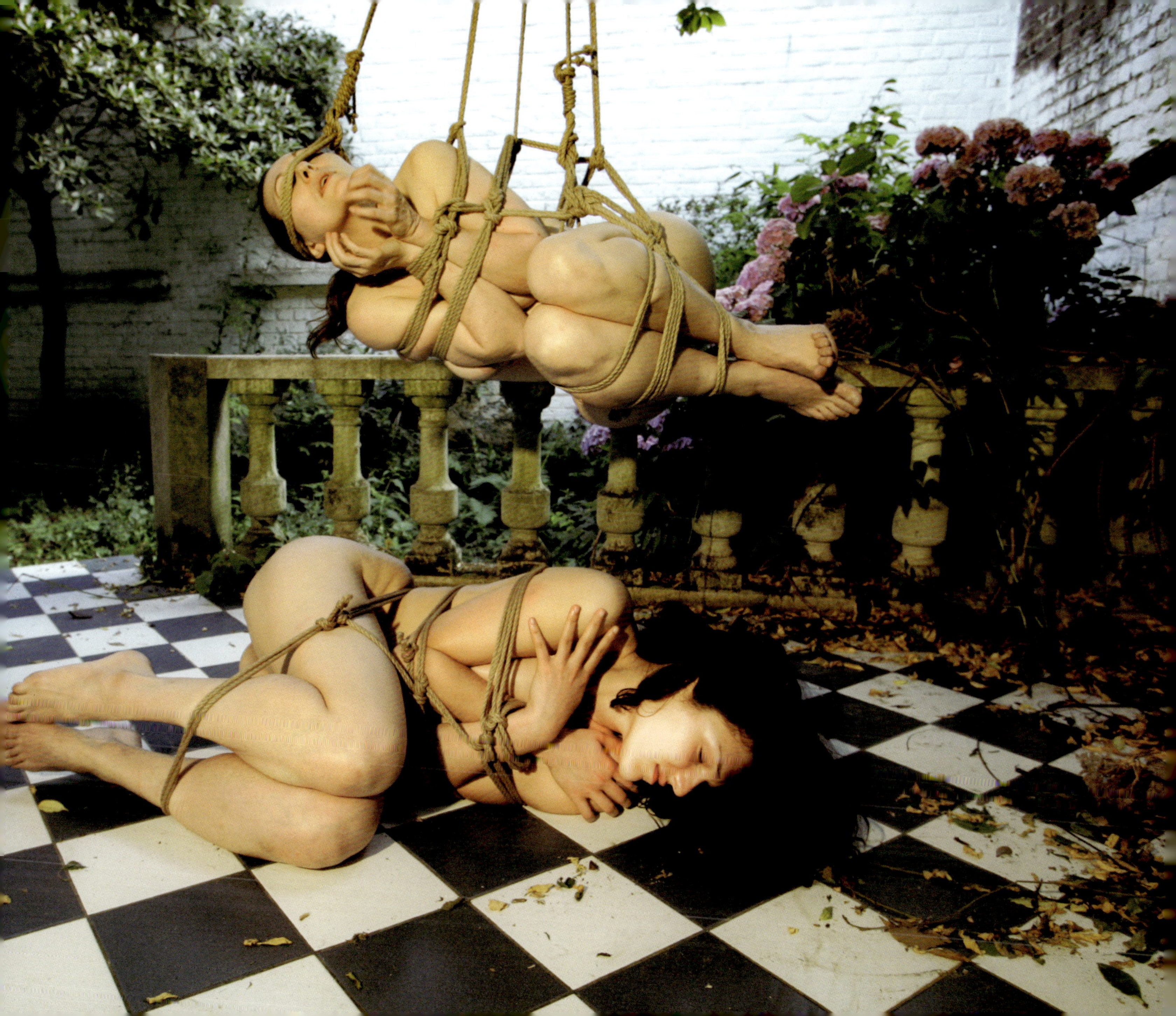

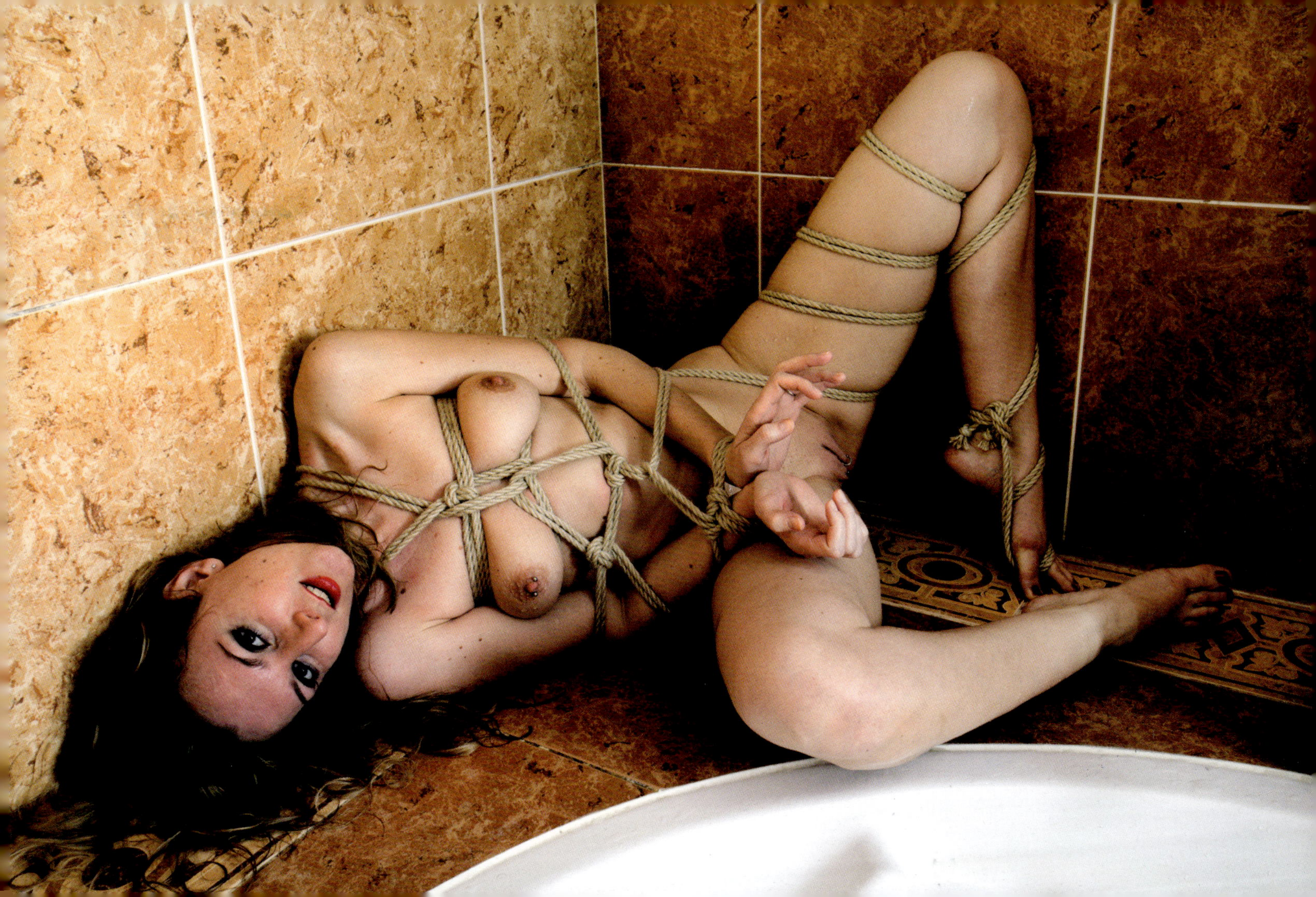

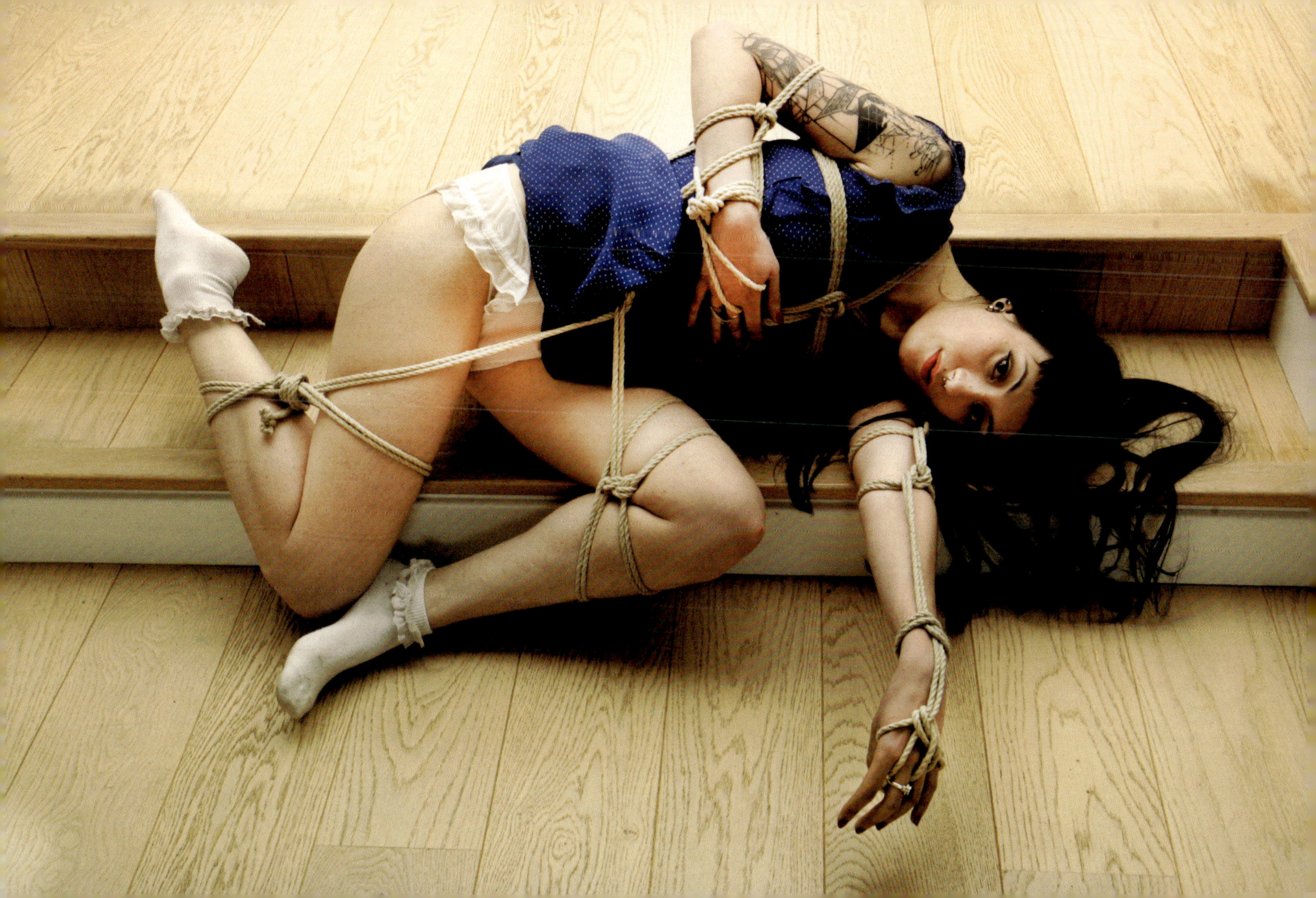

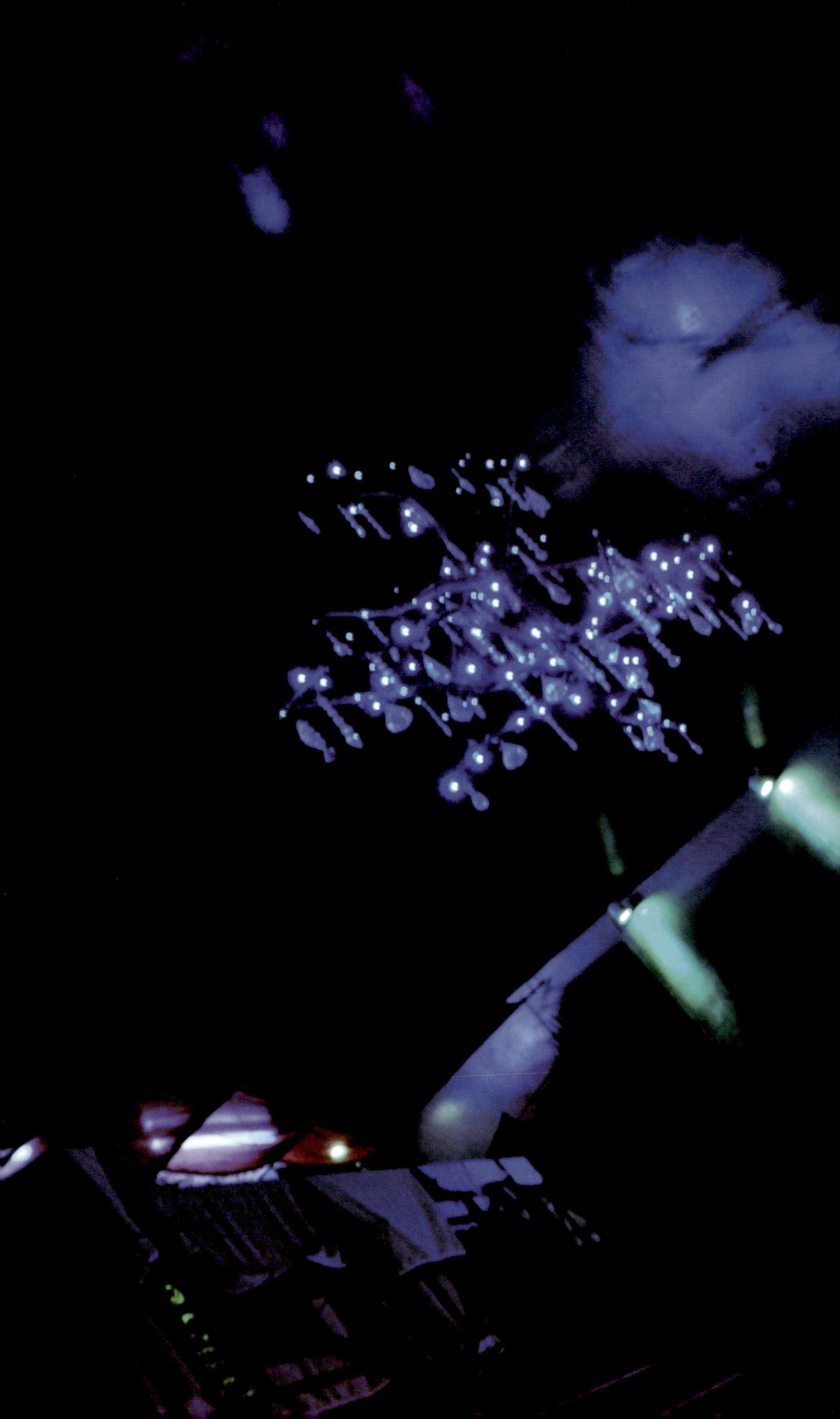

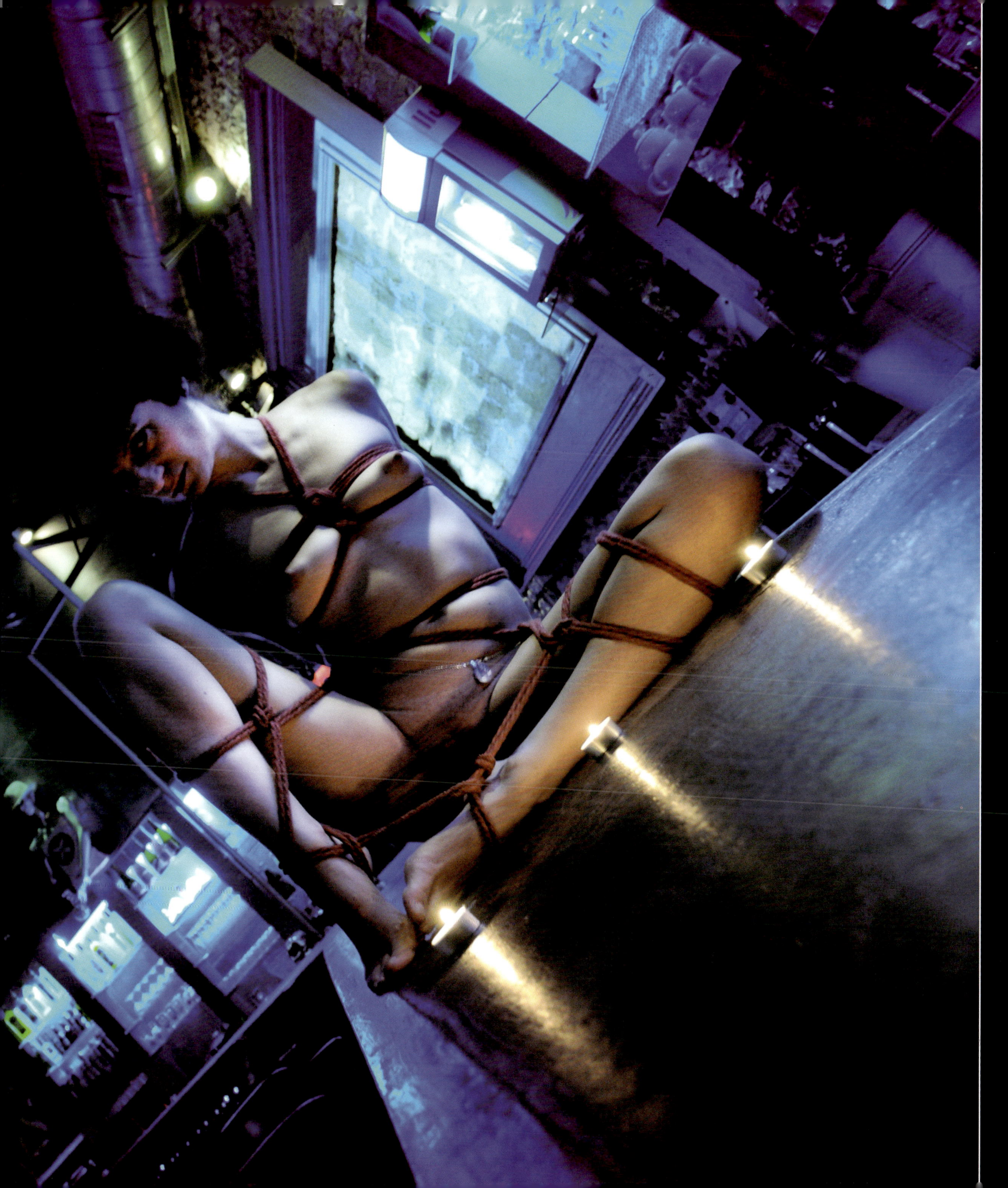

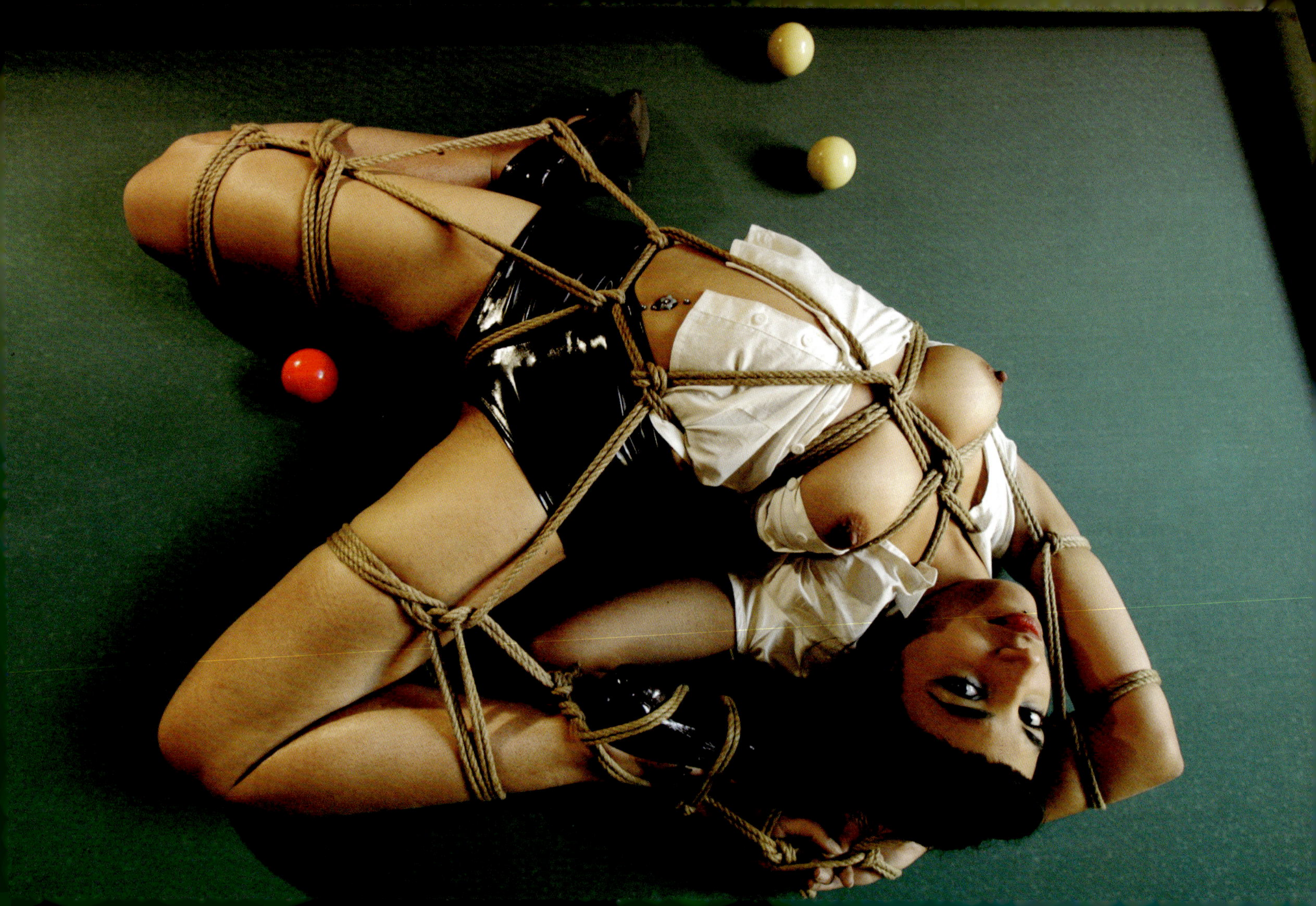

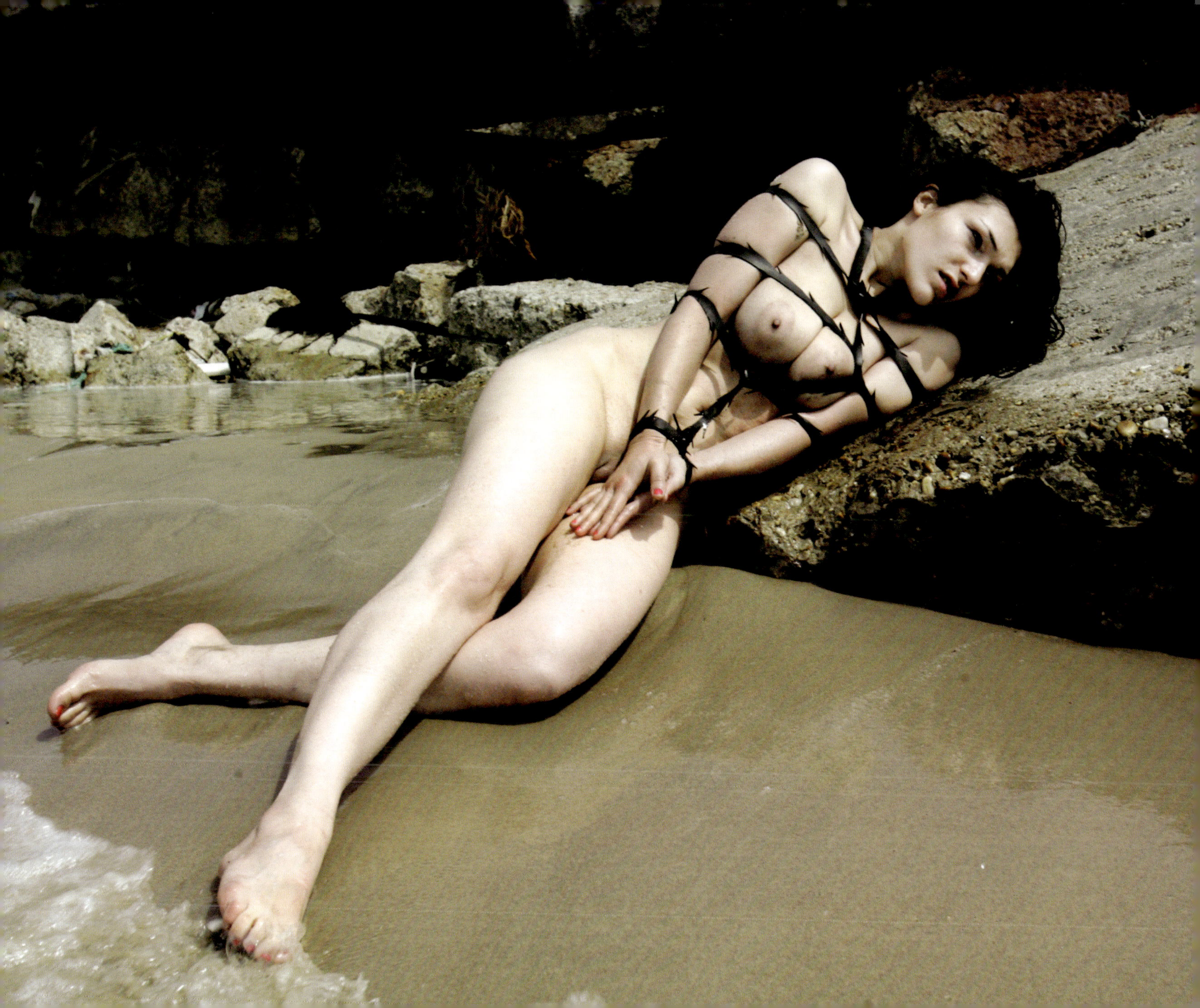

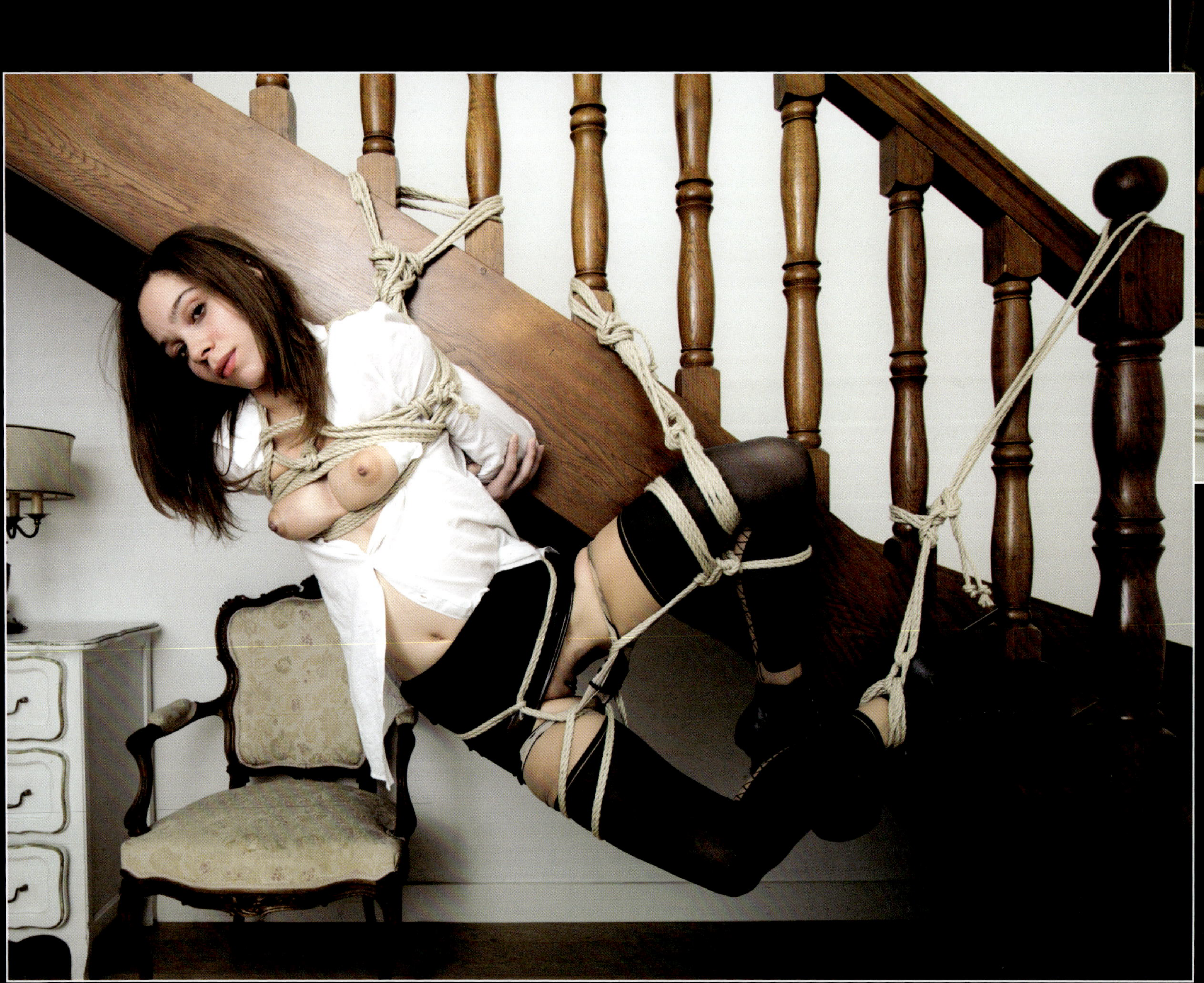

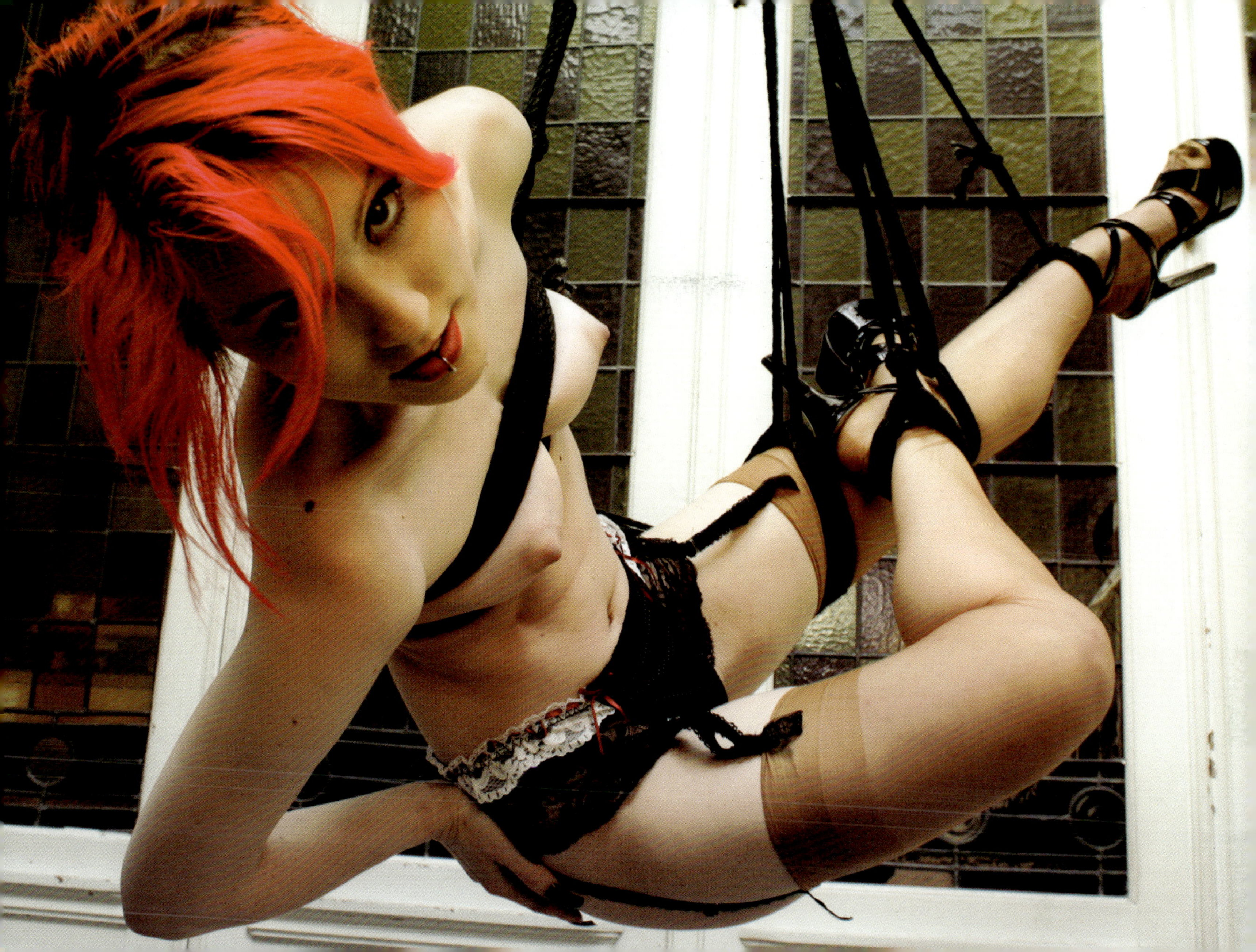

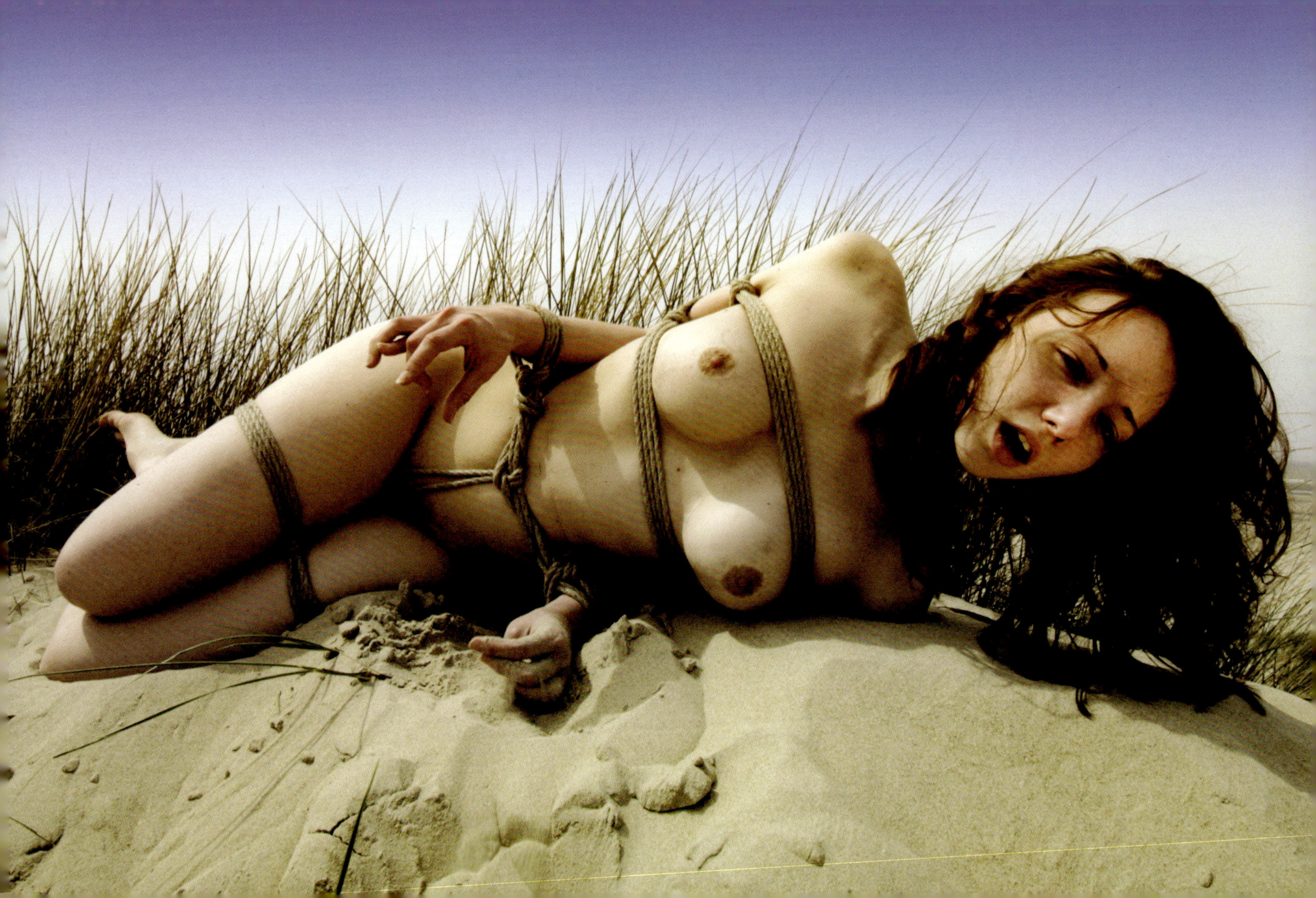

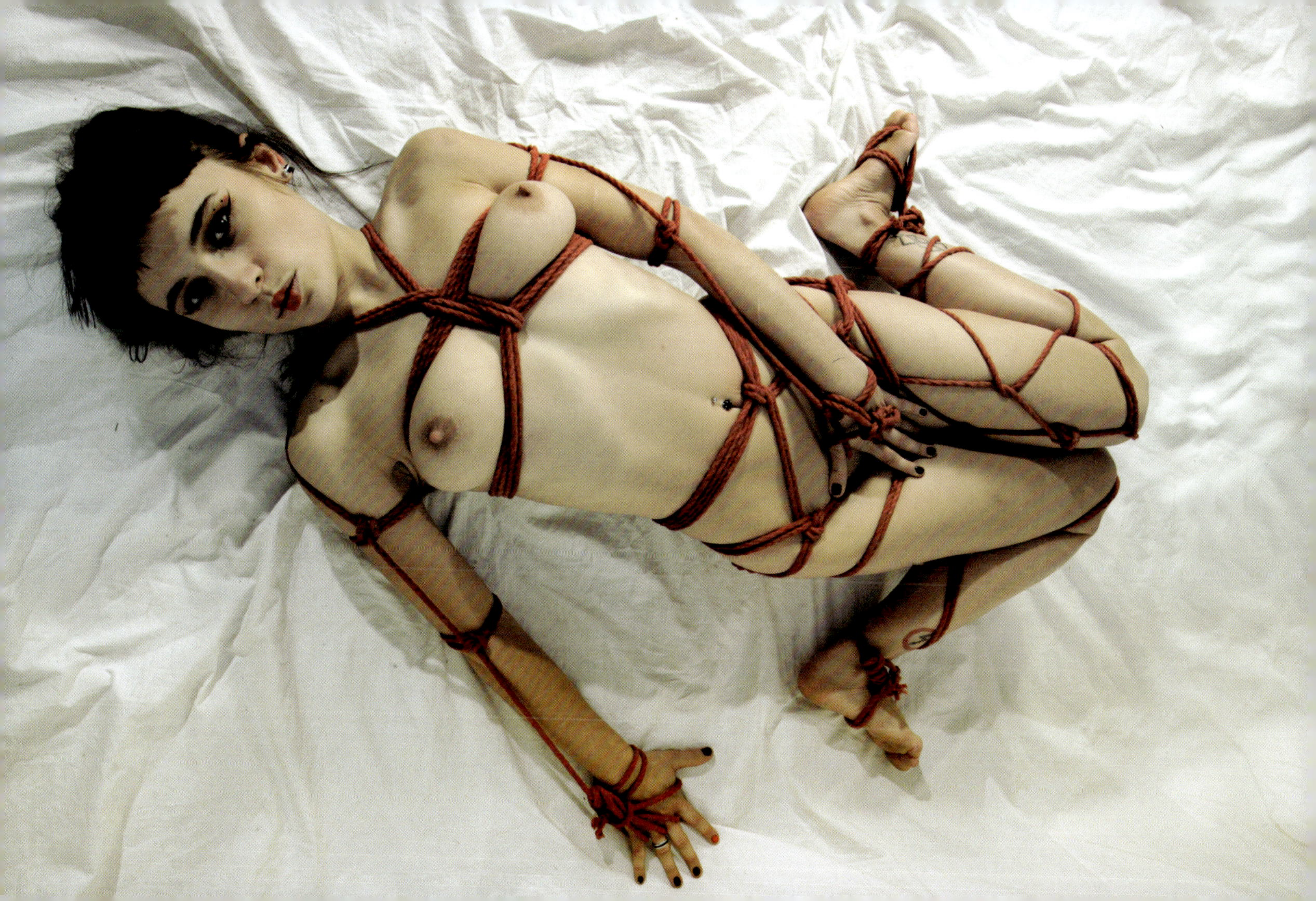

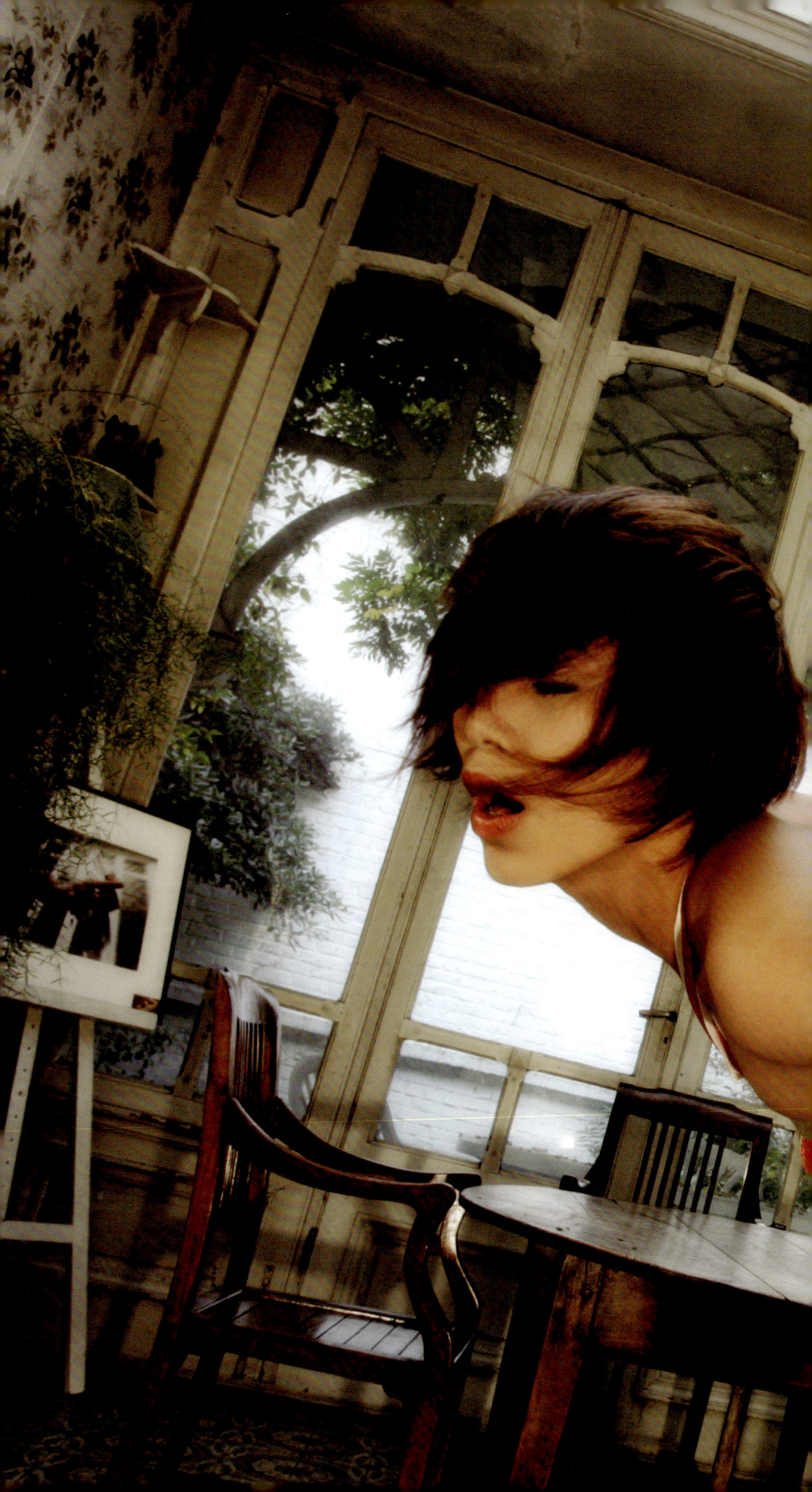

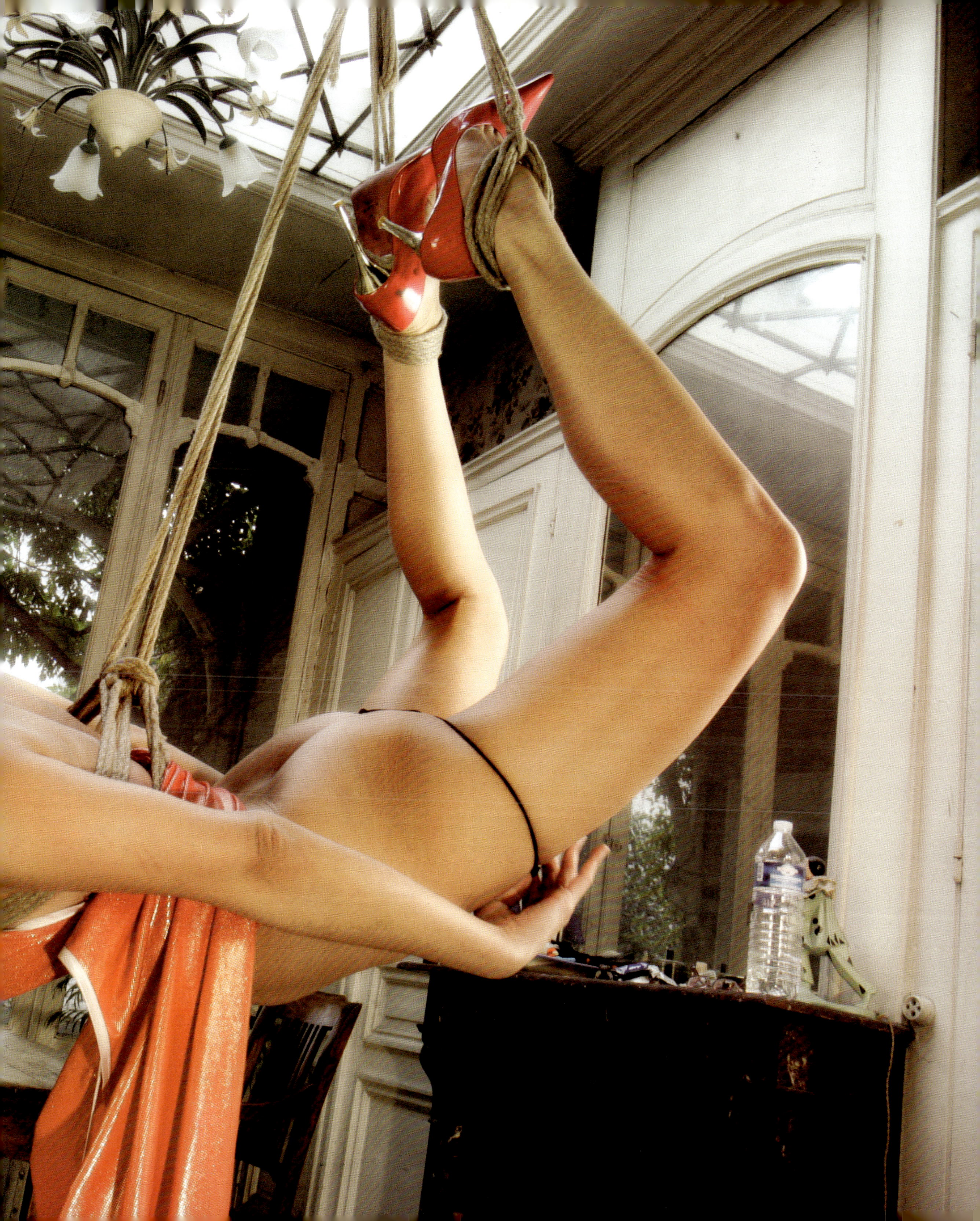

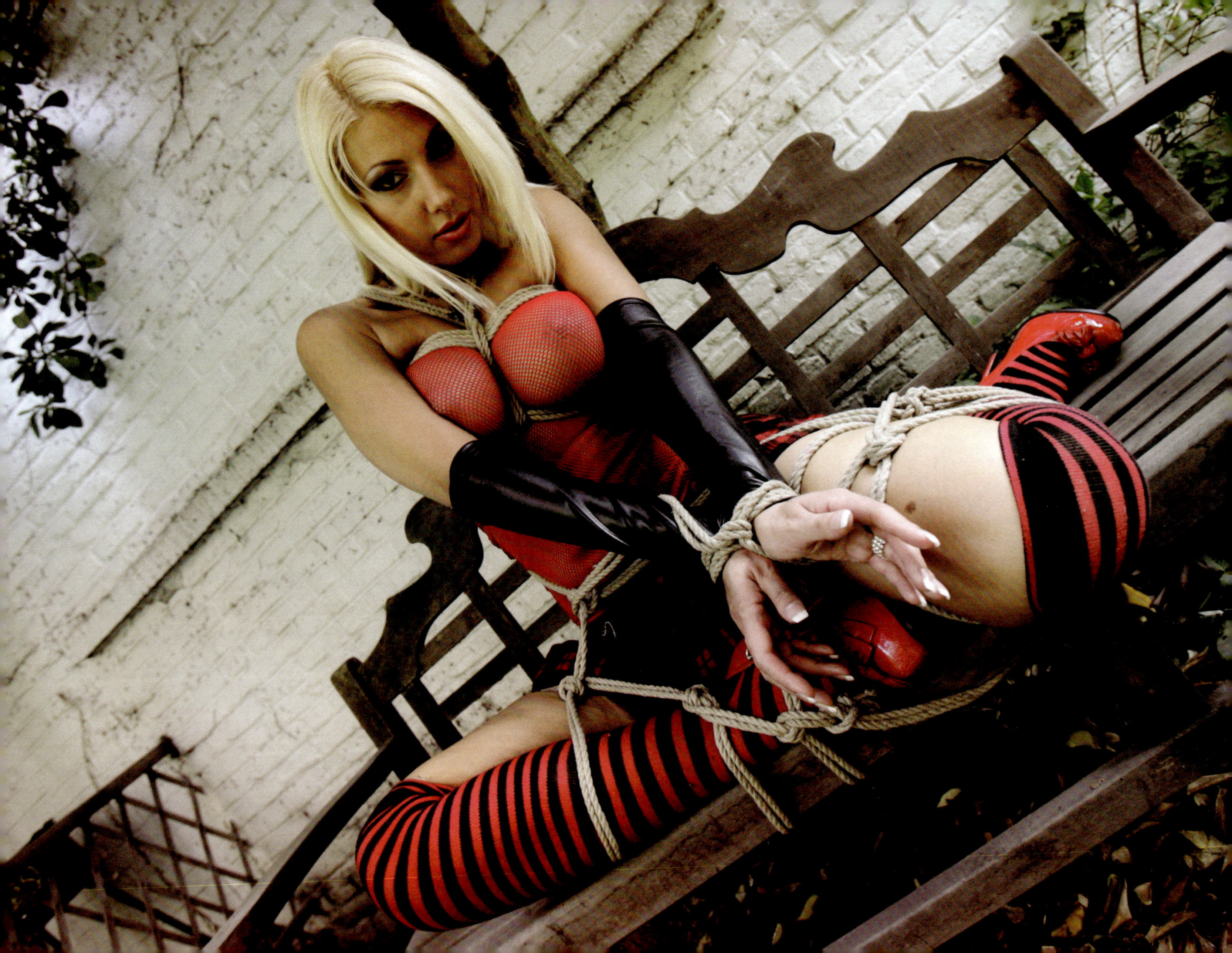

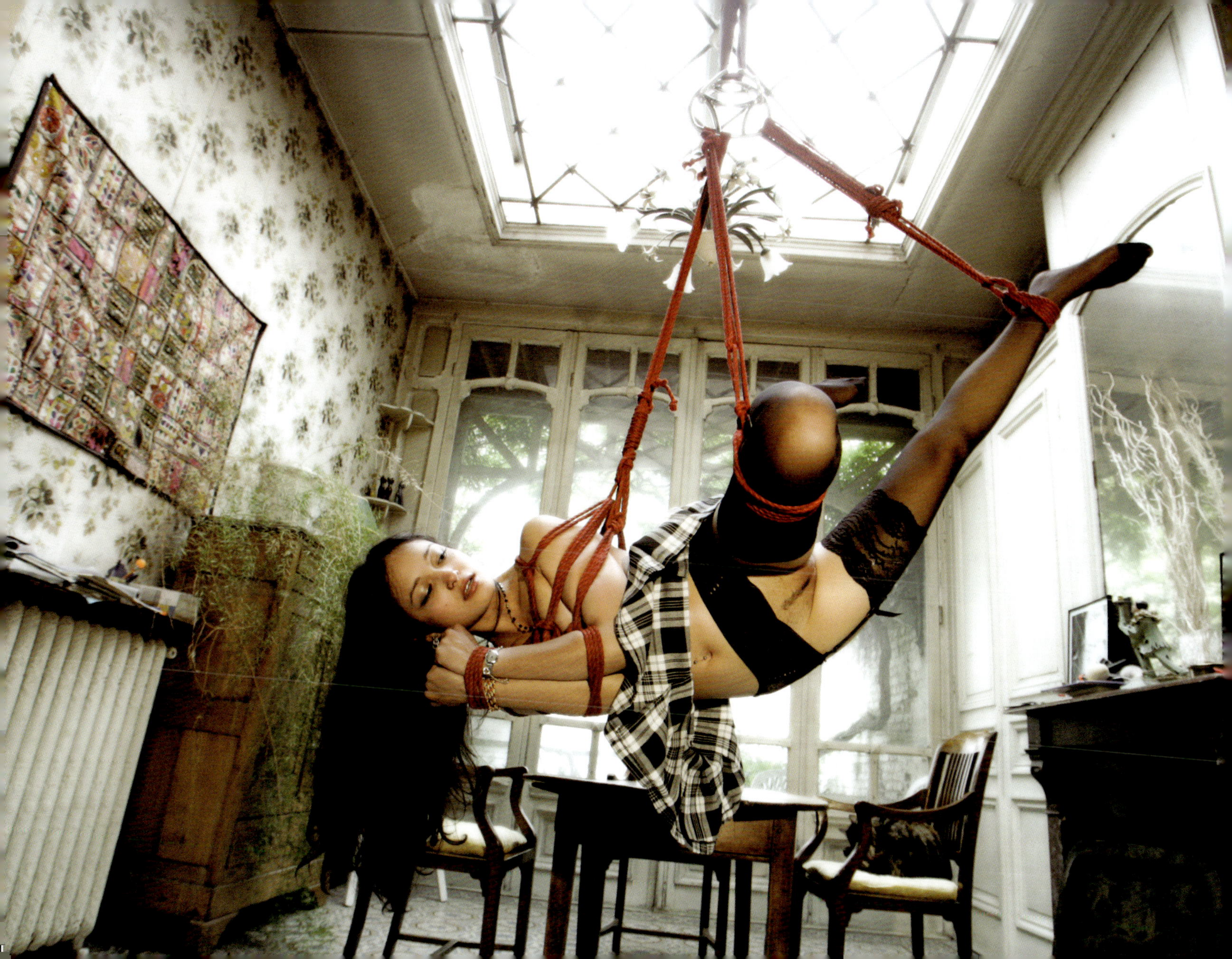

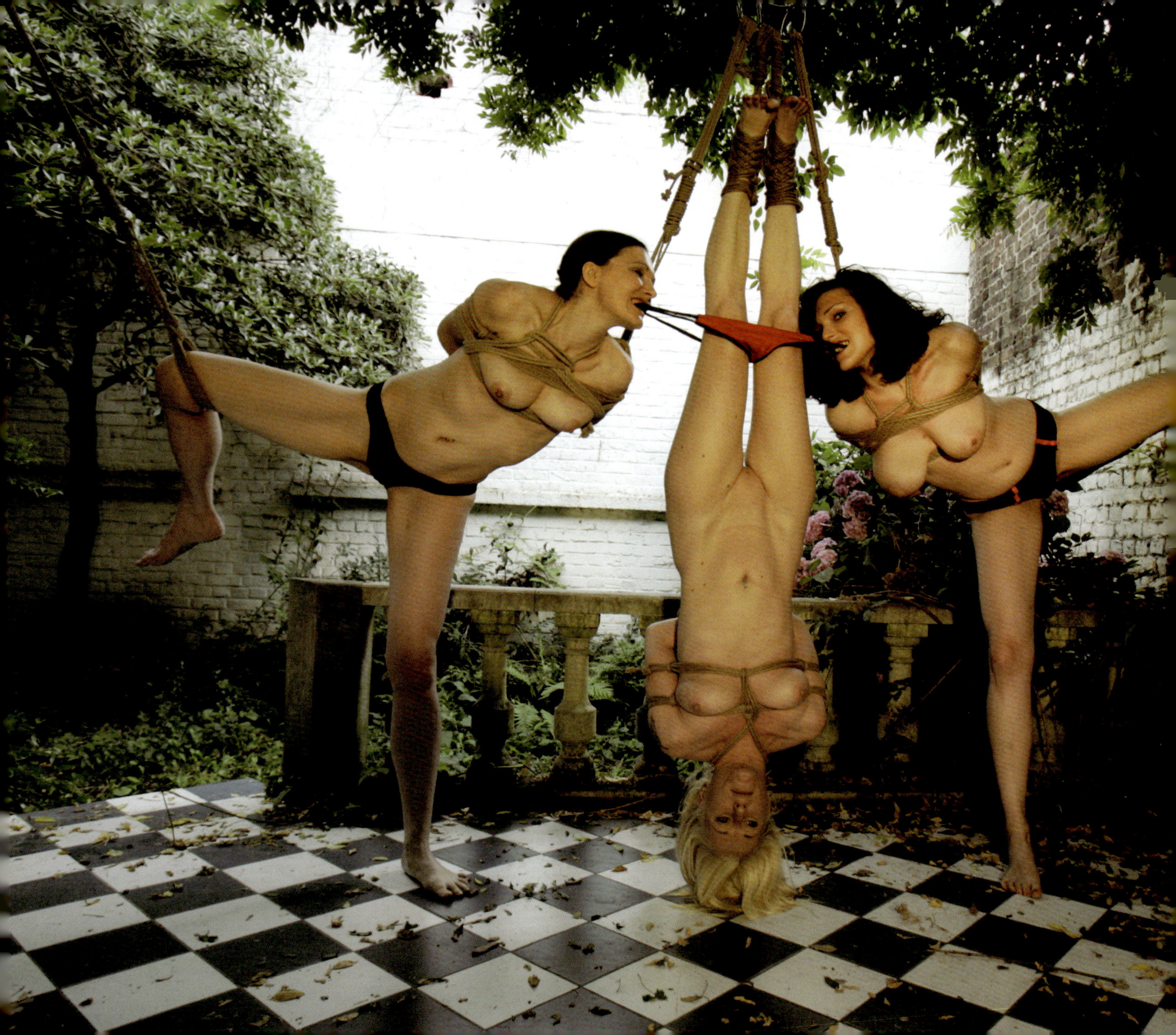

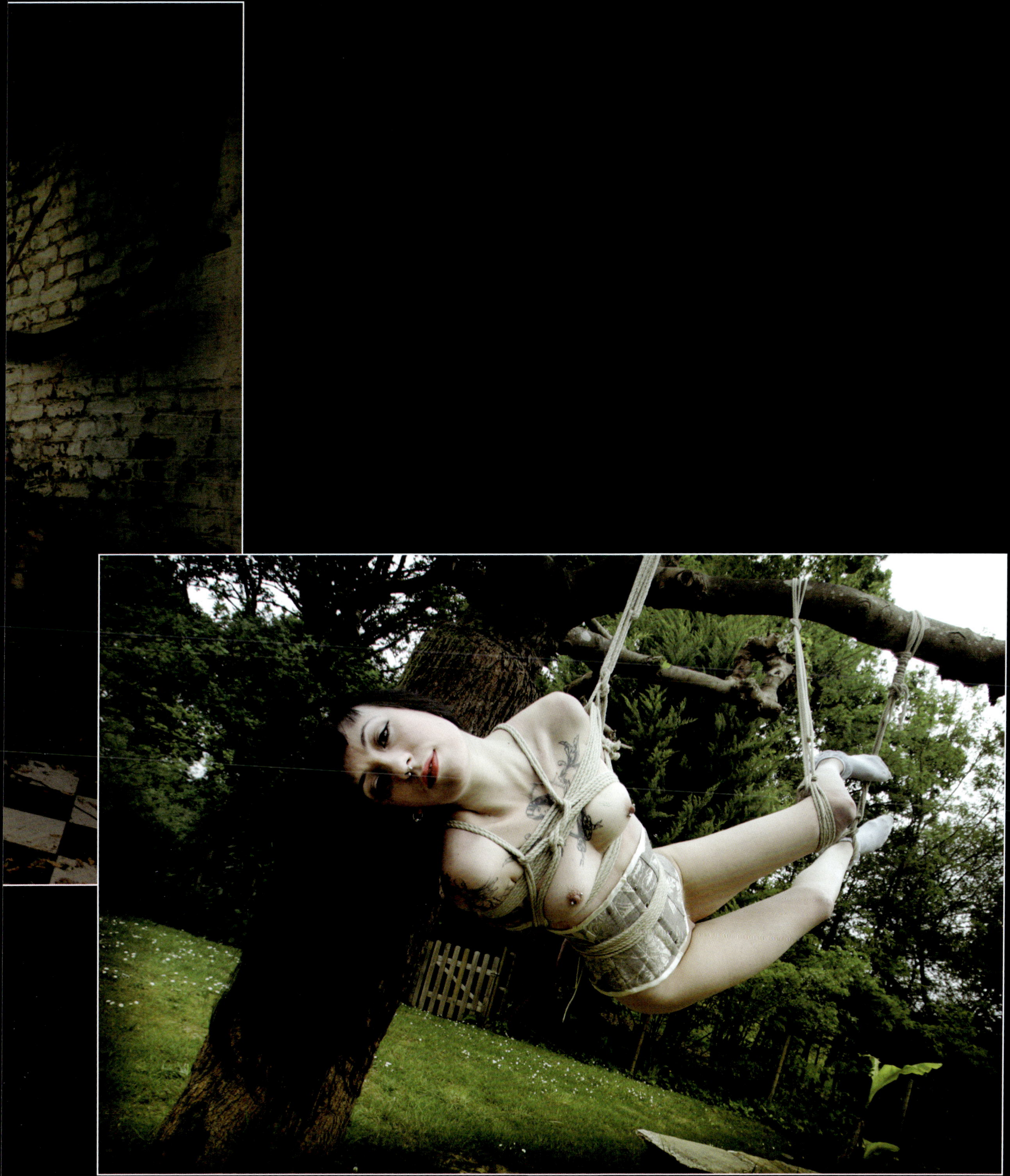

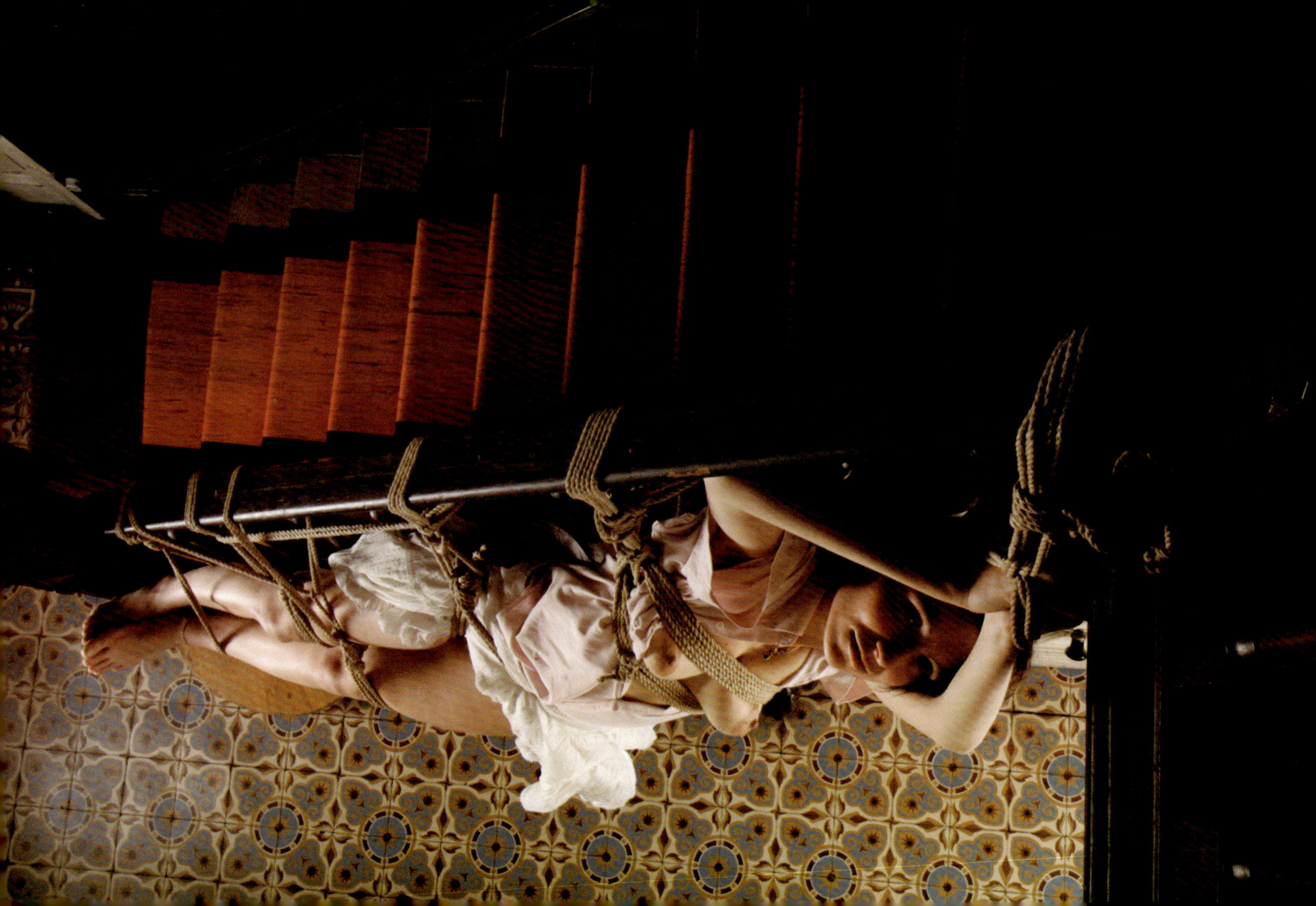

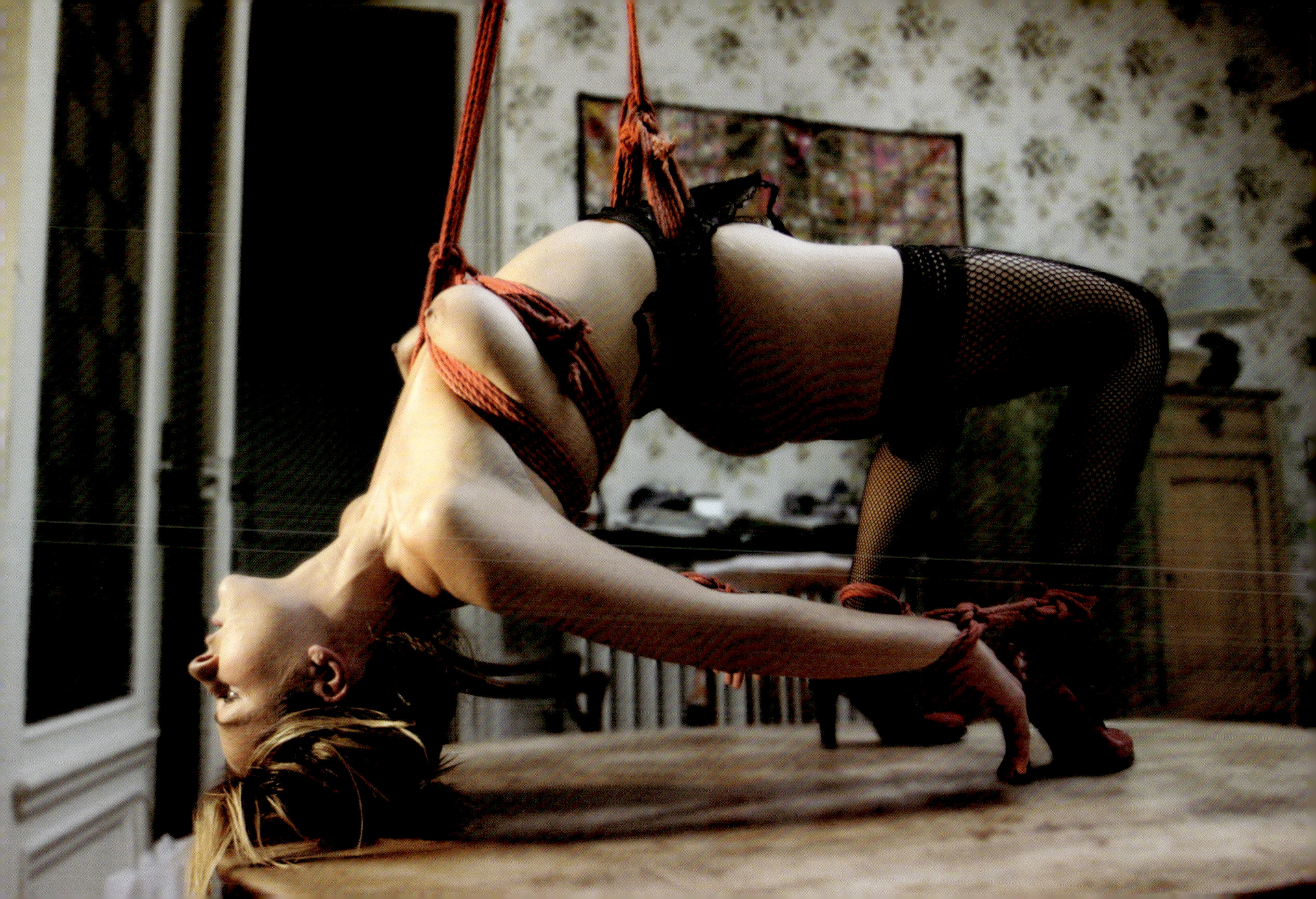

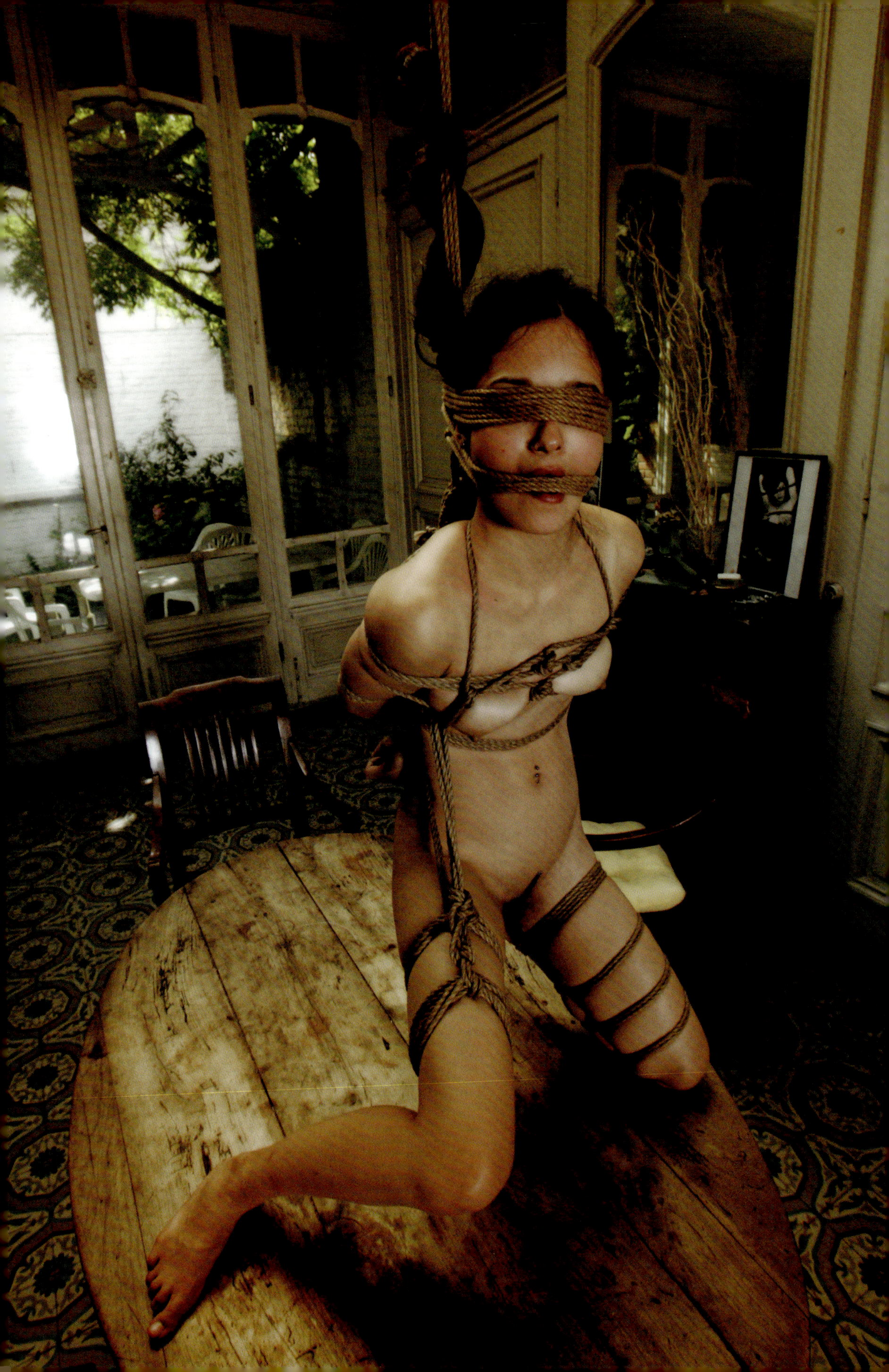

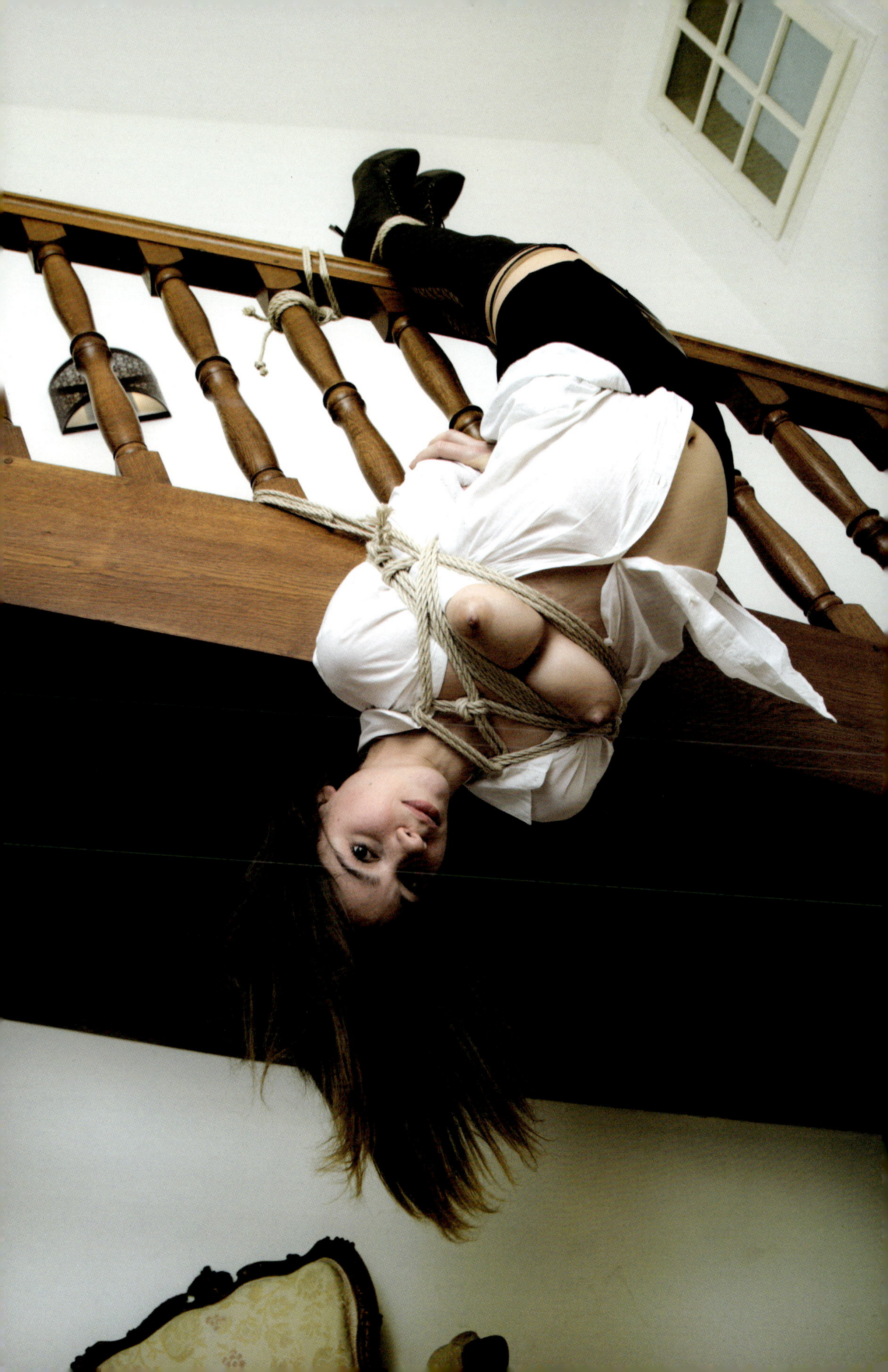

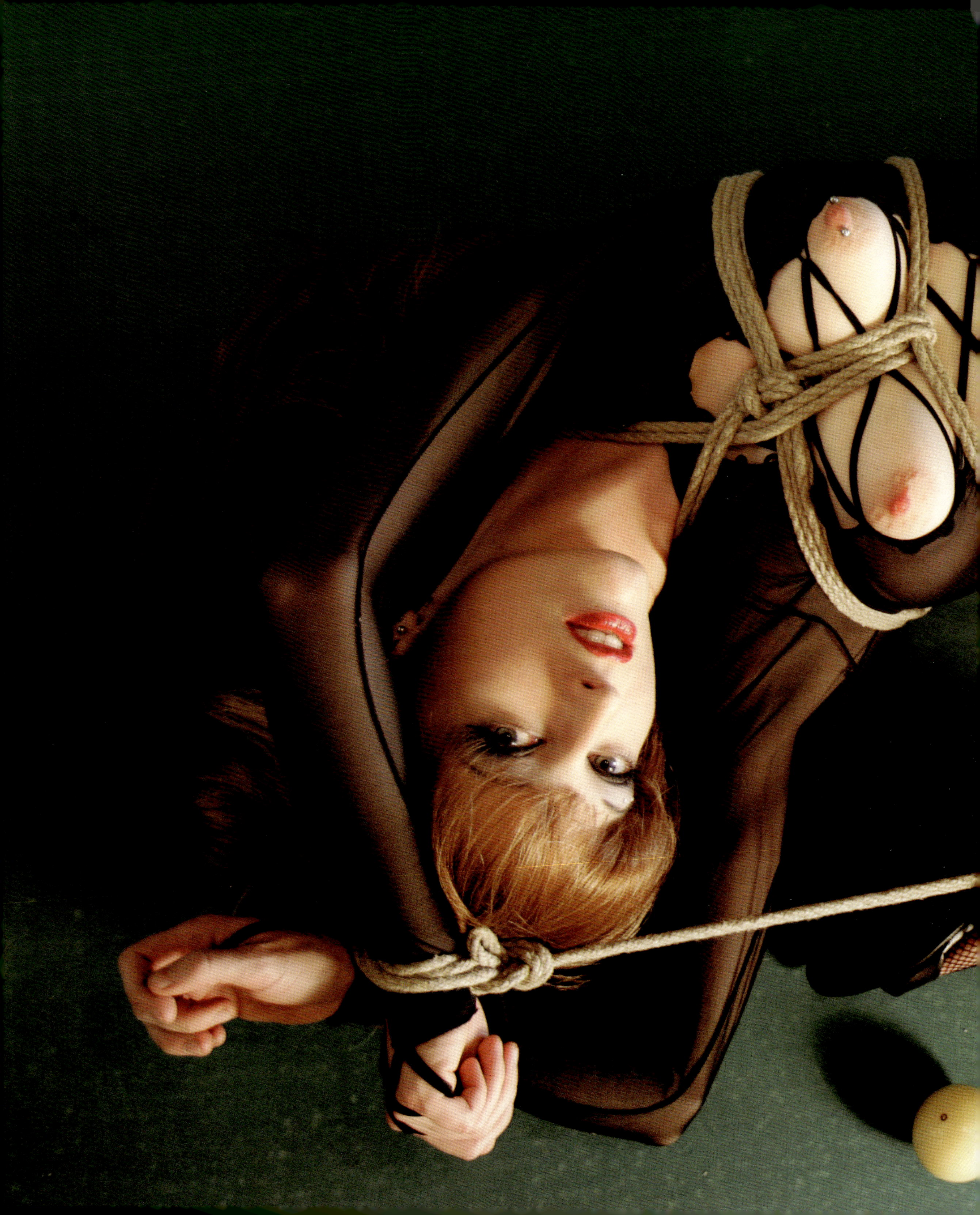

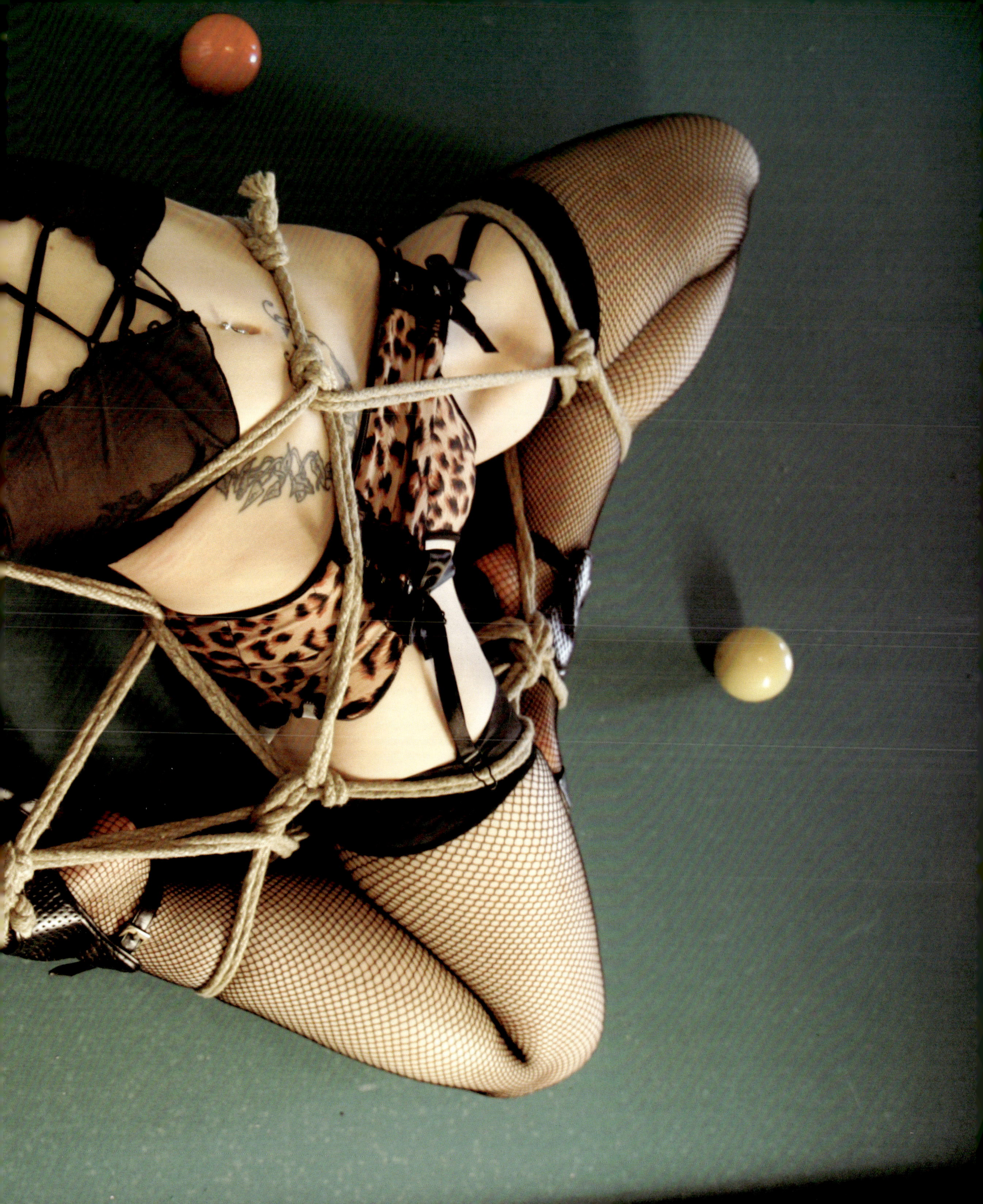

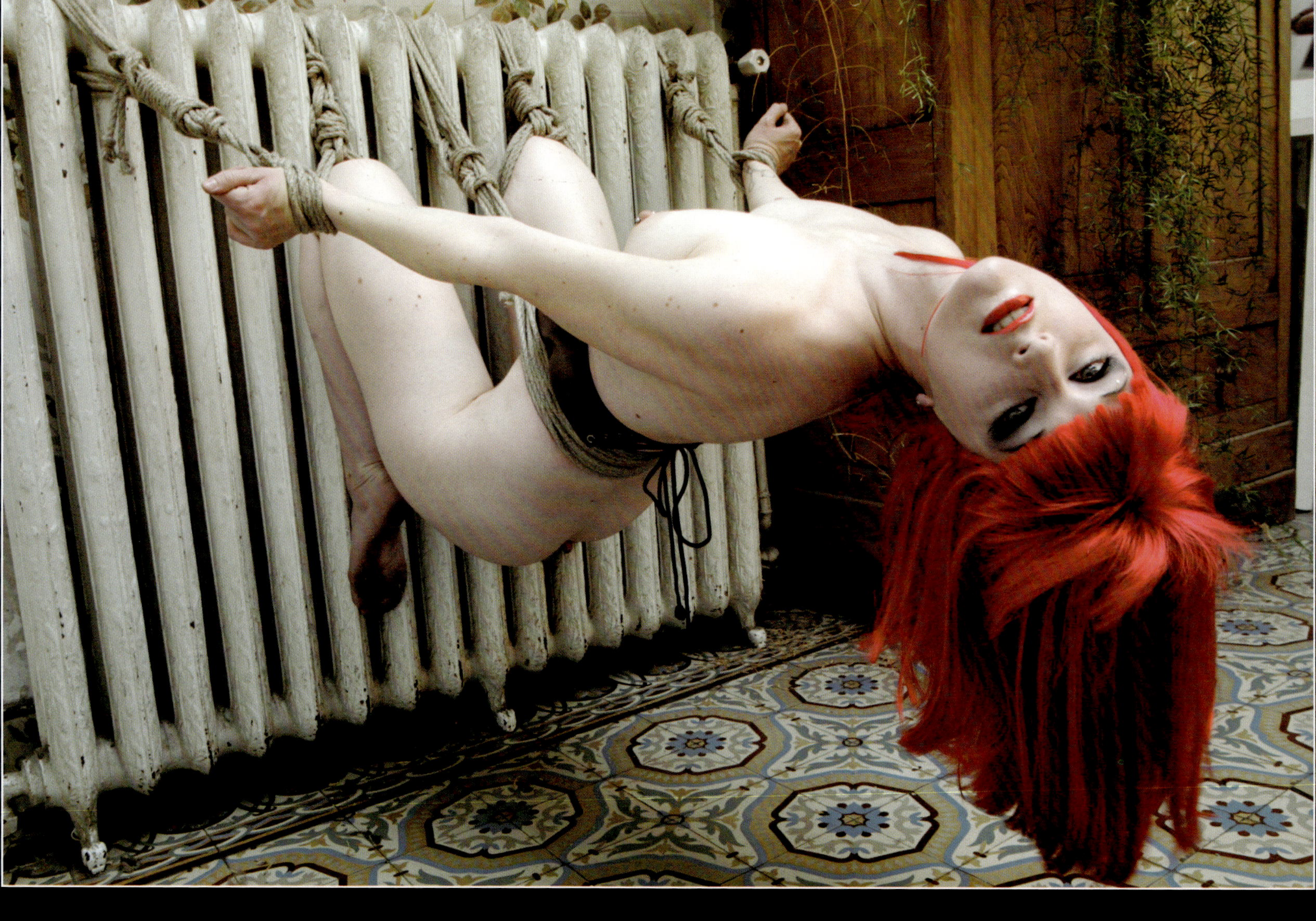

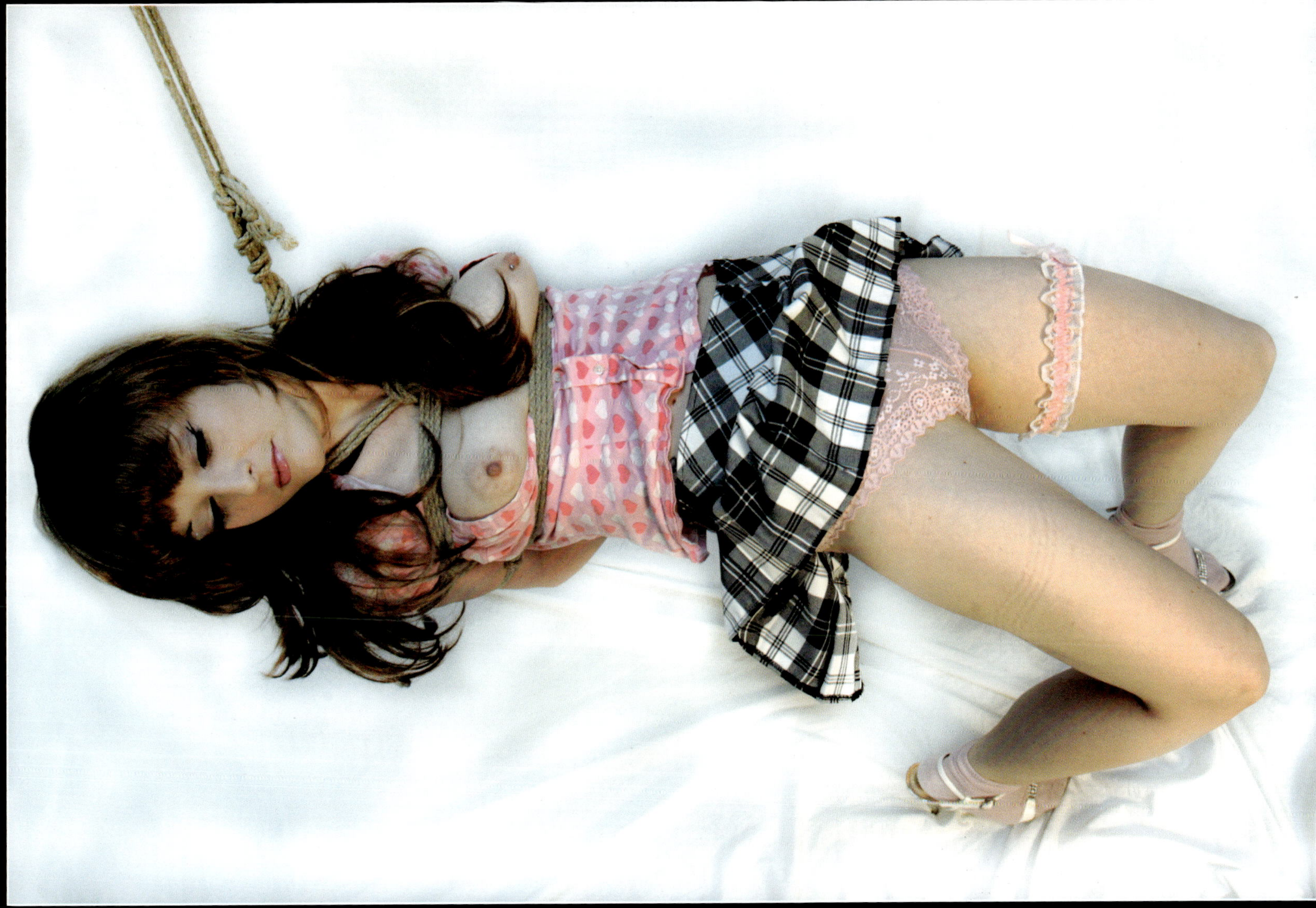

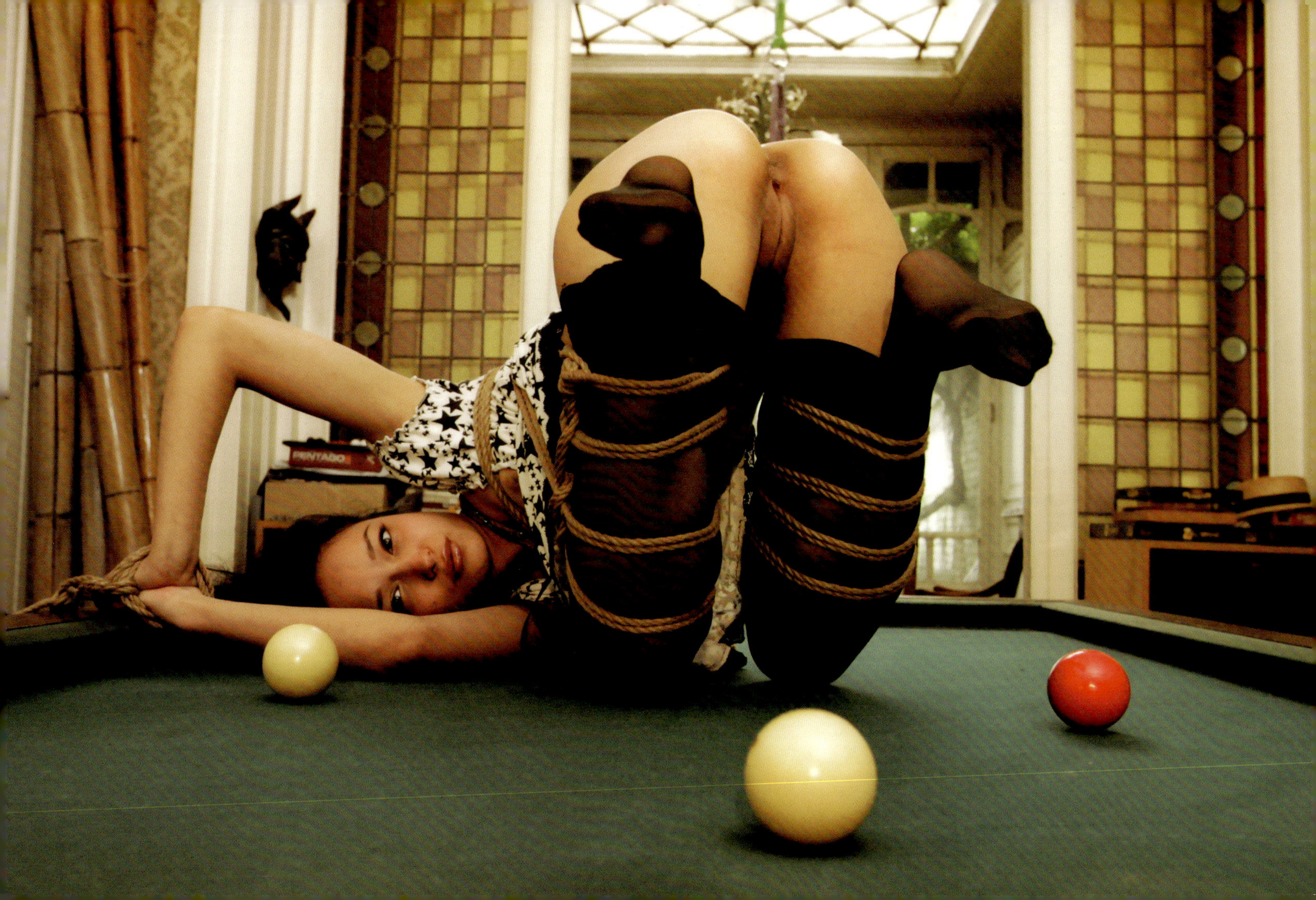
PENTAGO

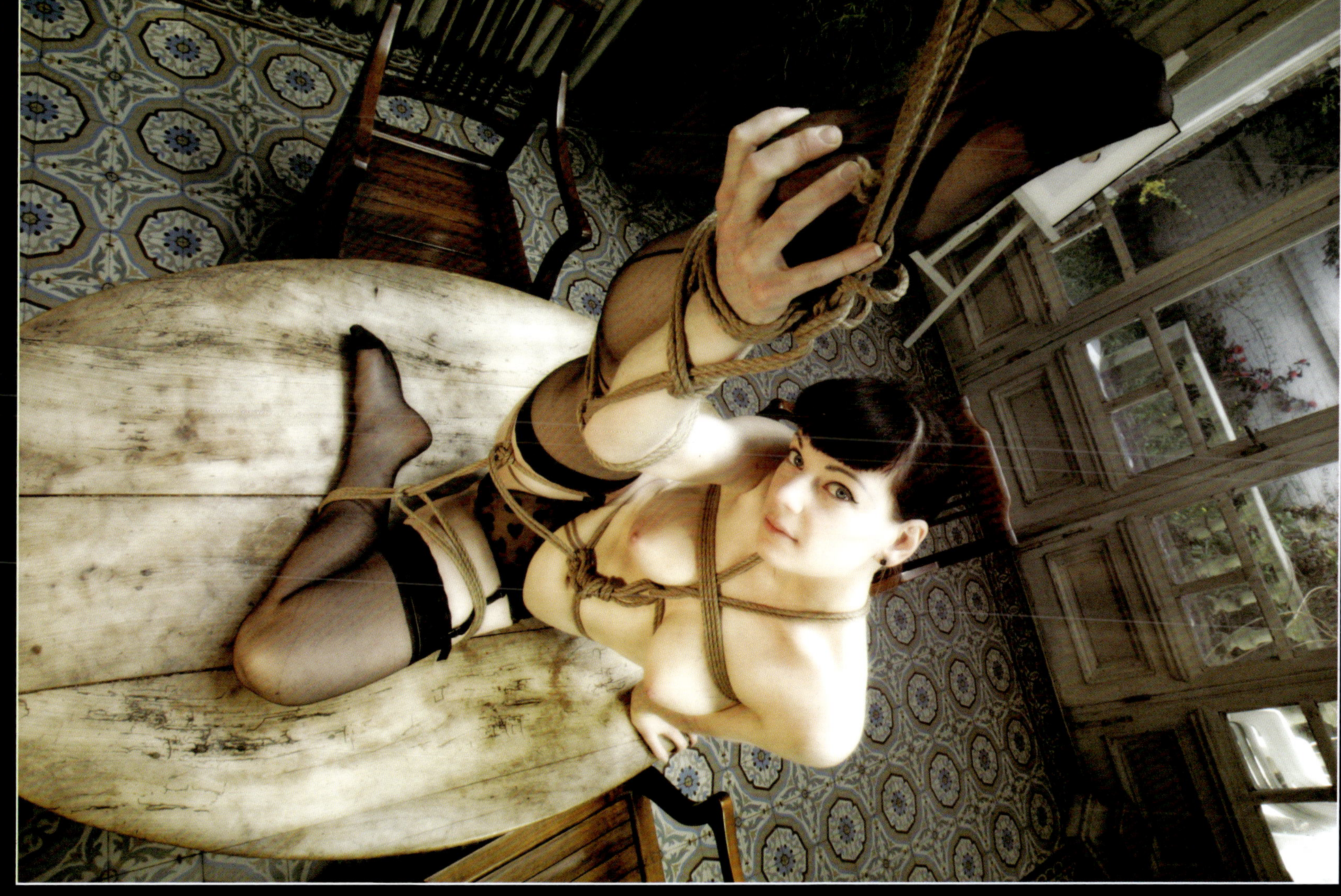

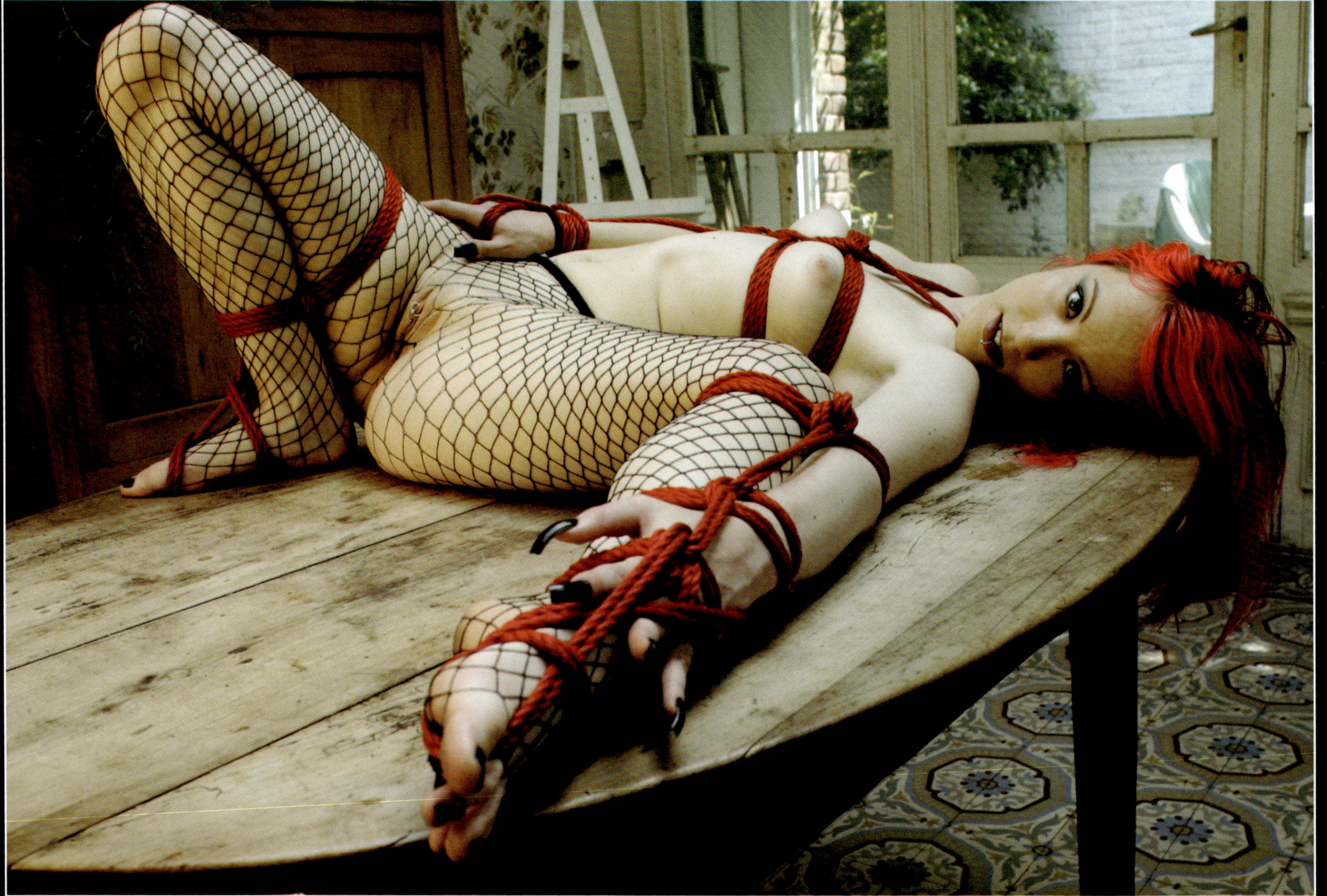

Modèles / Models

- Amandine
- Blondie
- Charlotte de Castille
- Darla
- Elisa
- Elodie Bathory
- Evangéline Graves
- Evanovitsh Elektrixx
- Fleur de Mortis
- Fraise
- Gaëlle
- Hana
- Ischnura
- Jill
- Juju
- KahSandre
- Kimberley
- Lady Misti
- Laetitia
- Lizanne
- Lola
- Love Crystale
- Marion
- Miia
- Mina
- O.
- P'tite Sukub
- Rack-Framboise
- SadesAngel
- Saphy
- Ting
- Toygirlpet
- Vassilissa

Les attaches qui ont été faites dans la baignoire ont été réalisées avec des lanières en chambre à air fabriquées par Sylvain Coeurjolly (www.coeurjolly.com). À ce propos, je conseille vivement de ne pas utiliser de cordes traditionnelles en chanvre ou jute pour un usage en présence de l'eau, car les cordes absorbent l'eau et se rétractent.

The ties in the bath were performed with rubber tubing strips manufactured by Sylvain Coeurjolly (www.coeurjolly.com). On this subject, I highly recommend you don't use traditional jute or hemp ropes when you work in contact with water, as the ropes absorb water and shrink.

Remerciements

Je tiens à remercier tous ceux qui m'ont aidé à réaliser cet ouvrage.

Merci à Phoebus Kalista pour les prises de vue et à O. (www.oztell.book.fr) qui a servi de modèle avec gentillesse et disponibilité, pour toute la partie technique.

Merci à Guy Berthier pour mon portrait en quatrième de couverture.

Merci à David Ducarteron pour son superbe travail et à Xavier Duvet pour sa créativité et son amitié.

Merci aux modèles qui, au cours de ces vingt dernières années, ont partagé avec moi cette passion commune, avec complicité et bonheur.

Merci à Miia pour sa présence, son soutien et son aide.

Merci à Thierry Play des Éditions Tabou, pour avoir fait en sorte que ce projet se concrétise.

Acknowledgements

I would like to thank those who helped me to complete this book.

Thanks to Phoebus Kalista for the shots and to O. (www.oztell.book.fr) who worked as a model with kindness and availability for the whole technical part.

Thanks to Guy Berthier for my portrait on the back cover photograph.

Thanks to David Ducarteron for his great work and to Xavier Duvet for his creativity and his friendship.

Thanks to the models who have, during these last twenty years, shared this passion with me amongst closeness and happiness.

Thanks to Miia for her presence, her support and her help.

Thanks to Thierry Play of Tabou Éditions for allowing this project to be realized.

Éditeur
Tabou Éditions
91490 Milly-la-Forêt, France

Imprimeur
Book Partners China, Ltd.
Chine

Dépôt légal : 2e trimestre 2014